がんの
リハビリテーション
診療ガイドライン

第2版

公益社団法人 日本リハビリテーション医学会
がんのリハビリテーション診療ガイドライン改訂委員会 編

金原出版株式会社

作成委員一覧

■国立研究開発法人日本医療研究開発機構（AMED）革新的がん医療実用化研究事業
　外来がんリハビリテーションの効果に関する研究

　研究開発代表者
　　辻　　哲也　　　慶應義塾大学医学部 リハビリテーション医学教室
　研究開発分担者
　　杉原　進介　　　独立行政法人国立病院機構四国がんセンター 骨軟部腫瘍・整形外科
　　佐藤　　弘　　　埼玉医科大学国際医療センター 消化器外科
　　川上　寿一　　　滋賀県立総合病院 リハビリテーション科
　　加賀谷　斉　　　藤田医科大学医学部 リハビリテーション医学Ⅰ講座
　　田沼　　明　　　静岡県立静岡がんセンター リハビリテーション科
　　関根　龍一　　　医療法人鉄蕉会亀田総合病院 疼痛・緩和ケア科
　　盛　　啓太　　　静岡県立静岡がんセンター 臨床研究支援センター 臨床研究推進室
　　全田　貞幹　　　国立研究開発法人国立がん研究センター東病院 放射線治療科

■公益社団法人日本リハビリテーション医学会 診療ガイドライン委員会
　がんのリハビリテーション診療ガイドライン改訂委員会

　診療ガイドライン委員会 担当理事
　　佐伯　　覚　　　産業医科大学医学部 リハビリテーション医学講座
　　帖佐　悦男　　　宮崎大学医学部 整形外科・リハビリテーション科
　　下堂薗　恵　　　鹿児島大学大学院医歯学総合研究科 リハビリテーション医学
　診療ガイドラインコア委員会 委員長
　　高岡　　徹　　　社会福祉法人横浜市リハビリテーション事業団
　　　　　　　　　　横浜市総合リハビリテーションセンター リハビリテーション科
　がんのリハビリテーション診療ガイドライン改訂委員会 委員長
　　影近　謙治　　　金沢医科大学医学部 リハビリテーション医学講座
　がんのリハビリテーション診療ガイドライン改訂委員会 委員
　　飯野　由恵　　　国立研究開発法人国立がん研究センター東病院 骨軟部腫瘍・リハビリテーション科
　　井上順一朗　　　神戸大学医学部附属病院 リハビリテーション部
　　片桐　浩久　　　静岡県立静岡がんセンター 整形外科
　　神里みどり　　　沖縄県立看護大学大学院保健看護学研究科 生涯発達保健看護分野
　　佐浦　隆一　　　大阪医科大学総合医学講座 リハビリテーション医学教室
　　全田　貞幹　　　国立研究開発法人国立がん研究センター東病院 放射線治療科
　　辻　　哲也　　　慶應義塾大学医学部 リハビリテーション医学教室
　　鶴川　俊洋　　　医療法人青仁会池田病院 リハビリテーション科
　　広瀬眞奈美　　　一般社団法人キャンサーフィットネス
　　藤井　美希　　　地方独立行政法人大阪府立病院機構大阪国際がんセンター リハビリテーション科
　　古澤　義人　　　東北大学大学院医学系研究科 肢体不自由学分野
　　宮越　浩一　　　医療法人鉄蕉会亀田総合病院 リハビリテーション科
　　宮田知恵子　　　独立行政法人国立病院機構東京医療センター 緩和ケア内科
　　村岡　香織　　　慶應義塾大学医学部 リハビリテーション医学教室

（敬称略）

発刊によせて

　わが国では，国民の2人に1人が生涯のうちに悪性腫瘍（以下，がん）に罹患し，3人に1人ががんで死亡する。早期発見や治療法の進歩により生存率は向上し，がん経験者（サバイバー）は今後，年に約60万人増えることが予測されており，がんが"不治の病"であった時代から，"がんと共存"する時代となりつつある。

　2006年に制定された「がん対策基本法」においては，病状，進行度に合わせてその時点で最善の治療やケアを受ける権利が患者にあると謳われているが，現実には，治癒を目指した治療からQOLを重視したケアまで切れ目のない支援をするといった点で，今の日本のがん診療は未だ不十分である。

　がん患者にとっては，がん自体に対する不安は大きいが，がんの直接的影響や手術・化学療法・放射線治療などによる身体障害に対する不安も同じくらい大きい。しかしこれまで，がんそのもの，あるいはその治療過程において受けた身体的なダメージに対しては，積極的に対応がなされてこなかった。その一因は，がん患者のリハビリテーション治療に関する診療ガイドラインが存在しないため，適切なリハビリテーションプログラムが組み立てられないことにあった。

　そこで，2010年度から2012年度までの3年間，厚生労働科学研究補助金（第3次対がん総合戦略研究事業）「がんのリハビリテーションガイドライン作成のためのシステム構築に関する研究（主任研究者　辻哲也）において研究事業が実施され，日本リハビリテーション医学会診療ガイドライン委員会　がんのリハビリテーションガイドライン策定委員会と協働して，原発巣や治療的介入別に網羅された診療ガイドラインの策定作業に取り組み，2013年4月に「がんのリハビリテーションガイドライン」が公開された。本ガイドラインは書籍としての販売（金原出版）とともに，Mindsガイドラインライブラリからフリーでダウンロード可能である。

　本ガイドライン策定を機に，2013年10月に日本リハビリテーション医学会は，日本癌治療学会がん診療ガイドライン委員会にリハビリテーション分科会として参画することが承認された。本ガイドラインは同学会ホームページに掲載され，わが国のがん診療ガイドラインの一翼を担っている。なお，同学会がん診療ガイドライン評価委員会による審査では，全体評価で7点中6点，個々の評価項目においても高評価を得た。また，2014年7月には，Minds（公益財団法人日本医療機能評価機構）ホームページへの掲載も開始された。

　初版の診療ガイドライン策定から3年が経過したことから，今回，2016年度から2018年度までの3年間，国立研究開発法人日本医療研究開発機構（AMED）革新的がん医療実用化研究事業　外来がんリハビリテーションの効果に関する研究（研究開発代表者　辻哲也）の事業の一環として，日本リハビリテーション医学会診療ガイドライン委員会　がんのリハビリテーションガイドライン改訂委員会と協働して，がんのリハビリテーション診療ガイドラインの改訂作業に取り組んだ。

　初版は「診療ガイドライン作成の手引き2007」に準拠したが，改訂版ではGRADE（Grading of Recommendations Assessment, Development and Evaluation）の手法を取り入れた「Minds診療ガイドライン作成マニュアル2017」に基づいて，診療ガイドラインの構成や推奨の強さを決定した。初版では，さまざまなバイアスリスクを排除すべくランダム化比較試験，メタアナリシス，システマティックレビューの結果を重んじて推奨を行ったが，改訂版では，リハビリテーション治療の益と害のバランス，患者の価値観や好み，コスト（患者の負担）や臨床適応性（全国の医療施設で実施可能か）を十分に勘案し，多職種の医療職・がん患者団体代表のがんサバイバーも含む委員で構成された推奨決定会議での投票により推奨を決定した点が，初版と大きく異なる点である。

　工程表に則って，原発巣・治療目的・病期別に章立てされた「がんのリハビリテーションガイドラ

イン（素案）」が作成され，リハビリテーション医学会ホームページでの公開とパブリックコメント募集を経て，必要な改訂が行われた後，このたび診療ガイドラインとして出版を迎えることができた。

医療行政においては，2016年12月に成立したがん対策基本法改正法の第17条では「がん患者の療養生活の質の維持向上に関して，がん患者の状況に応じた良質なリハビリテーションの提供が確保されるようにすること」が新たに盛り込まれ，2017年度から開始された第3期がん対策基本計画において，ライフステージやがんの特性を考慮した個別化医療の必要性が重点課題となるなかで，がんリハビリテーションは重要な施策のひとつと認識されるに至り，まさにこれから各都道府県単位でさまざまな取り組みが始まろうとしている。

ばらつきなく，質の高いがんリハビリテーション医療を全国で提供するためには，一般市民への啓発活動，患者会との協力体制，リハビリテーション関連の学術団体が中心となった普及活動・臨床研究発展のための取り組み，リハビリテーション専門職養成校の教育体制の充実，がん診療連携拠点病院を中心としたリハビリテーションスタッフ間の交流，がんリハビリテーション研修会の拡充等が依然として課題となっている。

全国のがん医療に携わる方々に本診療ガイドライン改訂版を活用していただき，症状緩和や心理・身体面のケアから療養支援，復職支援などの社会的な側面のサポート体制が構築され，治癒を目指した治療からQOLを重視したケアまで切れ目のない支援をすることが可能となることを期待したい。

本研究の成果が，「がん対策基本法」において謳われている「がん患者の療養生活の質の維持向上」が具現化される一助となることを願うとともに，現場からのフィードバックに基づいて定期的な改訂を加え，より実践的な診療ガイドラインに育てていきたいと考えている。読者諸氏からの忌憚のないご意見，叱咤激励をいただければ望外の喜びである。

2019年5月

国立研究開発法人日本医療研究開発機構（AMED）革新的がん医療実用化研究事業
外来がんリハビリテーションの効果に関する研究 研究開発代表者

公益社団法人 日本リハビリテーション医学会 診療ガイドライン委員会
がんのリハビリテーション診療ガイドライン改訂委員会 委員
辻　哲也

発刊によせて（初版）

　2003年に約300万人であったがん生存者は，2015年には500万人を超えると予測され（2015年問題），がんが「不治の病」であった時代から「がんと共存する時代」となりつつある。2006年に制定された「がん対策基本法」においては，病状，進行度に合わせてその時点で最善の治療やケアを受ける権利が患者にあるということが謳われているが，現実には，治癒を目指した治療からQOLを重視したケアまで，切れ目のない支援をするといった点で，今の日本のがん診療はいまだ不十分であるといえる。

　がん患者にとっては，がん自体に対する不安は当然大きいが，がんの直接的影響や手術・化学療法・放射線治療などによる身体障害に対する不安も同じくらい大きいものである。しかし，これまで，がんそのもの，あるいはその治療過程において受けた身体的なダメージに対しては，積極的に対応がなされてこなかった。その一因は，がん患者のリハビリテーションに関する包括的なガイドラインが存在しないため，適切なリハビリテーションプログラムが組み立てられないことにある。

　がんのリハビリテーションの領域を発展させていくためには，研究（Research）を推進し，それに裏付けされたガイドライン（Guideline）を策定し，そのガイドラインに基づいた臨床研修（Training）を実施し，専門的スタッフを育成することで医療の質を担保し，その上で医療を実践する（Practice）ことが必要である。そこで，がんのリハビリテーションに関するガイドラインおよびがんリハビリテーションの現状と問題点，行動計画を提言したグランドデザインを作成することを目的に，平成22年度から平成24年度までの3年間，厚生労働科学研究補助金（第3次対がん総合戦略研究事業）「がんのリハビリテーションガイドライン作成のためのシステム構築に関する研究（H22-3次がん-一般-038）において研究事業が展開されてきた（主任研究者　辻哲也）。

　ガイドラインの作成にあたっては，厚生労働科学研究事業と連動する形で，日本リハビリテーション医学会診療ガイドライン委員会に，「がんのリハビリテーションガイドライン策定委員会」が設けられ策定作業にあたった。ガイドライン作成の工程表に則って，原発巣・治療目的・病期別に章立てされた「がんのリハビリテーションガイドライン（素案）」が作成され，リハビリテーション医学会ホームページでの公開とパブリックコメント募集を経て，必要な改訂が行われた後，このたびガイドラインとして出版を迎えることができた。

　ばらつきなく，質の高いがんリハビリテーション医療を全国で提供するためには，一般市民への啓発活動，患者会との協力体制，リハビリテーション関連の学術団体が中心となった普及活動・臨床研究発展のための取り組み，リハビリテーション専門職の養成校の教育体制の充実，がん診療連携拠点病院を中心としたリハビリテーションスタッフ間の交流，がんリハビリテーション研修会の拡充等が早急な課題である。全国のがん医療に携わる方々に本ガイドラインを活用していただき，症状緩和や心理・身体面のケアから療養支援，復職支援などの社会的な側面のサポート体制が構築され，治癒を目指した治療からQOLを重視したケアまで切れ目のない支援をすることが可能となることを期待したい。

　本研究の成果が，「がん対策基本法」において謳われている「がん患者の療養生活の質の維持向上」が具現化される一助となることを願うとともに，現場からのフィードバックに基づいて定期的な改訂を加え，より実践的なガイドラインに育てていきたいと考えている。読者諸氏からの忌憚のないご意見，叱咤激励をいただければ望外の喜びである。

2013年4月

日本リハビリテーション医学会診療ガイドライン委員会委員長
がんのリハビリテーションガイドライン策定委員会委員長
辻　哲也

目 次

本診療ガイドラインについて

第1章　総論・評価
- **CQ 01**：がん患者のリハビリテーションに関する診療ガイドラインは存在するか？ …… 2
- **CQ 02**：がん患者の身体機能，日常生活動作（ADL），QOL評価の方法は？ …… 5

第2章　肺がん
- **CQ 01**：肺がん患者に対して，術前にリハビリテーション治療（運動療法，呼吸リハビリテーション）を行うことは，行わない場合に比べて推奨されるか？ …… 16
- **CQ 02**：肺がん患者に対して，術後にリハビリテーション治療（運動療法）を行うことは，行わない場合に比べて推奨されるか？ …… 20

第3章　消化器がん
- **CQ 01**：消化器がんで腹部手術を行う予定の患者に対して，術前にリハビリテーション治療（運動療法，呼吸リハビリテーション）を行うことは，行わない場合に比べて推奨されるか？ …… 28
- **CQ 02**：消化器がん術後患者に対して，リハビリテーション治療（運動療法）を行うことは，行わない場合に比べて推奨されるか？ …… 32

第4章　前立腺がん
- **CQ 01**：前立腺がん患者に対して，リハビリテーション治療（運動療法）を行うことは，行わない場合に比べて推奨されるか？ …… 38
- **CQ 02**：尿失禁のリスクがある前立腺がん術後患者に対して，リハビリテーション治療（骨盤底筋筋力訓練）を行うことは，行わない場合に比べて推奨されるか？ …… 47

第5章　頭頸部がん
- **CQ 01**：頭頸部がんに対する治療（手術，化学放射線療法）が行われた患者に対して，リハビリテーション治療を行った場合にその治療効果を確認する評価の方法は？ …… 54
- **CQ 02**：舌がん・口腔がんに対する手術が行われる患者に対して，術後のリハビリテーション治療（摂食嚥下療法）を行うことは，行わない場合に比べて推奨されるか？ …… 56
- **CQ 03**：咽頭がん・喉頭がんに対する手術が行われる患者に対して，術前後にリハビリテーション治療（摂食嚥下療法）を行うことは，行わない場合に比べて推奨されるか？ …… 60
- **CQ 04**：頭頸部がんに対する放射線療法中・後の患者に対して，リハビリテーション治療（摂食嚥下療法）を行うことは，行わない場合に比べて推奨されるか？ …… 64
- **CQ 05**：舌がん・口腔がんに対する手術が行われる患者に対して，術後のリハビリテーション治療（音声言語訓練）を行うことは，行わない場合に比べて推奨されるか？ …… 70
- **CQ 06**：咽頭がん・喉頭がんに対する手術が行われる患者に対して，術後のリハビリテーション治療（音声言語訓練）を行うことは，行わない場合に比べて推奨されるか？ …… 74

CQ 07：頭頸部がんに対する放射線療法中・後の患者に対して，リハビリテーション治療（音声言語訓練）を行うことは，行わない場合に比べて推奨されるか？ ……………………… 79

CQ 08：頭頸部がんに対する頸部リンパ節郭清術が行われる患者に対して，術後のリハビリテーション治療（上肢機能訓練）を行うことは，行わない場合に比べて推奨されるか？ ………… 83

CQ 09：頭頸部がんに対する放射線療法中・後の患者に対して，リハビリテーション治療（運動療法）を行うことは，行わない場合に比べて推奨されるか？ ……………………… 87

第 6 章　乳がん・婦人科がん

CQ 01：乳がん患者に対して，術後にリハビリテーション治療（肩関節可動域訓練など）を行うことは，行わない場合に比べて推奨されるか？ ……………………… 94

CQ 02：乳がん術後の患者に対して，積極的な肩関節可動域訓練を術後 5〜8 日目から開始することは，術直後から開始する場合に比べて推奨されるか？ ……………………… 99

CQ 03：乳房再建術後の患者に対して，リハビリテーション治療（肩関節可動域訓練など）を行うことは，行わない場合に比べて推奨されるか？ ……………………… 103

CQ 04：化学療法・放射線療法中の乳がん患者に対して，リハビリテーション治療（運動療法）を行うことは，行わない場合に比べて推奨されるか？ ……………………… 106

CQ 05：治療終了後の乳がん患者（サバイバー）に対して，リハビリテーション治療（運動療法）を行うことは，行わない場合に比べて推奨されるか？ ……………………… 113

CQ 06：乳がんによる慢性疼痛がある患者に対して，リハビリテーション治療（運動療法）を行うことは，行わない場合に比べて推奨されるか？ ……………………… 119

CQ 07：がんやがん治療に関連した認知機能障害がある乳がん患者に対して，リハビリテーション治療（認知機能訓練）を行うことは，行わない場合に比べて推奨されるか？ ……………… 122

CQ 08：乳がん術後でリンパ浮腫の危険性がある患者に対して，リハビリテーション治療を行うことは，行わない場合に比べて推奨されるか？ ……………………… 125

CQ 09：肥満がある治療終了後の子宮体がん患者（サバイバー）に対して，リハビリテーション治療（運動療法）を行うことは，行わない場合に比べて推奨されるか？ ……………… 129

CQ 10：化学療法中の卵巣がん患者に対して，リハビリテーション治療（運動療法）を行うことは，行わない場合に比べて推奨されるか？ ……………………… 132

CQ 11：婦人科がん術後で，尿失禁もしくはその危険性がある患者に対して，リハビリテーション治療（骨盤底筋筋力訓練）を行うことは，行わない場合に比べて推奨されるか？ ……… 135

第 7 章　骨軟部腫瘍

CQ 01：四肢の悪性腫瘍に対して，手術が実施される場合，患肢温存手術を行うことは，四肢切断術を行う場合に比べて推奨されるか？ ……………………… 140

CQ 02：四肢原発骨軟部肉腫に対する患肢温存手術を実施する患者に対して，液体窒素または放射線あるいは加温処理骨による再建を行うことは，腫瘍用人工関節を使用する場合に比べて推奨されるか？ ……………………… 146

CQ 03：骨転移を有する患者に対して，病的骨折や脊髄圧迫による麻痺などのリスクを予測するための評価を行うことは，行わない場合に比べて推奨されるか？ ……………………… 151

CQ 04：四肢長幹骨に骨転移を有する患者に対して，病的骨折が生じた後に手術を行うことは，行わない場合に比べて推奨されるか？ ……………………… 156

- CQ 05：四肢長幹骨骨転移による切迫骨折の患者に対して，病的骨折が生じる前に予防的な手術を行うことは，行わない場合に比べて推奨されるか？ ... 161
- CQ 06：脊椎転移による麻痺の症例に対して，手術施行を検討することは，手術施行を検討しない場合に比べて推奨されるか？ ... 166
- CQ 07：骨転移により ADL や QOL が障害されている患者に対して，リハビリテーション治療（運動療法）を行うことは，行わない場合に比べて推奨されるか？ ... 172
- CQ 08：骨転移を有し病的骨折や脊髄圧迫による麻痺の危険性がある患者に対して，装具を使用することは，使用しない場合に比べて推奨されるか？ ... 176
- CQ 09：骨転移を有する患者に対して，ADL 向上のために放射線療法を行うことは，行わない場合に比べて推奨されるか？ ... 179
- CQ 10：骨転移を有する患者に対して，リハビリテーションゴール設定のために生命予後の予測評価法を用いることは，用いない場合に比べて推奨されるか？ ... 183

第8章　脳腫瘍

- CQ 01：脳腫瘍患者に対して，リハビリテーション治療を行った場合に，その治療効果を確認する評価の方法は？ ... 190
- CQ 02：運動障害を有する脳腫瘍患者に対して，リハビリテーション治療を行うことは，行わない場合に比べて推奨されるか？ ... 192
- CQ 03：脳腫瘍の高次脳機能障害に対して，リハビリテーション治療を行うことは，行わない場合に比べて推奨されるか？ ... 197

第9章　血液腫瘍・造血幹細胞移植

- CQ 01：血液腫瘍に対して造血幹細胞移植が行われた患者に対して，造血幹細胞移植中・後にリハビリテーション治療（運動療法）を行うことは，行わない場合に比べて推奨されるか？ ... 202
- CQ 02：血液腫瘍に対して造血幹細胞移植が行われ，造血幹細胞移植後に認知機能障害を生じた患者に対して，リハビリテーション治療（神経認知機能訓練）を行うことは，行わない場合に比べて推奨されるか？ ... 211
- CQ 03：血液腫瘍に対して造血幹細胞移植が行われる予定の高齢患者に対して，造血幹細胞移植前に高齢者総合的機能評価（サルコペニア，フレイルの評価を含む）を行うことは，行わない場合に比べて推奨されるか？ ... 215

第10章　化学療法・放射線療法

- CQ 01：化学療法・放射線療法中の患者に対して，リハビリテーション治療（運動療法）を行うことは，行わない場合に比べて推奨されるか？ ... 220
- CQ 02：化学療法・放射線療法中もしくは治療後のがん患者に対して，化学療法・放射線療法中・後に物理療法（寒冷療法，電気鍼治療）を行うことは，行わない場合に比べて推奨されるか？ ... 233
- CQ 03：化学療法・放射線療法中もしくは治療後に認知機能障害のあるがん患者に対して，リハビリテーション治療（運動療法）を行うことは，行わない場合に比べて推奨されるか？ ... 238

- CQ 04：化学療法・放射線療法中もしくは治療後に認知機能障害のあるがん患者に対して，リハビリテーション治療（認知機能訓練）を行うことは，行わない場合に比べて推奨されるか？……………………………………………………………………………242
- CQ 05：化学療法・放射線療法施行予定の高齢患者に対して，治療前の高齢者総合的機能評価を行うことは，行わない場合に比べて推奨されるか？……………………246
- CQ 06：化学療法・放射線療法中の患者に対して，運動療法と併せて栄養療法を行うことは，行わない場合に比べて推奨されるか？………………………………………250
- CQ 07：化学療法・放射線療法後の患者に対して，運動療法と併せて栄養療法を行うことは，行わない場合に比べて推奨されるか？………………………………………253

第11章　進行がん・末期がん

- CQ 01：根治治療対象外の進行がん患者に対しても，監督下での運動療法を行うことは，行わない場合と比べて推奨されるか？……………………………………………258
- CQ 02：緩和ケアを主体とする時期の進行がん患者に対して，病状の進行や苦痛症状に合わせた包括的リハビリテーション治療を行うことは，行わない場合に比べて推奨されるか？……263
- CQ 03：緩和ケアを主体とする時期の進行がん患者に対して，疼痛や呼吸困難などの症状緩和を目的とした患者教育を行うことは，行わない場合に比べて推奨されるか？…………269
- CQ 04：疼痛（内臓痛を除く）を有するがん患者に対して，疼痛緩和を目的とした経皮的電気神経刺激（TENS）を行うことは，行わない場合に比べて推奨されるか？……………277
- CQ 05：緩和ケアを主体とする時期の進行がん患者に対して，症状緩和を目的としたマッサージを行うことは，行わない場合に比べて推奨されるか？……………………………281
- CQ 06：進行がん患者に対して，リハビリテーション専門職を含む多職種チーム医療・アプローチを行うことは，行わない場合に比べて推奨されるか？………………………286

文献検索結果一覧 ……………………………………………………………………………291

本診療ガイドラインについて

目的

　がん患者にとって"がんに対する不安"は大きいが，がんの直接的影響や治療による"身体障害に対する不安"も同じように大きい。がん治療の進歩により，がんの治療を終えた，あるいは治療を受けつつあるがんサバイバーが500万人を超えたと推測される[1]現在，がんが"不治の病"であった時代から，"がんと共存"する時代の新しい医療のあり方が求められている。

　これまでわが国のがん医療では，身体的ダメージには積極的な対応がなされてこなかった。治癒を目指した治療からQOL（quality of life）を重視したリハビリテーション診療まで，切れ目のない支援ができていないのが現状である。その一因は，がんのリハビリテーション診療に関する包括的な診療ガイドラインが存在しないため，適切なリハビリテーションプログラムが組み立てられないことにある。今後，がんのリハビリテーション診療を普及・啓発していくためには診療ガイドラインの確立が必須である。作成された診療ガイドラインは更新され，全国へ均てん化される必要がある。

　本診療ガイドラインの目的は，わが国で行われているがん患者に対するリハビリテーション診療を基礎に，エビデンスに基づいた診療ガイドラインを作成し，現状での標準診療を明らかにするとともに，将来に向けてあるべき理想の診療方法を提示することである。

改訂の目的

　2013年4月に初版「がんのリハビリテーションガイドライン」[2]が出版された。がんのリハビリテーション診療においては，腫瘍の存在する解剖学的部位の障害や治療の有害反応・後遺症に対する問題が主に扱われていたが，近年では，がん患者のQOL向上を目指すサポーティブケアの一環として，後遺症や合併症の軽減を目的とした治療前（prehabilitation）や治療中の対応，がん治療中や治療後の就労支援，がん関連倦怠感（cancer related fatigue；CRF），がん誘発認知機能障害（cancer-induced cognitive impairment；CICI），がん悪液質（cancer cachexia）および骨転移・骨関連事象（skeletal related event；SRE）のマネジメント，緩和ケアが主体となる時期の症状緩和や在宅での療養生活への支援，高齢者のがん診療における役割など，がん患者に影響を及ぼす幅広い問題に対してもニーズは急速に拡大しつつあり，実地臨床に即した指針の提供のためには，定期的な診療ガイドライン改訂が必要である。今回，2013年より6年を経て，2019年に第2版が出版されることとなり，日本リハビリテーション医学会より委嘱を受けた各領域の専門家からなる改訂委員およびその作成協力者によって，がんのリハビリテーション診療についての多方面からの文献を十分に検討するとともに，医療側だけでなくがん患者が加わることで，診療の益と害，患者の価値観，コスト・臨床適応性も十分に勘案し，体系化された指針を作成することに努めた。

がんのリハビリテーション診療（cancer rehabilitation）の定義について

　日本リハビリテーション医学会では，「がんのリハビリテーション医療とは，がん治療の一環としてリハビリテーション科医，リハビリテーション専門職により提供される医学的ケアであり，がん患者の身体的，認知的，心理的な障害を診断・治療することで自立度を高め，QOLを向上させるものである」と，

がんのリハビリテーション医療を定義している[3]。

　がんのリハビリテーション診療は，臨床腫瘍科医，リハビリテーション科医の指示により，医療ソーシャルワーカー，臨床心理士，理学療法士，がん専門看護師，作業療法士のコアメンバーと，その他がん患者特有の問題に対処するさまざまな専門職からなるチームとして提供される[4]。

　改訂委員会では，本定義をがんのリハビリテーションの基本的な考え方とし，診療ガイドライン作成に取り組んだ。

利用にあたっての注意点

　本診療ガイドラインは，現時点で利用可能なエビデンスや日本の医療環境の事情に基づいて作成された診療の指針であるが，実際の診療でその指針に従うことを強制するものではない。また，診断・評価や治療について記載されていない管理方針を制限するものでもない。なお，クリニカルクエスチョン（clinical question；CQ）によっては，利用可能なエビデンスが乏しいことも多く，このような事柄については改訂委員会でのコンセンサスを得るように努めた。

　本診療ガイドラインの記述の内容に対しては，日本リハビリテーション医学会が責任を負うものとする。しかし，診療ガイドラインを適用するか否かの最終判断および治療結果に対する責任は治療担当者が負うべきものである。

対象とする患者

　本診療ガイドラインの取り扱う疾患・障害は，がん自体もしくはがんの治療によって生じ得る障害を有する患者もしくは有する可能性のある患者とした。がんの原発巣，治療の種類，がんの病期については制限されない。

対象とする利用者

　本診療ガイドラインは，その利用者として，がん患者のリハビリテーション診療に携わる多職種の医療従事者（医師，看護師，理学療法士，作業療法士，言語聴覚士，義肢装具士，臨床心理士，管理栄養士，歯科衛生士等）を想定したが，がんのリハビリテーション診療を専門としない医療従事者にも利用可能な診療ガイドラインとすることを心がけた。

　さらには，がん患者，家族をはじめとする一般市民，がんのリハビリテーション診療に関心を有する国内外の医療・福祉・教育・保険・出版・報道等の関係者，他分野の診療ガイドライン作成者，一般市民，がん診療に関わる行政・立法・司法機関等においても利用が想定される。本改訂版出版後には，患者・家族・一般市民向けの本診療ガイドラインの解説書を刊行する予定である。

作成過程

（1）作成の主体

　本診療ガイドラインの作成は，平成28〜30年度 国立研究開発法人日本医療研究開発機構（AMED）革新的がん医療実用化研究事業「外来がんリハビリテーションの効果に関する研究（課題管理番号16ck0106215h0001）（研究開発代表者 辻哲也）」の一環として行われた（別表❶）。日本リハビリテーショ

ン医学会診療ガイドライン委員会に，がんのリハビリテーション診療ガイドライン改訂委員会が設置され，診療ガイドライン作成作業を実施した（別表2）。

関連・協力学会に関して，日本リハビリテーション医学会は，日本癌治療学会がん診療ガイドライン統括・連絡委員会リハビリテーション分科会に委員を推薦し，診療ガイドラインの作成・改訂の進捗状況について，同学会と情報の共有を行っている。

（2）診療ガイドライン統括委員会

日本リハビリテーション医学会理事，診療ガイドライン委員会委員長等から構成される統括委員会を組織し，診療ガイドラインの作成体制を構築した。診療ガイドライン公開後には，診療ガイドラインの普及や普及状況の評価の役割を継続して担う。

氏名	所属機関
影近　謙治	金沢医科大学医学部 リハビリテーション医学講座
佐浦　隆一	大阪医科大学総合医学講座 リハビリテーション医学教室
佐伯　覚	産業医科大学医学部 リハビリテーション医学講座
下堂薗　恵（2017年から）	鹿児島大学大学院医歯学総合研究科 リハビリテーション医学
高岡　徹	社会福祉法人横浜市リハビリテーション事業団 横浜市総合リハビリテーションセンター リハビリテーション科
帖佐　悦男（2016年まで）	宮崎大学医学部 整形外科・リハビリテーション科
辻　哲也	慶應義塾大学医学部 リハビリテーション医学教室

（3）システマティックレビューチーム

システマティックレビューチームは，リハビリテーション科専門医とともに，さまざまな専門性を有するリハビリテーション診療の専門職から構成され，委員の専門性により分担し，各章を原則2名で担当した。

2016年11月1日に第1回委員会を開催し，エビデンスの収集，評価・統合の作業を進め，2017年9月19日の第4回委員会でガイドラインシステマティックレビューを完成した。

氏名	職種	所属機関/担当分野
飯野　由恵	言語聴覚士	国立研究開発法人国立がん研究センター東病院 骨軟部腫瘍・リハビリテーション科/第5章：頭頸部がん
井上順一朗	理学療法士	神戸大学医学部附属病院 リハビリテーション部 /第9章：血液腫瘍・造血幹細胞移植，第10章：化学療法・放射線療法
影近　謙治	医師（リハビリテーション科）	金沢医科大学医学部 リハビリテーション医学講座 /第2章：肺がん，第3章：消化器がん，第4章：前立腺がん
片桐　浩久	医師（整形外科）	静岡県立静岡がんセンター 整形外科 /第7章：骨軟部腫瘍
神里みどり	看護師	沖縄県立看護大学大学院保健看護学研究科 生涯発達保健看護分野 /第11章：進行がん・末期がん
佐浦　隆一	医師（リハビリテーション科）	大阪医科大学総合医学講座 リハビリテーション医学教室 /第9章：血液腫瘍・造血幹細胞移植，第10章：化学療法・放射線療法
辻　哲也	医師（リハビリテーション科）	慶應義塾大学医学部 リハビリテーション医学教室 /第1章：総論・評価，第8章：脳腫瘍
鶴川　俊洋	医師（リハビリテーション科）	医療法人青仁会池田病院 リハビリテーション科 /第5章：頭頸部がん
藤井　美希	作業療法士	地方独立行政法人大阪府立病院機構大阪国際がんセンター リハビリテーション科 /第6章：乳がん・婦人科がん

宮越　浩一	医師 （リハビリテーション科）	医療法人鉄蕉会亀田総合病院 リハビリテーション科 /第 7 章：骨軟部腫瘍
宮田知恵子	医師 （リハビリテーション科/緩和医療科）	独立行政法人国立病院機構東京医療センター 緩和ケア内科 /第 11 章：進行がん・末期がん
村岡　香織	医師 （リハビリテーション科）	慶應義塾大学医学部 リハビリテーション医学教室 /第 2 章：肺がん，第 3 章：消化器がん，第 4 章：前立腺がん，第 6 章：乳がん・婦人科がん

（4）診療ガイドライン作成グループ

　診療ガイドライン作成グループには，システマティックレビューチームの委員のほか，がん患者の立場からの意見を診療ガイドラインに反映させるために，がん患者団体代表のがんサバイバーも含む委員で構成された。

　2017 年 11 月 16 日に第 1 回委員会を開催し，2018 年 10 月 16 日の第 7 回委員会で推奨案・診療ガイドライン草案が完成した。その後，2018 年 10 月 23 日に第 1 回推奨決定会議が開催され半分の CQ について投票を実施，2018 年 11 月 13 日に第 2 回推奨決定会議が開催され，残りの半分の CQ について投票を実施した。投票結果をもとに内容を修正し，2019 年 1 月に診療ガイドラインの草案を完成した。

氏名	職種	所属機関
飯野　由恵	言語聴覚士	国立研究開発法人国立がん研究センター東病院 骨軟部腫瘍・リハビリテーション科
井上順一朗	理学療法士	神戸大学医学部附属病院 リハビリテーション部
影近　謙治	医師（リハビリテーション科）	金沢医科大学医学部 リハビリテーション医学講座
片桐　浩久	医師（整形外科）	静岡県立静岡がんセンター 整形外科
神里みどり	看護師	沖縄県立看護大学大学院保健看護学研究科 生涯発達保健看護分野
佐伯　　覚	医師（リハビリテーション科）	産業医科大学医学部 リハビリテーション医学講座
佐浦　隆一	医師（リハビリテーション科）	大阪医科大学総合医学講座 リハビリテーション医学教室
全田　貞幹	医師（放射線治療科）	国立研究開発法人国立がん研究センター東病院 放射線治療科
辻　　哲也	医師（リハビリテーション科）	慶應義塾大学医学部 リハビリテーション医学教室
鶴川　俊洋	医師（リハビリテーション科）	医療法人青仁会池田病院 リハビリテーション科
藤井　美希	作業療法士	地方独立行政法人大阪府立病院機構大阪国際がんセンター リハビリテーション科
古澤　義人	医師（リハビリテーション科）	東北大学大学院医学系研究科 肢体不自由学分野
宮越　浩一	医師（リハビリテーション科）	医療法人鉄蕉会亀田総合病院 リハビリテーション科
宮田知恵子	医師（リハビリテーション科/緩和医療科）	独立行政法人国立病院機構東京医療センター 緩和ケア内科
村岡　香織	医師（リハビリテーション科）	慶應義塾大学医学部 リハビリテーション医学教室
広瀬眞奈美	患者団体（代表理事）	一般社団法人キャンサーフィットネス

(5) 作成の方法

本診療ガイドラインは 2017 年 12 月 27 日に改訂された「Minds 診療ガイドライン作成マニュアル 2017」[5] に準じて作成しており、それに基づいて診療ガイドラインの構成や推奨の強さを決定した。本診療ガイドラインの作成に際しては、Minds（公益財団法人日本医療機能評価機構）から講師を招聘し、診療ガイドラインの作成方法についての講義や、改訂委員会においての詳細な相談等の支援を受けた。

①クリニカルクエスチョン（clinical question ; CQ）

前版と同様に、がん患者のリハビリテーション診療に関する臨床上の問題を、総論・評価および原発巣・治療目的・病期別に 8 領域（消化器がん・肺がん・前立腺がん、頭頸部がん、乳がん・婦人科がん、骨軟部腫瘍・骨転移、原発性・転移性脳腫瘍、血液腫瘍（造血幹細胞移植）、化学療法・放射線療法、進行がん・末期がん）に分けた。

平成 22 年度診療報酬改定で新設された「がん患者リハビリテーション料」に記載されている 8 項目の内容をすべて含むとともに、「周術期の前立腺がんや婦人科がん」や「外来でのリハビリテーション診療」など算定要件に記載されていない事項や、最近のトピックスとして、社会復帰（就労と治療の両立）、がん誘発認知機能障害（cancer-induced cognitive impairment ; CICI）、がん悪液質、骨転移・骨関連事象（skeletal-related events ; SRE）のマネジメント、高齢者のがん診療、手術前からのリハビリテーションや栄養サポートについても、エビデンスを収集するように留意した。

②網羅的文献検索

CQ の設定に際しては、その構成要素〔PICO（P：patients, problem, population, I：interventions, C：comparisons, controls, comparators, O：outcomes）〕を検討し、PICO に基づく包括的な文献検索を実施した。各 CQ の文献検索は日本医学図書館協会に一括依頼した。検索データベース（検索対象期間）として、MEDLINE（1950 年 1 月 1 日～2017 年 6 月 30 日）、医学中央雑誌（1983 年 1 月 1 日～2017 年 6 月 30 日）、Cochrane（1993 年 1 月 1 日～2017 年 6 月 30 日）を用いた。検索式、検索結果についてはホームページ（日本リハビリテーション医学会）上に掲載される。各委員はこの検索結果を参照し、さらに各自が二次情報源も含めたハンドサーチにてこの期間の文献を追加して文献検索を終了した。

システマティックレビューの方法

本診療ガイドラインでは、「Minds 診療ガイドライン作成マニュアル 2017」[5] に準拠し、「エビデンスの強さ」を「治療による影響がどれくらいかを推定したときの確実さ・確信の程度」と定義した。

（1）個々の文献に対する評価（STEP 1）

アウトカムごとにまとめられた文献集合の個々の論文について、研究デザイン（介入研究、観察研究）ごとにバイアスリスク（選択バイアス、実行バイアス、検出バイアス、症例減少バイアス、その他のバイアス）、非直接性（研究対象集団の違い、介入の違い、比較の違い、アウトカム測定の違い）を評価し、その結果をまとめたもの（＝エビデンス総体；body of evidence）を作成した。

（2）エビデンス総体の総括（STEP 2）

エビデンス総体をアウトカム横断的に質的に統合した全体〔＝エビデンス総体の総括（アウトカム全般のエビデンスの強さ）〕に関する評価を行い、エビデンスの確実性（強さ）を 1 つに決定した。エビデンスの確実性（強さ）は 表1 の通りに分類した。なお、研究デザインが同じで、PICO の各項目の類似性が高い場合には、効果指標を量的に統合するメタアナリシスを適宜行い、エビデンス総体の強さを検討する 1 項目として考慮した。以上の結果を推奨作成の資料とした。

本診療ガイドラインでは、原則、ランダム化比較試験では初期評価「A（強）」から、観察研究では初

期評価「C（弱）」から開始し，評価を下げる項目（バイアスリスク・非直接性・非一貫性・不正確・出版バイアス，など）と評価を上げる項目（介入による効果が大きい・容量－反応勾配あり・可能性のある交絡因子が提示された効果を減弱させている，など）について評価検討し，強さを決定した。

表1 エビデンス総体のエビデンスの確実性（強さ）

A（強）：効果の推定値が推奨を支持する適切さに強く確信がある
B（中）：効果の推定値が推奨を支持する適切さに中等度の確信がある
C（弱）：効果の推定値が推奨を支持する適切さに対する確信は限定的である
D（とても弱い）：効果の推定値が推奨を支持する適切さにほとんど確信できない

推奨決定の方法

（1）作成グループ内での検討

各章の担当委員は推奨案と診療ガイドライン草案を作成して，推奨決定会議に提出した。

本診療ガイドラインでは，「推奨の強さ」を，「推奨に従って治療を行った場合に患者の受ける益が害や負担を上回ると考えられる確実さの程度」と定義した。推奨は，エビデンスの確実性（強さ）をもとに，推奨した治療によって得られると見込まれる益の大きさ（望ましい効果）と，害（望ましくない効果）のバランスとともに，患者の価値観・好み，コスト（患者の負担）や臨床適応性（日本全国で実施可能か）も加味して，総合的に推奨の強さと向きを勘案して判断した。

推奨の強さは，「1：強く推奨する」，「2：弱く推奨する（提案する）」の2通りとした（表2）。「強い推奨」とは，得られているエビデンスの強さと臨床経験から判断して，推奨した治療によって得られる益が大きく，かつ，治療によって生じ得る害や負担を上回ることが確実と考えられる場合と定義される。この場合，患者の価値観や好み（患者の多くが推奨された治療を希望するかどうか），コスト（患者の負担）や臨床適応性（全国で実施可能か）など，わが国の医療事情も考慮する必要がある。

表2 推奨の強さ

強い推奨（recommend）	推奨した治療によって得られる益が大きく，かつ，治療によって生じ得る害や負担を上回ると考えられる。
弱い推奨（suggest）	推奨した治療によって得られる益の大きさは不確実である，または，治療によって生じ得る害や負担と拮抗していると考えられる。

なお，本診療ガイドラインでは，各CQごとに，推奨の強さとエビデンスの強さを併記し，以下のように記載した。

例）・患者Pに対して治療Iを行うことを推奨する（1A）＝（強い推奨，強い根拠に基づく）
　　・患者Pに対して治療Iを行うことを提案する（2C）＝（弱い推奨，弱い根拠に基づく）
　　・患者Pに対して治療Iを行わないことを推奨する（2D）＝（弱い推奨，とても弱い根拠に基づく）
　　・患者Pに対して治療Iを行わないことを推奨する（1B）＝（強い推奨，中程度の根拠に基づく）

（2）推奨決定会議

推奨決定会議を開催し，各章の担当委員から提出された資料（エビデンス総体，エビデンス総体の統括，推奨案と診療ガイドライン草案）をもとに各委員の意見を述べた。その後，推奨についての議論を綿密に行い，推奨決定のための投票を行った。

投票に際して以下の推奨決定方法を事前に決定した。

> 1. 投票が成立するためには，推奨決定会議に改訂委員の3分の2以上（15名中10名以上）が参加していることを条件とする。
> 2. 投票を行うCQに関連して，経済的利益相反（COI）または学術的COIを有する委員は，投票を棄権し，棄権申告書により申告する。
> 3. 委員が欠席する場合，事前に電子投票をすることができる。その場合，委員はCOI申告書を事前に提出し，COIのあるCQに関しては投票を棄権する。
> 4. 以下のいずれかの選択肢の一つに投票を行う（アンサーパットによる無記名投票）
>   □ 行うことを推奨する（強い推奨）
>   □ 行うことを提案する（弱い推奨）
>   □ 行わないことを提案する（弱い推奨）
>   □ 行わないことを推奨する（強い推奨）
>   □ 推奨なし
> 5. 推奨の向きと強さの決定には以下の方法を採用する。
>   □ 半数以上が片方の向き（行う/行わない）に投票し，反対の向きに投票するのが20％未満であった場合は，半数以上が投票した向きを推奨することとする。
>   □ さらには70％が「強く推奨する」と投票した場合には，強い推奨とする。
>   □ 上記の得票分布が得られなかった場合は，再度討議を行い，再投票を実施する。

投票分布の結果については，各CQの解説文中に示した（投票分布を百分率で記載したが，小数第1位以下を四捨五入しているため，比率の合計が100％にならない場合がある）。

第4章CQ6，第8章CQ7において，各々1名の棄権があった。全員，日本医学会「診療ガイドライン策定参加資格基準ガイダンス」[6]に準拠したCOI申告書を日本リハビリテーション医学会COI委員会へ事前に提出した。開示すべきCOIはなかった。

（3）解説文の作成

上記の推奨決定会議での議論および投票の結果を踏まえて，各章の分担委員は推奨案と診療ガイドライン草案を修正し，最終版とした。

診療ガイドラインの妥当性に対する作成委員会外部からの評価

日本リハビリテーション医学会webサイトの掲示板機能やメール機能を利用して，本診療ガイドライン草案を公開し，同医学会会員約1万人を対象に2019年2月22日～3月1日の期間，パブリックコメントの募集を行い，その結果を考慮のうえ，最終的な推奨を決定し，診療ガイドラインを完成させた。

さらに，診療ガイドライン出版後には，日本癌治療学会がん診療ガイドライン評価委員会による外部評価も受け，次回以降の改訂に役立てる予定である。

今後の改訂

今後も医学の進歩や社会の変化とともに，がんのリハビリテーション診療は大きく変化すると予想されるため，診療ガイドラインも定期的な改訂作業が必要になると考えられる。5～6年ごとをめどに改訂す

るとともに，必要に応じて，それ以前にも臨時改訂を行い，日本リハビリテーション医学会 web サイトに提示していく予定である。

出版後の診療ガイドラインの普及状況のモニタリング

発刊後，web アンケートによる調査で，本診療ガイドラインの普及度，診療内容の変化を検討する予定である。

資金

本診療ガイドライン作成に要した資金は，平成 28～30 年度 国立研究開発法人日本医療研究開発機構（AMED）革新的がん医療実用化研究事業「外来がんリハビリテーションの効果に関する研究（課題管理番号 16ck0106215h0001）（研究開発代表者 辻哲也）」の負担によるものである。

利益相反

2017 年 3 月に日本医学会より公表された「診療ガイドライン策定参加資格基準ガイダンス」（以下，参加基準ガイダンス）[6] に従い，日本リハビリテーション医学会診療ガイドライン委員会の担当理事，コア委員会委員長，本診療ガイドライン改訂委員会委員が，就任時から診療ガイドライン公表までの 1 年ごとの利益相反（COI）の開示を行った。

申告に際しては，①委員本人の COI，委員の配偶者の COI，②1 親等親族または収入・財産的利益を共有する者の COI，③委員が所属する組織・部門にかかる組織 COI を，参加基準ガイダンスの定める COI 自己申告書にて金額区分とともに，日本リハビリテーション医学会 COI 委員会へ申告した。

協力者

本診療ガイドラインは作成協力者の援助によって作成された（別表3）。

文献

1) 山口建，新海哲，森文子，他．厚生労働省がん研究助成金による研究報告書 がん生存者の社会的適応に関する研究．2002.
2) 日本リハビリテーション医学会 がんのリハビリテーション策定委員会（編著）．がんのリハビリテーションガイドライン．金原出版，2013.
3) 辻哲也．がんに対するリハビリテーション医療の意義．日本リハビリテーション医学会（監）．リハビリテーション医学・医療コアテキスト．pp248-51，医学書院，2018.
4) Fialka-Moser V, Crevenna R, Korpan M, et al. Cancer rehabilitation: particularly with aspects on physical impairments. J Rehabil Med. 2003；35：153-62.
5) Minds 診療ガイドライン作成マニュアル 2017．https://minds.jcqhc.or.jp/s/guidance_2017（最終アクセス日：2019 年 2 月 22 日）
6) 日本医学会診療ガイドライン策定参加資格基準ガイダンス．2017．http://jams.med.or.jp/guideline/clinical_guidance.pdf（最終アクセス日：2019 年 2 月 22 日）

別表 1 平成 28〜30 年度 国立研究開発法人日本医療研究開発機構（AMED）
革新的がん医療実用化研究事業「外来がんリハビリテーションの効果に関する研究」

研究開発代表者	
辻　　哲也	慶應義塾大学医学部 リハビリテーション医学教室
研究開発分担者	
杉原　進介	独立行政法人国立病院機構四国がんセンター 骨軟部腫瘍・整形外科
佐藤　　弘	埼玉医科大学国際医療センター 消化器外科
川上　寿一	滋賀県立総合病院 リハビリテーション科
加賀谷　斉	藤田医科大学医学部 リハビリテーション医学Ⅰ講座
田沼　　明	静岡県立静岡がんセンター リハビリテーション科
関根　龍一	医療法人鉄蕉会亀田総合病院 疼痛・緩和ケア科
盛　　啓太	静岡県立静岡がんセンター 臨床研究支援センター 臨床研究推進室
全田　貞幹	国立研究開発法人国立がん研究センター東病院 放射線治療科

別表 2 公益社団法人 日本リハビリテーション医学会
がんのリハビリテーション診療ガイドライン改訂委員会　委員

診療ガイドライン委員会　担当理事	
佐伯　　覚	産業医科大学医学部 リハビリテーション医学講座
帖佐　悦男	宮崎大学医学部 整形外科・リハビリテーション科
下堂薗　恵	鹿児島大学大学院医歯学総合研究科 リハビリテーション医学
診療ガイドラインコア委員会　委員長	
高岡　　徹	社会福祉法人横浜市リハビリテーション事業団 横浜市総合リハビリテーションセンター リハビリテーション科
がんのリハビリテーション診療ガイドライン改訂委員会　委員長	
影近　謙治	金沢医科大学医学部 リハビリテーション医学講座
がんのリハビリテーション診療ガイドライン改訂委員会 委員	
飯野　由恵	国立研究開発法人国立がん研究センター東病院 骨軟部腫瘍・リハビリテーション科
井上順一朗	神戸大学医学部附属病院 リハビリテーション部
片桐　浩久	静岡県立静岡がんセンター 整形外科
神里みどり	沖縄県立看護大学大学院保健看護学研究科 生涯発達保健看護分野
佐浦　隆一	大阪医科大学総合医学講座 リハビリテーション医学教室
全田　貞幹	国立研究開発法人国立がん研究センター東病院 放射線治療科
辻　　哲也	慶應義塾大学医学部 リハビリテーション医学教室
鶴川　俊洋	医療法人青仁会池田病院 リハビリテーション科
広瀬眞奈美	一般社団法人キャンサーフィットネス
藤井　美希	地方独立行政法人大阪府立病院機構大阪国際がんセンター リハビリテーション科
古澤　義人	東北大学大学院医学系研究科 肢体不自由学分野
宮越　浩一	医療法人鉄蕉会亀田総合病院 リハビリテーション科
宮田知恵子	独立行政法人国立病院機構東京医療センター 緩和ケア内科
村岡　香織	慶應義塾大学医学部 リハビリテーション医学教室

別表3 作成協力者

作成協力者	所属	担当分野
添田　遼	慶應義塾大学大学院医学研究科 修士課程	第8章：脳腫瘍
藤尾　綾美	慶應義塾大学大学院医学研究科 修士課程	第8章：脳腫瘍
原田　剛志	慶應義塾大学大学院医学研究科 修士課程	第8章：脳腫瘍
斎藤　貴	神戸大学医学部附属病院 リハビリテーション部	第10章：化学療法・放射線療法

第1章

総論・評価

CQ 01 がん患者のリハビリテーションに関する診療ガイドラインは存在するか？

> がんのリハビリテーションに関して，原発巣や治療的介入別に網羅された包括的なガイドラインは数少ない。海外では，American Cancer Society（ACS）から発表された「がん患者の栄養と身体活動に関するガイドライン」，American College of Sports Medicine（ACSM）から発表された「がん患者の運動療法に関するガイドライン」，National Comprehensive Cancer Network（NCCN）から発表された「サバイバーシップケアのためのガイドライン」がある。わが国では，2013年に初めて「がんのリハビリテーションガイドライン」が発表された。

解説

がんのリハビリテーションに関する包括的なガイドラインは5つ抽出された[1-5]。

American Cancer Society（ACS）は，2003年に「がん治療中・後の栄養と身体活動に関するガイドライン」を発表し[1]，2006年および2012年に改訂版が発表された[2,3]。2012年の改訂では，「がんサバイバーのための栄養と身体活動に関するガイドライン」と名称が変更された。がん治療中・後の患者に対する栄養と運動療法に関する提言が，病期（がんの治療中，治療後の回復期，安定期およびがんが進行した病期）や原発巣（乳がん，大腸がん，造血幹細胞移植，肺がん，前立腺がん，上部消化管と頭頸部がん）別に記載されている。また，2012年の改訂では，患者を対象としたページが設けられ，一般向けにわかりやすくガイドラインを解説している。そのなかで，がんサバイバーの日常生活における目標としては，健全な体重の維持，活動的な生活習慣，健康的な食生活を推奨している。

2010年にAmerican College of Sports Medicine（ACSM）から発表されたガイドライン[4]では，全身持久力改善を目的とした有酸素運動と四肢や体幹の筋力増強を目的としたレジスタンストレーニングに関して，運動処方の具体的な内容とともに，原発巣（乳がん，婦人科がん，前立腺がん，大腸がん，血液悪性腫瘍，造血幹細胞移植）別，病期や治療介入（放射線・化学療法）別に提言されている。このガイドラインのなかでは，「がん治療中・後の運動を実施する際には特別のリスク管理を要するが，運動の実施は安全である。運動トレーニングは，乳がん・前立腺がん・血液がん患者に対して，体力・筋力・生活の質（quality of life；QOL），倦怠感の改善に有効である。レジスタンストレーニングは乳がん患者に対して，リンパ浮腫の合併の有無にかかわらず，安全に実施できる。他のがん患者への運動の効果は十分に明らかでなく，がんの種類・病期，運動の量や内容についてさらに研究が必要である」と総括されている。

また，同年（2010年）には，ACSMのガイドラインをもとにした「がん患者のための運動前スクリーニングと運動処方のガイドライン」[5]が発表された。このガイドラインでは，治療中や治療後の活動性の低い患者でも適切な運動ができるように，運動前に評価（スクリーニング）を行い，F.I.T.T.すなわち，Frequency（1週の運動回数），Intensity（運動強度），Time（運動時間），Type（運動の種類）を基本として，患者の状態に応じた運動処方を提案している。

アメリカのNational Comprehensive Cancer Network（NCCN）から，「サバイバーシップケアのためのガイドライン」[6]が公開されている。2018年版では，サバイバーシップで懸念される問題として，心毒

性，不安・抑うつ・苦悩，認知機能，全身倦怠感，リンパ浮腫，ホルモン関連症状，疼痛，性機能，睡眠障害，健康的なライフスタイル，免疫機能・感染が取り上げられ，推奨されるケアの方法が述べられている。

　一方，わが国では，がん種・治療目的・病期別の包括的な診療ガイドラインとして，2013年に「がんのリハビリテーションガイドライン」が発表された[7]。

　がん患者に対して，リハビリテーション治療は安全に実施可能であり有効性が検証されつつあるが，世界的にみても包括的なガイドラインはごく限定されたものしかないのが現状である。

付記

● がん種・治療目的・病期別のガイドライン

　がん種・治療目的・病期別のガイドラインとしては，2016年にドイツにおいて発表されたサイコオンコロジー領域におけるリハビリテーション診療ガイドライン[1]があり，乳がん，前立腺がん，結腸がん患者を対象としたリハビリテーション治療を実施する際には精神心理的アプローチが重要であることを示した。2016年には，イギリスで頭頸部がんに関する包括的ガイドラインが策定され，そのなかには，言語と嚥下リハビリテーション治療に関する章立て[2]がある。また，Harrisら[3]は，2001～2011年に発表された乳がんのリハビリテーションに関する診療ガイドラインを吟味し，推奨されている内容を整理するとともに現在の問題点を提起している。

　一方，わが国では，「骨転移診療ガイドライン」[4]，「がんの補完代替療法クリニカル・エビデンス（2016年版）」[5]，「がん患者の呼吸器症状の緩和に関するガイドライン2016年版」[6]，「科学的根拠に基づく乳癌診療ガイドライン①治療編2015年版」[7]，「頭頸部がん診療ガイドライン2018年版」[8]に，リハビリテーションの章立てや記載がある。

文献

1) Brown JK, Byers T, Doyle C, et al. American Cancer Society: Nutrition and physical activity during and after cancer treatment: an American Cancer Society guide for informed choices. CA Cancer J Clin. 2003; 53: 268-91.
2) Doyle C, Kushi LH, Byers T, et al. 2006 Nutrition, Physical Activity and Cancer Survivorship Advisory Committee; American Cancer Society: Nutrition and physical activity during and after cancer treatment: an American Cancer Society guide for informed choices. CA Cancer J Clin. 2006; 56: 323-53.
3) Rock CL, Doyle C, Demark-Wahnefried W, et al. Nutrition and physical activity guidelines for cancer survivors. CA Cancer J Clin. 2012; 62: 243-74.
4) Schmitz KH, Courneya KS, Matthews C, et al. American College of Sports Medicine roundtable on exercise guidelines for cancer survivors. Med Sci Sports Exerc. 2010; 42: 1409-26.
5) Jones LW, Eves ND, Peppercorn J. Pre-exercise screening and prescription guidelines for cancer patients. Lancet Oncol. 2010; 11: 914-6.
6) NCCN Guidelines Version 1. 2018 Survivorship, National Comprehensive Cencer Network.
7) 日本リハビリテーション医学会．がんのリハビリテーションガイドライン．金原出版，2013．

付記文献

1) Reese C, Weis J, Schmucker D, et al. Development of practice guidelines for psychological interventions in the rehabilitation of patients with oncological disease (breast, prostate, or colorectal cancer): Methods and results. Psychooncology. 2017; 26: 1513-8.
2) Clarke P, Radford K, Coffey M, et al. Speech and swallow rehabilitation in head and neck cancer: United Kingdom National Multidisciplinary Guidelines. J Laryngol Otol. 2016; 130 (Suppl. 2): S176-S180.
3) Harris SR, Schmitz KH, Campbell KL, et al. Clinical practice guidelines for breast cancer rehabilitation: syntheses of guideline recommendations and qualitative appraisals. Cancer. 2012; 118 (Suppl. 8): 2312-

24.
4) 日本臨床腫瘍学会．骨転移診療ガイドライン．南江堂, 2015.
5) 日本緩和医療学会 緩和医療ガイドライン委員会．がんの補完代替療法クリニカル・エビデンス2016年版．金原出版, 2016.
6) 日本緩和医療学会 緩和医療ガイドライン委員会．がん患者の呼吸器症状の緩和に関するガイドライン2016年版．金原出版, 2016年.
7) 日本乳癌学会．科学的根拠に基づく乳癌診療ガイドライン① 治療編2015年版．金原出版, 2015.
8) 日本頭頸部癌学会．頭頸部がん診療ガイドライン2018年版．金原出版, 2017.

CQ 02 がん患者の身体機能，日常生活動作（ADL），QOL評価の方法は？

1. がん患者にリハビリテーションを行うにあたり，がんの病態や治療戦略，機能障害（performance status），能力低下〔活動制限，日常生活動作（ADL）障害〕，社会的不利（参加制約）を評価することを推奨する。
2. 汎用され，信頼性・妥当性が検証されている以下の評価尺度を用いることを推奨する。
   1）機能障害（performance status等）：Eastern Cooperative Oncology Group（ECOG）Performance Status，Karnofsky Performance Scale（KPS）
   2）ADL：Barthel指数（BI），Functional Independence Measure（FIM），Katz Index
      IADL：Lawton IADL Scale

解説

がんのリハビリテーションを実施するうえでは，performance status，すなわち実際の身体機能の状態やセルフケア能力を的確に評価し，病状の進行や治療の効果を判定していくことが必要である。

がん患者のperformance statusを評価する尺度として，がん医療の現場で世界的に広く用いられているのは，Eastern Cooperative Oncology Group（ECOG）Performance Statusである。再テスト法によって高い信頼性が検証されている[1,2]。妥当性に関しては，生存期間の予測因子として予測的妥当性が検証されている[3,4]。また，Karnofsky Performance Scale（KPS）も広く用いられており，再テスト法によって高い信頼性が検証されている[1,5,6]。妥当性に関しては，生存期間の予測因子として予測的妥当性[3,4]および構成概念妥当性について検証されている[5,6]。

近年開発された新たな評価尺度として，Palliative Performance Scale（PPS）[7,8]，Edmonton Functional Assessment Tool（EFAT-2）[9,10]，Cancer Functional Assessment Set（cFAS）[11]があるが，それらの使用はまだ限定的である。

日常生活動作（activities of daily living；ADL）および手段的ADL（instrumental ADL；IADL）に関しては，がんに特化した尺度はなく，疾患を問わず使用できる標準的なADLの評価尺度であるBarthel指数や機能的自立度評価法（Functional Independence Measure；FIM）が用いられる。Barthel指数[12-14]およびFIM[15-17]では高い信頼性・妥当性が報告されている。また，がん治療や予後に関する研究では，1960年代に開発されたKatz Index[18]が用いられることが未だ多い。一方，IADLに関しては，主にLawton IADL Scale[19]が使用されている。

がん患者のADLおよび手段的ADL（Instrumental ADL；IADL）の評価を目的とした観察研究のメタアナリシス[20]では43文献が抽出され，ADLの評価ではKatz IndexおよびFIM，IADL評価ではLawton IADL Scaleの使用頻度が多かったと報告されている。

付 記

● 機能障害の評価（performance status 等）の評価

がんのリハビリテーションを実施するうえでは，実際の身体機能の状態やセルフケア能力を的確に評価し，病状の進行や治療の効果を判定していくことが必要である。Performance status（PS）は，がん患者に対する治療の適応基準の判断，治療効果の指標，予後予測因子としてがん医療の現場で用いられている。がん患者のリハビリテーション治療の効果を評価するためには，信頼性・妥当性に優れ，その効果が鋭敏に反映されるような標準化された身体機能のアセスメントツールが必要である。

がん患者の身体機能評価に世界的に広く使用されているのは，ECOG Performance Status[1-3] と KPS scale[4] である。両者ともに，利点は採点が容易で短時間で測定可能であることである。欠点は，感度が低く，がんのリハビリテーションの効果判定には不十分なことである。また，病的骨折や運動麻痺などの機能障害のために活動性が制限されている場合には，たとえ全身状態が良好であっても低いグレードになってしまうことに注意が必要である。ECOG Performance Status の評定尺度は 5 段階で，がん患者の全身状態を簡便に採点できる（表1）。JCOG（日本臨床腫瘍研究グループ）の web サイトには日本語訳が掲載されている[3]。パブリックドメイン（公有）であるため，知的財産権は発生しないが，複製する場合には，Common Toxicity Criteria, Version 2.0, Publish Date April 30, 1999 および JCOG web サイト（http://www.jcog.jp/）からの引用であることを明記する必要がある。一方，KPS は，1948 年に初めて報告された評価法であるが，現在でも ECOG と並んで世界的に広く用いられている（表2）。病状や労働・日常生活の介助状況により，100％（正常）から 0％（死）まで 11 段階で採点を行う。著作権はなく制限なく利用できる。

既存の評価尺度ではがん患者の身体機能を多面的に評価できず，がん自体およびその治療に伴うさまざまな身体症状を詳細に評価することが困難であるため，リハビリテーション治療の効果を検討していくうえでは不十分であり，がん患者特有の症状や機能障害を的確に評価することができる新しい評価尺度の開発が望まれている。近年，新たな評価尺度として Palliative Performance Scale（PPS）[5] や Edmonton Functional Assessment Tool-2（EFAT-2）[6]，cFAS[7] が開発された。PPS[5] は，KPS の問題点を考慮し，現状の医療状況と矛盾しないように KPS を修正したものである。小項目として，移動・活動性・セルフケア・食物摂取・意識状態を各々評価し，KPS と同様に 11 段階で採点する。EFAT-2[6] は直接的に身体機能に影響するバランス，動作，移動，倦怠感，意欲，ADL 等の項目を含み，末期がん患者の個々の障害を評価することができる。cFAS[7] は，がん患者の機能障害に焦点をあて，関節可動域，筋力，感覚機能，バランス，最大動作能力，活動性の各領域を 4 段階もしくは 6 段階で評価する。がん患者の身体機能の障害の程度を包括的に評価可能であり，リハビリテーションプログラムの作成やリハビリテーション治療の効果判定に役立つ。

● ADL, IADL の評価

ADL 評価はがん患者に対するリハビリテーションプログラムを作成するうえでは必須である。ADL のアセスメントツールとして，現在，世界的に広く用いられている標準的な ADL 評価尺度は，Barthel 指数[8] と FIM[9,10] である。

表1　ECOG Performance Status Scale（PS）日本語版

Score	定義
0	全く問題なく活動できる。 発病前と同じ日常生活が制限なく行える。
1	肉体的に激しい活動は制限されるが，歩行可能で，軽作業や座っての作業は行うことができる。 例：軽い家事，事務作業
2	歩行可能で自分の身の回りのことはすべて可能だが作業はできない。 日中の 50％以上はベッド外で過ごす。
3	限られた自分の身の回りのことしかできない。日中の 50％以上をベッドか椅子で過ごす。
4	全く動けない。 自分の身の回りのことは全くできない。 完全にベッドか椅子で過ごす。

Oken MM, Creech RH, Tormey DC, et al. Toxicity and response criteria of the Eastern Cooperative Oncology Group. Am J Clin Oncol. 1982; 5: 649-55.
ECOG Performance Status 日本語訳　http://www.jcog.jp/doctor/tool/C_150_0050.pdf（最終アクセス日：2019 年 2 月 22 日）

表2 Karnofsky Performance Scale (KPS)

	症状	介助の要，不要
100%	正常，臨床症状なし	正常な活動可能，特別のケアを要していない
90%	軽い臨床症状があるが正常の活動可能	
80%	かなりの臨床症状があるが努力して正常の活動可能	
70%	自分自身の世話はできるが正常の活動・労働は不可能	労働不可能，家庭での療養可能，日常の行動の大部分に症状に応じて介助が必要
60%	自分に必要なことはできるが時々介助が必要	
50%	症状を考慮した看護および定期的な医療行為が必要	
40%	動けず，適切な医療および看護が必要	自分自身のことをすることが不可能，入院治療が必要，疾患が急速に進行していく時期
30%	全く動けず入院が必要だが死はさしせまっていない	
20%	非常に重症，入院が必要で精力的な治療が必要	
10%	死期が切迫している	
0%	死	

(Karnofsky DA, Ableman WH, Craver LF, et al. The use of nitrogen mustard in the palliative treatment of carcinoma. Carcer. 1948: 1; 634-56.)

Barthel 指数は 1965 年に開発されて以降，国内外において数多くの研究に用いられてきた実績があり，現在でも簡便な ADL 評価法として汎用されている。FIM は，運動項目 13 項目と認知項目 5 項目から構成され，各項目を 7 段階で評価する。認知項目を有するため高次脳機能障害，精神心理面の問題を有する場合もよい適応となる。介護量（burden of care）の測定を目的とし，日常生活で実際にどのように行っているかを観察などによって採点する。また，治療・予後研究や投薬治療効果比較などの臨床研究では Katz Index が使用されている。評定尺度は 2 段階（自立か介助）である。評価項目は 6 項目（入浴，更衣，トイレ，移乗，排泄，食事）から構成されており，採点が容易である[11]。

一方，IADL は重要な項目が年齢・性別・生活環境（家庭内での役割・住居の状態・生活スタイル）などによって異なるため，国際的に統一した評価尺度の開発は難しく，汎用性をもつ評価法の開発・普及は進んでいない。比較的よく用いられるものとして，1960 年代に開発された Lawton IADL Scale[12] がある。電話の使用，買い物，食事の支度，家事，洗濯，移動手段，服薬の管理，財産管理の 8 項目から構成される。

また，Frenchay Activities Index (FAI)[13] は，日本語版が開発されている[14]。食事の用意，食事の片づけ，洗濯，掃除や整頓，力仕事，買い物，外出，屋外歩行，趣味，交通手段の利用，旅行，庭仕事，家や車の手入れ，読書，仕事の 15 項目から構成され，評定尺度は 4 段階で各項目共通である。

● がんに伴う倦怠感（cancer-related fatigue；CRF）の特徴・評価

1) 特徴

National Comprehensive Cancer Network (NCCN) ガイドライン[15]では，がんに伴う倦怠感とは「がんやがん治療に伴う永続的，主観的な疲れであり，肉体的，精神的，感情的な側面をもっている感覚で，エネルギーが少なくなっている状態」と定義されている。がんに伴う倦怠感は，がん治療を受けている患者の 14〜96%[16-18]，がん治療後の患者の 19〜82% に認められると報告されている[19,20]。倦怠感の明確な発症機序は不明であるが，化学療法や放射線療法などのがん治療や，鎮痛剤，抗うつ薬，睡眠導入剤などのがん関連症状に対する薬剤，がんと診断されたことや長期間の治療に伴うストレスなどの精神・心理的要因が倦怠感へとつながる。さらに，がんの進行に伴う代謝異常，がん細胞より産生されるサイトカイン，貧血，疼痛，有害事象，栄養障害，睡眠障害，身体活動の低下，がん悪液質などの身体的要因によるものなど，さまざまな要因が関連する。日本語では，「がんに関連した疲労感」「疲労感」などと訳されることもあるが，緩和ケアなどの場面では，「倦怠感」と表現していることが多い。また，患者向けには，「からだのつらさ・きもちのつらさ」といった表現も，ほぼ同等の概念として用いられている。

2) 評価尺度

多数の評価法が用いられているが，一元的な尺度で倦怠感の有無やその程度を評価するものと，多角的な尺度で倦怠感が身体面・感情面・認知面にどのような影響を与えるか評価するものに大別される。

一元的な尺度では，Profile of Mood States (POMS)[21] の fatigue subscale や，Brief Fatigue Inventry (BFI)[22]

表3 精神心理面の評価尺度

Japanese version of the M.D.Anderson Symptom Inventory（MDASI-J）	がん患者の症状評価尺度。症状13項目（疼痛，倦怠感，嘔気，睡眠障害，ストレス，息切れ，もの忘れ，食欲不振，眠気，口渇，悲しい気持ち，嘔吐，しびれ），日常生活の障害6項目〔日常生活の全般的活動，気持ち・情緒，仕事（家事を含む），対人関係，歩行，生活を楽しむこと〕の計19項目を評価。患者による自己記入式評価尺度。信頼性・妥当性は検証済み。
Hospital Anxiety and Depression Scale（HADS）	身体的疾患を有する患者の抑うつと不安の評価尺度。抑うつ7項目および不安7項目の計14項目を評価。患者による自己記入式評価尺度。信頼性・妥当性は検証済み。
日本語版 Profile of Mood States（POMS）	感情・気分の評価尺度。抑うつ―落ち込み15項目，活気8項目，怒り―敵意12項目，疲労7項目，緊張―不安9項目，混乱7項目の計65問を評価。患者による自己記入式評価尺度。信頼性・妥当性は検証済み。
つらさと支障の寒暖計（Distress and Impact Thermometer；DIT）	がん患者の適応障害，うつ病のスクリーニング尺度。つらさ（Distress thermometer）1項目および支障（Impact thermometer）1項目を評価。患者による自己記入式評価尺度。妥当性は検証済み。
Integrated Distress-Activities Score（IDAS）	がん患者の全身状態の評価尺度。生活スコア（食事，飲水，娯楽，会話・談話，行動範囲），症状スコア〔疼痛，倦怠感，呼吸器症状（呼吸困難等），消化器症状（嘔気腹満），苦痛を伴う精神・神経症状（不眠，不安，不穏等）〕の10項目を評価する。評価者は医療者。信頼性・妥当性は一部検証済み。
Japanese version Support Team Assessment Schedule（STAS-J）	がん患者の包括的な代理評価尺度。痛みのコントロール，症状が患者に及ぼす影響，患者の不安，家族の不安，患者の病状認識，家族の病状認識，患者と家族のコミュニケーション，医療専門職間のコミュニケーション，患者・家族に対する医療専門職とのコミュニケーションの計9項目を評価する。評価者は医療者。信頼性・妥当性は検証済み。

がよく用いられる。簡易的には，Visual Analogue Scale（VAS），no fatigue から worst fatigue を10段階で示す Numerical Rating Scale（NRS）[23]や，0～100の自覚的尺度の Symptom Assessment Scale（SAS）[24]が使われている。一方，多角的な尺度では，改訂版 Piper Fatigue Scale（PFS）[25]，Schwartz Cancer Fatigue Scale（SCFS）[26]，Cancer Fatigue Scale（CFS）[27]が信頼性・妥当性も確かめられており，広く用いられている。

これらのなかで，日本語版が作成され，その信頼性・妥当性が証明されているものは，BFI[28]およびCFS[29]である。BFI はアメリカ MD Anderson Cancer Center で開発された倦怠感を評価するための自己記入式の質問表であり，9項目の質問から構成されている。全項目の平均スコア（0～10）を用いて倦怠感の程度の指標とする。CFS はがん患者の倦怠感を評価する簡便な自己記入式の質問票であり，15項目の質問から構成され，5段階で評価する。身体的倦怠感・精神的倦怠感・認知的倦怠感という3つの下位尺度から構成されており，高得点ほど強い倦怠感を表す。

● がん患者の精神心理面の評価

がん患者の抑うつや不安などの精神心理面の評価には，包括的 QOL 評価尺度の心理領域が用いられるほか，精神心理面に特化した評価法が用いられている。日本語での信頼性・妥当性が検証されている代表的な評価尺度を 表3 に示す[30-35]。

● がん患者の QOL の評価

がん患者の QOL を評価する場合には，慢性疾患全般に広く用いられている評価法〔MOS 36-Item Short-Form Health Survey（SF-36）[36]など〕を用いる場合と，がん特異的尺度〔Functional Assesment of Cancer Therapy（FACT）[37]，The European Organization for Research and Treatment of Cancer Quality of Life Questionnaire（EORTC QLQ）[38]など〕を用いる場合がある。

がん特異的尺度は，身体面・機能面・心理面・社会面といった QOL の領域（これらの領域群を健康関連 QOL とよぶ）を含み，これにがん種・治療法・症状別にモジュールや下位尺度を追加した形式をとることが多い。たとえば FACT[37]では，身体症状について（7項目）・社会的/家族との関係について（8項目）・性生活（1項目）・精神状態について（6項目）・活動状況について（7項目）という包括的尺度（FACT-G）に加え，乳がんであれば呼吸困難・浮腫・体重増加がないかなどの9項目の尺度を追加し，FACT-B として用いられている。FACT，EORTC QLQ は，包括的尺度[37,38]も追加尺度部分[39,40]も，信頼性と妥当性が検証され広く用いられている。

PS のよい早期の患者などでは，重視している QOL 領域によって，複数の QOL の評価法や領域特異的な評価（心理面

であれば既存の不安・うつの尺度）を併用し，より詳細な評価を行っている報告が多い。また，治療後の患者ではがん特異的尺度よりも慢性疾患用の評価法（SF-36 など）が用いられていることが多い。FACT や EORTC QLQ などのがん特異的尺度は比較的簡便であるため進行期・終末期にも用いられる。

● 悪液質の特徴・評価

1）特徴

悪液質は，体重および筋肉量の減少によって定義される複合的疾患である[41,42]。飢餓状態では脂肪組織の減少が主であり骨格筋の大きな喪失を伴わないが，悪液質では脂肪組織のみならず骨格筋の多大な喪失を呈することが大きな違いである。中枢神経系に作用し食欲不振を生じるとともに，腫瘍産生因子である proteolysis-inducing factor（PIF）や炎症性サイトカイン（TNF-α，アンギオテンシンⅡ）が筋蛋白・筋線維の分解を促進し，筋崩壊が生じ，筋萎縮・筋力低下を呈する結果，不動や活動性の低下による廃用性筋萎縮が進行し，さらに身体活動が制限され，体力・持久力の低下を生じるという悪循環に陥る。

2）評価

悪液質は，European Palliative Care Research Collaborative（EPCRC）による悪液質ガイドライン[43]により，前悪液質，悪液質，不応性悪液質の3つの段階に分類することができる（図1）。

進行がん患者においては，食欲不振の症状の有無とともに，スクリーニング評価として，体重減少，BMI，筋量・筋力（サルコペニア）の有無を定期的に評価し，悪液質に対する早期から適切なマネージメントを実施することが，限られた余命の間の全身倦怠感などの症状や身体機能の低下を生じさせない上で重要である（図2）。なお，筋量は DXA 法もしくは L3 レベルでの CT 断面積で評価し，筋力としては握力の評価が推奨されている[42]。

● 高齢がん患者の特徴・評価

1）特徴

高齢化に伴い高齢がん患者の数は年々増加している。高齢がん患者では，加齢に伴い併存疾患の数が増加すると同時に，尿失禁，転倒，体重減少，めまい，視力低下など高齢者特有のさまざまな病態（いわゆる老年症候群）を呈する。これらの病態が1つ以上あると ADL 低下のリスクは増加し，複数あるとそのリスクはさらに増加する[44]。さらには，併存疾患による内服薬の増加，認知機能の低下や抑うつなどの精神・心理的な問題，家族形態や経済状況などの社会的問題も存在するなど，高齢がん患者は多くの点で非高齢がん患者と異なる[45]。

近年，老年医学の分野では，高齢者の健康寿命や要介護状態に影響を与える要因として「フレイル」が注目されている。がん医療の分野においても，がん治療前から存在する「フレイル」が化学療法・放射線療法の完遂率の低下，治療関連毒性の増大，術後合併症の増加，死亡率と関連があると報告され，高齢がん患者の治療に及ぼす「フレイル」の悪影響が明らかにされている[46]。

2）評価

高齢がん患者においては治療前の段階で，身体的・精神的・社会的な機能を把握し，適切な治療選択を行うことが重要となる。そのためには，治療前に高齢がん患者の全身状態を総合的に判断することが重要となるが，そのためのツールとして高齢者機能評価（geriatric assessment；GA）がある。GA は，①身体機能，②併存症，③薬剤，④栄養，⑤認知機能，⑥気分，⑦社会支援，⑧老年症候群を基本的な構成因子（ドメイン）としている。各ドメインの代表的な GA

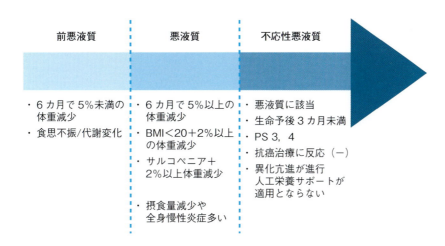

図1　がん悪液質の重症度分類

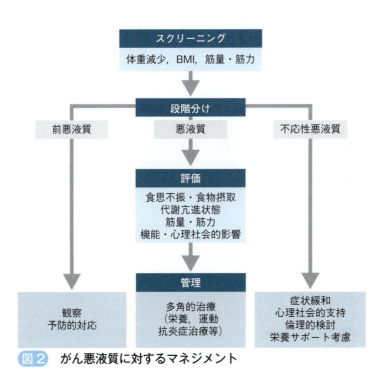

図2 がん悪液質に対するマネジメント

表4 高齢者機能評価の構成因子と評価ツール

ドメイン	代表的な GA ツール
身体機能	activities of daily living（ADL） instrumental activities of daily living（IADL） ECOG Performance Status（ECOG PS）
併存症	Charlson Comorbidity index（CCI） Cumulative Illness Rating Scale（CIRS）
薬剤	Medication Appropriateness Index（MAI）
栄養	body-mass index（BMI） Mini Nutritional Assessment（MNA）
認知機能	Mini-Mental State Examination（MMSE） clock-drawing test
気分	Geriatric Depression Scale（GDS） Center for Epidemiologic Studies Depression Scale
社会支援	MOS Social Support Survey
老年症候群	Confusion Assessment Method（せん妄）

ツールを表4に示した[47,48]。

　高齢がん患者では，治療前やリハビリテーション治療の開始時に GA を行い，治療方針やリハビリテーション治療の方針決定を行う必要がある。GA のすべてのドメインを網羅するには 1 時間半〜2 時間程度を要するため，まずは少ない質問項目で機能障害の有無をスクリーニングし，機能障害を有していると判断された患者に対してのみ GA を実施することが推奨されている。定量評価が可能な GA のスクリーニングツールとして G8（Geriatric 8），VES-13（Vulnerable Elders Survey-13），fTRST（Flemish version of the Triage Risk Screening Tool），MINI-COG 等が開発されている[49]。

文献

1) Conill C, Verger E, Salamero M. Performance status assessment in cancer patients. Cancer. 1990 ; 65 : 1864-6.
2) Sørensen JB, Klee M, Palshof T, et al. Performance status assessment in cancer patients. An interobserver variability study. Br J Cancer. 1993 ; 67 : 773-5.
3) Viganò A, Dorgan M, Buckingham J, et al. Survival prediction in terminal cancer patients: a systematic review of the medical literature. Palliat Med. 2000 ; 14 : 363-74.
4) Buccheri G, Ferrigno D, Tamburini M. Karnofsky and ECOG performance status scoring in lung cancer: a prospective, longitudinal study of 536 patients from a single institution. Eur J Cancer. 1996 ; 32A : 1135-41.
5) Yates JW, Chalmer B, McKegney FP. Evaluation of patients with advanced cancer using the Karnofsky performance status. Cancer. 1980 ; 45 : 2220-4.
6) Schag CC, Heinrich RL, Ganz PA. Karnofsky performance status revisited: reliability, validity, and guidelines. J Clin Oncol. 1984 ; 2 : 187-93.
7) Anderson F, Downing GM, Hill J, et al. Palliative performance scale (PPS) : a new tool. J Palliat Care. 1996 ; 12 : 5-11.
8) Virik K, Glare P. Validation of the palliative performance scale for inpatients admitted to a palliative care unit in Sydney, Australia. J Pain Symptom Manage. 2002 ; 23 : 455-7.
9) Kaasa T, Wessel J, Darrah J, et al. Inter-rater reliability of formally trained and self-trained raters using the Edmonton Functional Assessment Tool. Palliat Med. 2000 ; 14 : 509-17.
10) Kaasa T, Wessel J. The Edmonton Functional Assessment Tool: further development and validation for use in palliative care. J Palliat Care. 2001 ; 17 : 5-11.
11) Miyata C, Tsuji T, Tanuma A, et al. Cancer Functional Assessment Set (cFAS) : Cancer Functional Assessment Set: a new tool for functional evaluation in cancer. Am J Phys Med Rehabil. 2014 ; 93 : 656-64.
12) Green J, Forster A, Young J. A test-retest reliability study of the Barthel Index, the Rivermead Mobility Index, the Nottingham Extended Activities of Daily Living Scale and the Frenchay Activities Index in stroke patients. Disabil Rehabil. 2001 ; 23 : 670-6.
13) Collin C, Wade DT, Davies S, et al. The Barthel ADL Index: a reliability study. Int Disabil Stud. 1988 ; 10 : 61-3.
14) Gosman-Hedstrom G, Svensson E. Parallel reliability of the functional independence measure and the Barthel ADL index. Disabil Rehabil. 2000 ; 22 : 702-15.
15) Ottenbacher KJ, Hsu Y, Granger CV, et al. The reliability of the functional independence measure: a quantitative review. Arch Phys Med Rehabil. 1996 ; 77 : 1226-32.
16) Hamilton BB, Laughlin JA, Fiedler RC, et al. Interrater reliability of the 7-level functional independence measure (FIM). Scand J Rehabil Med. 1994 ; 26 : 115-9.
17) Dodds TA, Martin DP, Stolov WC, et al. A validation of the functional independence measurement and its performance among rehabilitation inpatients. Arch Phys Med Rehabil. 1993 ; 74 : 531-6.
18) Katz S, Ford AB, Moskowitz RW, et al. Studies of illness in the aged. The index of ADL: A standardized measure of biological and psychosocial function. JAMA. 1963 ; 185 : 914-9.
19) Lawton MP, Brody EM. Assessment of older people: self-maintaining and instrumental activities of daily living. Gerontologist. 1969 ; 9 : 179-86.
20) Neo J, Fettes L, Gao W, et al. Disability in activities of daily living among adults with cancer: A systematic review and meta-analysis. Cancer Treat Rev. 2017 ; 61 : 94-106.

付記文献

1) Zubrod CG, Schneiderman M, Frei E, et al. Appraisal of methods for the study of chemotherapy of cancer in man: Comparative therapeutic trial of nitrogen mustard and triethylene thiophosphoramide. J Chron Dis 1960 ; 11 : 7-33.

2) Oken MM, Creech RH, Tormey DC, et al. Toxicity and response criteria of the Eastern Cooperative Oncology Group. Am J Clin Oncol. 1982；5：649-55.
3) 日本臨床腫瘍研究グループ．ECOG Performance Status（PS）の日本語訳．http://www.jcog.jp/doctor/tool/C_150_0050.pdf（最終アクセス日：2019年2月22日）
4) Karnofsky DA, Ableman WH, Craver LF, et al. The use of nitrogen mustard in the palliative treatment of carcinoma. Cancer. 1948；1：634-56.
5) Anderson F, Downing M, Hill J, et al. Palliative Performance Scale（PPS）: a new tool. J Palliat Care. 1996；12：5-11.
6) Kaasa T, Wessel J. The Edmonton Functional Assessment Tool: further development and validation for use in palliative care. J Palliat Care. 2001；17：5-11.
7) Miyata C, Tsuji T, Tanuma A, et al. Cancer Functional Assessment Set: a new tool for functional evaluation in cancer. Am J Phys Med Rehabil. 2014；93：656-64.
8) Mahoney FI, Barthel DW. Functional evaluation. The Barthel Index. Maryland State Med J. 1965；14：56-61.
9) Data management service of the Uniform Data System for medical rehabilitation and the Center for Functional Assessment Research. Guide for Use of the Uniform Data Set for Medical Rehabilitation including the Functional Independence Measure（FIM）, version 3.0. Buffalo: State University of New York; 1990.
10) 千野直一（監訳）．FIM 医学的リハビリテーションのための統一データセット利用の手引き 第3版．慶應義塾大学リハビリテーション医学教室，1997．
11) Katz S, Ford AB, Moskowitz RW, et al. Studies of illness in the aged. The index of ADL: A standardized measure of biological and psychosocial function. JAMA. 1963；185：914-9.
12) Lawton MP, Brody EM. Assessment of older people: self-maintaining and instrumental activities of daily living. Gerontologist. 1969；9：179-86.
13) Holbrook M, Skilbeck CE. An activities index for use with stroke patients. Age Ageing. 1983；12：166-70.
14) 蜂須賀研二，千坂洋巳，河津隆三，他．応用的日常生活動作と無作為抽出法を用いて定めた在宅中高年齢者の Frenchay Activities Index 標準値．リハ医．2001；38：287-95．
15) National Comprehensive Cancer Network. Cancer-Related Fatigue version 1. 2012, NCCN Clinical Practice Guidelines in Oncology.
16) Fosså SD, Dahl AA, Loge JH. Fatigue, anxiety, and depression in long-term survivors of testicular cancer. J Clin Oncol 2003；21：1249-54.
17) Miaskowski C, Portenoy RK. Update on the assessment and management of cancer-related fatigue. Principles and Practice of Supportive Oncology Updates. 1998；1：1-10.
18) Irvine DM, Vincent L, Bubela N, et al. A critical appraisal of the research literature investigating fatigue in the individual with cancer. Cancer Nurs. 1991；14：188-99.
19) Prue G, Rankin J, Allen J, et al. Cancer-related fatigue: A critical appraisal. Eur J Cancer. 2006；42：846-63.
20) Bower JE, Ganz PA, Desmond KA, et al. Fatigue in long-term breast carcinoma survivors: a longitudinal investigation. Cancer. 2006；106：751-8.
21) McNair DM, Lorr M, Droppelman LF. Profile of mood states. Educational and Industrial Testing Service, 1971.
22) Mendoza TR, Wang XS, Cleeland CS, et al. The rapid assessment of fatigue severity in cancer patients-use of Brief Fatigue Inventry. Cancer. 1999；85：1186-96.
23) Oncology Nursing Society http://www.ons.org/（最終アクセス日：2019年2月22日）
24) Sutherland HJ, Walker P, Till JE. The development of a method for determining oncology patients' emotional distress using linear analogue scales. Cancer Nurs. 1988；11：303-8.
25) Piper BF, Dibble SL, Dodd MJ, et al. The revised Piper Fatigue Scale: psychometric evaluation in women with breast cancer. Oncol Nurs Forum. 1998；25：677-84.
26) Schwartz AI. The Schwartz Cancer Fatigue Scale: testing reliability and validity. Oncol Nurs Forum. 1998；25：711-7.
27) Portenoy RK, Miaskowski C. Assessment and management of cancer-related fatigue. In: Berger A, Portenoy RK, Weissman DE（eds）: Principals and Practice of Supportive Oncology. pp109-18, Lippincott-Raven, 1998.

28) Okuyama T, Wang XS, Akechi T, et al. Validation study of the Japanese version of the Brief Fatigue Inventory. J Pain Symptom Manage. 2003；25：106-17.
29) Okuyama T, Akechi T, Kugaya A, et al. Development and validation of the cancer fatigue scale: a brief, three-dimentional, self-rating scale for assessment of fatigue in cancer patients. J Pain Symptom Manege. 2000；19：5-14.〔日本語版：独立行政法人国立がん研究センター精神腫瘍学グループ．http://pod.ncc.go.jp/（最終アクセス日：2019年2月22日）〕
30) Okuyama T, Wang XS, Akechi T, et al. Japanese version of the MD Anderson Symptom Inventory: a validation study. J Pain Symptom Manage 2003；26：1093-104.
31) Kugaya A, Akechi T, Okuyama T, et al. Screening for psychological distress in Japanese cancer patients. Jpn J Clin Oncol. 1998；28：333-8.
32) 横山和仁，荒記俊一，川上憲人，他．POMS（感情プロフィール検査）日本語版の作成と信頼性および妥当性の検討．日公衛誌．1990；37：913-8.
33) Akizuki N, Yamawaki S, Akechi T, et al. Development of an Impact Thermometer for use in combination with the Distress Thermometer as a brief screening tool for adjustment disorders and/or major depression in cancer patients. J Pain Symptom Manage. 2005；29：91-9.
34) 石黒浩史，宮森正，松田豊子，他．病状・日常生活統合スコア（IDA score）を用いた終末期がん患者における症状緩和の予後因子の検討．死の臨．1997；20：59-63.
35) Miyashita M, Matoba K, Sasahara T, et al. Reliability and validity of the Japanese version of the Support Team Assessment Schedule (STAS-J). Palliat Support Care. 2004；2：379-85.
36) Ware JE, Sherbourne CD. The MOS 36-item Short Form Health Survey (SF-36): conceptual framework and item selection. Med Care. 1992；30：473-83.
37) Cella DF, Tulsky DS, Gray G, et al. The Functional Assessment of Cancer Therapy Scale; Development and validation of the general measure. J Clin Oncol. 1993；11：570-9.
38) Aaronson NK, Ahmedzai S, Bergman B, et al. European Organization for Research and Treatment of Cancer QLQ-C30; A quality-of-life instrument of use in international clinical trials in oncology. J Natl Cancer Inst. 1993；85：365-76.
39) Brady MJ, Cella DF, Mo F, et al. Reliability and validity of the Functional Assessment of Cancer Therapy-Breast quality-of-life instrument. J Clin Oncol. 1997；15：974-86.
40) Sprangers MA, Groenvold M, Arraras JI, et al. The European Organization for Research and Treatment of Cancer breast cancer-specific quality-of-life questionnaire module: first results from a three-country field study. J Clin Oncol. 1996；14：2756-68.
41) Fearon KC, Glass DJ, Guttridge DC. Cancer cachexia: mediators, signaling, and metabolic pathways. Cell Metab. 2012；16：153-66.
42) 内藤立暁．がん悪液質：機序と治療の進歩（Cancer cachexia: mechanisms and progress in treatment）．一般社団法人日本がんサポーティブケア学会 Cachexia 部会．pp10-14，2018．
43) European Palliative Care Research Collaborative. Clinical practice guidelines on cancer cachexia in advanced cancer patients with a focus on refractory cachexia. http://www.epcrc.org/guidelines.php?p=cachexia（最終アクセス日：2019年2月22日）
44) Cigolle CT, Langa KM, Kabeto MU, et al. Geriatric conditions and disability: the Health and Retirement Study. Ann Intern Med. 2007；147：156-64.
45) Japan Clinical Oncology Group．JCOG 高齢者研究ポリシー．http://www.jcog.jp/basic/policy/A_020_0010_39.pdf（最終アクセス日：2019年2月22日）
46) Handforth C, Clegg A, Young C, et al. The prevalence and outcomes of frailty in older cancer patients – a systematic review. Ann Oncol. 2015；26：1091-101.
47) Wildiers H, Heeren P, Puts M, et al. International Society of Geriatric Oncology consensus on geriatric assessment in older patients with cancer, J Clin Oncol. 2014；32：2595-603.
48) Extermann M, Aapro M, Bernabei R, et al. Use of comprehensive geriatric assessment in older cancer patients: recommendations from the task force on CGA of the International Society of Geriatric Oncology (SIOG). Crit Rev Oncol Hematol. 2005；55：241-52.

49) Decoster L, van Puyvelde K, Mohile S, Screening tools for multidimensional health problems warranting a geriatric assessment in older cancer patients: an update on SIOG recommendations, Ann Oncol. 2015 ; 26 : 288-300.

第2章

肺がん

CQ 01 肺がん患者に対して，術前にリハビリテーション治療（運動療法，呼吸リハビリテーション）を行うことは，行わない場合に比べて推奨されるか？

> **推奨** 肺がん患者に対して，術前にリハビリテーション治療（運動療法，呼吸リハビリテーション）を行うことを提案する。
>
> グレード **2B** 推奨の強さ **弱い推奨** エビデンスの確実性 **中**

重要臨床課題の確認

　肺がんにおいては，慢性閉塞性肺疾患など呼吸に影響を与える基礎疾患がある例，進行してから発見される例など，治療開始前から呼吸機能，運動耐容能が低下している例が多く，術後の合併症が重大な問題となる。そのため，術前からリハビリテーション治療を行い，呼吸機能および心肺機能を高めようという試みが本ガイドライン初版作成時以降に多く報告されている。そこで今回の改訂では，新しい知見を加え，肺がん患者に対するリハビリテーション治療の有効性について検討した。

　なお，今回対象とした「リハビリテーション治療」は，肺がんと診断され手術が予定されている患者に対して，「有酸素運動」「筋力増強訓練」「呼吸筋訓練」のいずれかもしくは組み合わせた介入を行っているものとした（英語論文では"preoperative exercise training"と表現されている）。

エビデンス評価

各アウトカムの結果

①入院期間・合併症頻度の改善（重要性8，エビデンスの強さ：B）

・検索

　系統的文献検索を行い，システマティックレビューおよびメタアナリシス2件，ランダム化比較試験6件を採用した。

・評価

　Cavalheriら[1]は，術前にリハビリテーション治療（preoperative exercise training）を行っているランダム化比較試験5件をメタアナリシスし，介入群で術後呼吸器合併症は67％減少し，入院期間や胸腔ドレーンの留置期間が，対照群に比して有意に少なかったとした。Garciaら[2]は，術前にリハビリテーション治療を行っている21論文をメタアナリシスし（ランダム化比較試験5件を含む），介入群で入院期間・術後合併症頻度が，対照群に比して有意に少なかったとした。

　Benzo[3]らは，慢性閉塞性肺疾患合併の肺がん術前患者に対し，術前に監督下で，20分のトレッドミルと上肢エルゴメーター，セラバンドを用いた上下肢筋力増強訓練，10～15分の吸気筋力訓練，10分の口すぼめ呼吸練習と，週末の自主練習についての指導を1日2回，10セッション行い，対照群に比して胸腔ドレーンの留置が延長する割合が低く，留置期間が有意に短かった（術後肺炎の頻度・重度の無気肺の頻度・呼吸器装着時間の延長の頻度には有意差がなかった）。Laiら[4]は，70歳以上の肺がん術前患者に対し，術前に監督下で，30分のステッパーを用いた有酸素運動と，深呼吸やインセンティブスパイロメ

トリーを用いた肺を拡張させる手技，横隔膜筋力改善を目指した腹式呼吸訓練を，1回15～30分，1日2回，7日間行い，術後肺炎の頻度，入院期間は対照群に比して有意に少なかった（対照群はDVD視聴などによる教育セッション）。Morano[5]らは，呼吸機能障害がある肺がん術前患者に対し，最高心拍数の80％の有酸素運動（10分から30分に漸増）および吸気筋訓練，柔軟，ストレッチ，バランス訓練を週5セッション，4週間行い，入院期間，胸腔ドレーンの留置期間は，対照群に比べて有意に短かった。肺炎の頻度には有意差がなかった（対照群はlung expansion technique指導などの呼吸リハビリテーションのみ）。Pehlivanら[6]は，肺がん術前患者に対し，chest physiotherapy（横隔膜呼吸，口すぼめ，segmental breathing exercise，インセンティブスパイロメトリーの使用法指導，咳練習）とトレッドミル1日3回（患者の耐容性に合わせた強度）からなる"intensive physical therapy"を週5回，4週間行い，入院期間は対照群に比して有意に短かったが，術後合併症頻度には有意差がなかった。Lickerら[7]は，肺がん術前患者に対し，理学療法士の監督下で，最高心拍数の50％の強度10分と80～100％の強度のスプリント15秒を組み合わせた高強度インターバルトレーニング2セットを最大週3回（中央値で合計8回）行い，術後の合併症頻度は対照群と比較して有意差がなかったが，呼吸器合併症は有意に少なく，無気肺頻度は少なく麻酔科床にいる期間が短かった。1年後の生存率は対照群と比して有意差がなかった[8]。

・統合

それぞれの報告で対象が限定されており，アウトカム指標もそれぞれ異なるが，合併症頻度，入院期間の有意な改善がみられており，エビデンスの強さはBとした。

②運動耐容能の改善（重要性6，エビデンスの強さ：B）

・検索

系統的文献検索を行い，ランダム化比較試験4件を採用した。

・評価

Stefanelliら[9]は，慢性閉塞性肺疾合併の肺がん術前患者に対し，高強度の上下肢筋力訓練と，最高心拍数の70％から徐々に負荷を上げる有酸素運動30分と呼吸訓練を含む3時間のセッションを15回（3週間）行い，介入後と術後60日目の運動耐容能は，対照群に比して有意に改善していた。Laiら[4]，Moranoら[5]，Lickerら[7]も，前述のリハビリテーション治療により，介入後の最高酸素摂取量や6分間歩行テストで評価された運動耐容能が対照群に比べ有意に改善したと報告した。

・統合

それぞれの報告で対象が限定されているが，運動耐容能の有意な改善がみられており，エビデンスの強さはBとした。

③呼吸機能の改善（重要性7，エビデンスの強さ：B）

・検索

系統的文献検索を行い，ランダム化比較試験4件を採用した。

・評価

前述の介入により，Laiら[4]は術後の最大呼気流量，Moranoら[5]は1カ月後（術前）の努力性肺活量，Pehlivanら[6]は介入後（術前）努力性肺活量，肺拡散能力，動脈血中酸素濃度，動脈血中二酸化炭素濃度が，対照群に比して有意に良好であったと報告した。Stefanelliら[9]は，介入後と術後60日目の努力性肺活量は，対照群と有意差がなかったと報告した。

・統合

それぞれの報告で対象が限定されており，アウトカム指標もそれぞれ異なるが，呼吸機能の有意な改善がみられており，エビデンスの強さはBとした。

④有害事象の発生（害：重要性 6，エビデンスの強さ：D）

　Licker ら[7]は，アドヒアランスは平均 87％と良好であり，有害事象はなかったとした。その他の報告でも，害の報告は認めていない。

> **CQ に対するエビデンスの総括**
> 重大なアウトカムに関する全体的なエビデンスの強さ：B（中）

益と害のバランス評価

　益（望ましい効果）として，術後合併症の減少や入院期間の短縮，運動耐容能，呼吸機能の改善がみられた。一方，害（望ましくない効果）として，有害事象の増加は認められなかった。以上より，益が害を大きく上回っており，その効果の差は大きいと判断した。

患者の価値観・希望

　術前のリハビリテーション治療は，害が少なく益が大きい治療であるため，多くの患者が行うことを希望すると考えられる。一方で，術前に 1～4 週間リハビリテーション治療を行うことで手術が遅れることに関しては，価値観・希望の多様性は高いと考えられる（早期の治療を望む可能性がある）。

コスト評価，臨床適応性

・コスト評価

　　入院によるリハビリテーション治療の場合には，「がん患者リハビリテーション料」の算定要件に含まれるため医療保険の適用が可能である。外来での実施の場合には，医療保険での算定が困難である（慢性閉塞性肺疾患患者であれば呼吸器リハビリテーション料での算定が可能）。

・外的妥当性（臨床適応性）

　術前に 1～4 週間，リハビリテーション治療のために入院する，もしくは外来で頻回に集中してリハビリテーション治療を行うことは，体制が整っていない現状では多くの病院で対応困難であると考えられ，臨床適応性は低い。

総合評価

肺がん患者に対して，術前にリハビリテーション治療（運動療法，呼吸リハビリテーション）を行うことを提案する。

　肺がん患者に対し，術前にリハビリテーション治療（運動療法，呼吸リハビリテーション）を行うことは，重要なアウトカムに対するエビデンスは強く，益と害のバランスは確実である（益の確実性が高い）。ただし，報告されているリハビリテーション治療は「有酸素運動」「筋力増強訓練」「呼吸筋訓練」をさまざまな程度で複合させた治療で，治療期間も 1～4 週間と差が大きい。また，手術の実施が 1～4 遅れることへの患者の価値感・希望は多様であると考えられる。そのため，術前のリハビリテーションについては提案にとどめ，その方法（特に期間）については患者によって配慮すべきであることを付記する。

推奨決定コンセンサス会議において，委員から出された意見の内容

- ここで扱われたリハビリテーション治療は，術前に入院や集中的な外来で平均2週間ほど行われており，そのために手術が延期してしまうことになり，合併症リスクの少ない若年の肺がん患者ではかえって不利になる可能性もある。術前呼吸リハビリテーション治療を行うべき対象を明確にする必要がある。
- わが国では診療報酬上，術前呼吸リハビリテーション治療が認められているのは1週間のみであり，報告されているような介入は臨床適応性が低い。

■投票結果

行うことを推奨 （推奨度1：強い推奨）	行うことを提案 （推奨度2：弱い推奨）	推奨度 決定不能	行わないことを提案 （推奨度2：弱い推奨）	行わないことを推奨 （推奨度1：強い推奨）
63% (10/16)	38% (6/16)	0% (0/16)	0% (0/16)	0% (0/16)

文献

1) Cavalheri V, Granger C. Preoperative exercise training for patients with non-small cell lung cancer. Cochrane Database Syst Rev. 2017：CD012020.
2) Sebio Garcia R, Yáñez Brage MI, Giménez Moolhuyzen E, et al. Functional and postoperative outcomes after preoperative exercise training in patients with lung cancer: a systematic review and meta-analysis. Interact Cardiovasc Thorac Surg. 2016；23：486-97.
3) Benzo R, Wigle D, Novotny P, et al. Preoperative pulmonary rehabilitation before lung cancer resection: results from two randomized studies. Lung Cancer. 2011；74：441-5.
4) Lai Y, Su J, Qiu P, et al. Systematic short-term pulmonary rehabilitation before lung cancer lobectomy: a randomized trial. Interact Cardiovasc Thorac Surg. 2017；25：476-83.
5) Morano MT, Araujo AS, Nascimento FB, et al. Preoperative pulmonary rehabilitation versus chest physical therapy in patients undergoing lung cancer resection: a pilot randomized controlled trial. Arch Phys Med Rehabil. 2013；94：53-8.
6) Pehlivan E, Turna A, Gurses A, et al. The effects of preoperative short-term intense physical therapy in lung cancer patients: a randomized controlled trial. Ann Thorac Cardiovasc Surg. 2011；17：461-8.
7) Karenovics W, Licker M, Ellenberger C, et al. Short-term preoperative exercise therapy does not improve long-term outcome after lung cancer surgery: a randomized controlled study. Eur J Cardiothorac Surg. 2017；52：47-54.
8) Stefanelli F, Meoli I, Cobuccio R, et al. High-intensity training and cardiopulmonary exercise testing in patients with chronic obstructive pulmonary disease and non-small-cell lung cancer undergoing lobectomy. Eur J Cardiothorac Surg. 2013；44：e260-5.
9) Sommer MS, Trier K, Vibe-Petersen J, et al. Perioperative Rehabilitation in Operable Lung Cancer Patients (PROLUCA)：A Feasibility Study. Integr Cancer Ther. 2016；15：455-66.

CQ 02　肺がん患者に対して，術後にリハビリテーション治療（運動療法）を行うことは，行わない場合に比べて推奨されるか？

> **推奨**　肺がん患者に対して，術後にリハビリテーション治療（運動療法）を行うことを提案する。
> グレード **2C**　推奨の強さ **弱い推奨**　エビデンスの確実性 **弱**

■ 重要臨床課題の確認

　肺がんの術後は，呼吸機能，心肺機能が低下しやすく，呼吸困難から QOL も低下しやすいことが報告され，術後の身体能力や QOL 維持への関心が高まっている。本ガイドライン初版作成時には，肺がん術後患者を対象としたリハビリテーション治療の報告は少数の観察研究などに限られており，推奨を示すことはできなかった。その後，肺がん患者に対する運動療法などリハビリテーション治療の報告が増えており，心肺機能や QOL に対する知見が蓄積してきている。そこで今回の改訂では，新しい知見を加え，肺がん患者に対する運動療法の有効性について検討した。

　なお，手術を行った患者に対する研究を検討しており，すべて開胸もしくは胸腔鏡補助下手術（VATS）を受けた，非小細胞がん患者（以下，肺がん術後患者）が対象となっている。

■ エビデンス評価

各アウトカムの結果

①運動耐容能の改善（重要性 8，エビデンスの強さ：A）

・検索

　系統的文献検索を行い，システマティックレビューおよびメタアナリシス 2 件，ランダム化比較試験 6 件を採用した。

・評価

　Cavalheri ら[1]は，術後運動療法を行っている 4 件のランダム化比較試験をメタアナリシスし，運動耐容能が対照群に比して有意に改善したとした。Ni ら[2]は，術前・術後の実施を比較し，術後も 12 週間の運動療法で運動耐容能の改善はみられるが，術前介入よりも長期間が必要になっているとした。

　Arbane ら[3]は，肺がん術後患者に対し，術後 5 日目（入院中）から，最高酸素摂取量の 60〜80％の有酸素運動 5〜10 分と筋力増強訓練を組み合わせた監督下の運動療法を開始し，退院後は同様の運動を週 2 回行うこと指導し月 1 回の訪問で継続を促す，在宅を中心した運動療法を 12 週間継続し，6 分間歩行テストで評価された運動耐容能は対照群と有意差を認めなかった。Arbane ら[4]は，肺がん術後患者に対し，術後 1 日目から，心拍数予備能の 60〜90％の有酸素運動 5〜30 分を開始し，退院後は在宅を中心した運動療法（毎日 30 分のウォーキングを指導し週 1 回の電話で継続を促す）を 4 週間継続し，シャトルウォーキングテストで評価された運動耐容能は対照群と有意差を認めなかった。Brocki ら[5]は，肺がん患者に対し，術後 3 週から，監督下で最高酸素摂取量の 60〜80％の有酸素運動 20 分と筋力増強訓練，呼吸苦マネジメント指導を組み合わせた運動療法を週 1 回，10 週間行い，6 分間歩行テストで評価された運動耐容

能は，在宅での運動指導のみを受けた群と有意差を認めなかった。Brockiら[6]は，術後肺炎のリスクがある（70歳以上，1秒率70%以下）肺がん術後患者に対し，術前の呼吸指導と術後2日目からの理学療法は両群とも共通して行い，介入群に対してはそれに加えて吸気筋トレーニング（POWERbreathK3®を用いた吸気筋トレーニング）を術後1日目から2週間，1日2回，入院中は監督下で，退院後は在宅で電話での指導を受けながら実施し，6分間歩行テストは対照群と比して有意差がなかった。Edvardsenら[7]は，肺がん術後患者に対し，術後5～7週から，監督下で最高酸素摂取量の80～95%（高強度）の有酸素運動と筋力増強訓練を組み合わせた運動療法を，週1回，60分，20週間行い，最大酸素摂取量で評価された運動耐容能は対照群に比べ有意に改善していた。Salhiら[8]は，肺がん術後患者に対し，術後8週以内もしくは補助療法終了後2週以内から，監督下で週3回，最高酸素摂取量の70%の有酸素運動20分と筋力増強訓練を組み合わせた運動療法を12週間行い，6分間歩行テストは通常ケア群と比べ有意に改善していたが，最大酸素摂取量は通常ケア群と比べ有意差がなかった（3群でもう一つwhole-body vibrationを行っており，運動療法群とwhole-body vibrationでは有意差がない）。Stigtら[9]は，肺がん術後患者に対し，退院4週後から，週2回，監督下で最高酸素摂取量の60～80%の有酸素運動20分と筋力増強訓練を組み合わせた運動療法，および疼痛専門家やソーシャルワーカーへの定期的な受診を12週間行い，6分間歩行テストは通常ケア群と比べ有意に改善していた。

・統合

対照群が「在宅運動群」であるBrockiの報告を除き，4つの報告をメタアナリシスしたところ，運動療法群で運動耐容能の改善を認め，エビデンスの強さはAとした。

② QOLの改善（重要性7，エビデンスの強さ：C）

・検索

系統的文献検索を行い，ランダム化比較試験6件を採用した。

・評価

Edvardsenら[7]は，前述の介入により，SF-36で評価されたQOL（身体機能，メンタルヘルス），European Organization for Research and Treatment of Cancer（EORTC）QLQ-C30の呼吸困難スコアは，通常ケア群と比べ有意に改善していたと報告した。Arbaneら[3,4]，Salhiら[8]，Stigtら[9]は，術後の運動療法により，EORTC QLQ-C30，EORTC QLQ-LC13，SF-36，St.George's Respiratory Questionnaire（SGRQ），Dutch Version of the McGill Pain Questionnaire（MPQ-DLV QLI）で評価されたQOLは，対照群と比べ有意差を認めなかったと報告した。Brockiら[5]も，前述の介入により，SF-36で評価されたQOLは在宅での運動指導のみを受けた群と有意差を認めなかったとした。

・統合

対照群が「在宅運動群」であるBrockiの報告，スコアが論文中に示されていないStigtらの報告を除いてメタアナリシスしたところ，QOL（身体機能）の改善は有意ではなかった。ランダム化比較試験1件において，QOLの一部項目で有意な改善がみられており，エビデンスの強さはCとした。

③ 筋力の改善（重要性7，エビデンスの強さ：B）

・検索

系統的文献検索を行い，ランダム化比較試験3件を採用した。

・評価

Edvardsenら[7]は，前述の介入により，下肢筋力や筋量は通常ケア群と比べ有意に改善していたと報告した。Arbaneら[3,4]は，前述の介入により，四頭筋筋力で評価された筋力は対照群と有意差を認めなかったと報告した。

・統合

筋力を評価しているランダム化比較試験1件で有意な改善がみられており，エビデンスの強さはBとした．

④呼吸機能の改善（重要性7，エビデンスの強さ：C）

・検索

系統的文献検索を行い，ランダム化比較試験5件を採用した．

・評価

Kimら[10]は，肺がん術後患者に対し，術後1日目から理学療法士の監督下で，呼吸リハビリテーションプログラム（可動域訓練，肺を拡張させる運動，segmental breathing，インセンティブスパイロメトリーを用いた呼吸筋訓練，有酸素活動時の呼吸法指導）を入院中毎日30分，退院後は6カ月間在宅を基盤とした自主練習の指導とフィードバックを行い，6カ月後の努力性肺活量，Modified Borg Dyspnea Scaleは対照群に比べ有意に改善していた．Brockiら[6]は，前述の介入により，呼吸筋力（最大吸気筋力，最大呼気筋力）・呼吸機能は対照群と比して有意差がなかったが，術後3，4日目の酸素飽和度は介入群で有意に良好であったと報告した．Edvardsenら[7]は，前述の介入により，1秒量は通常ケア群と比べ有意差がなかったが，carbon monoxide transfer factor（Tlco）は通常ケア群と比べ有意に改善していたと報告した．Brockiら[5]，Stigtら[9]は，前述の介入により，1秒量は対照群と比べて有意差がなかったと報告した．

・統合

呼吸機能として主には1秒量が比較されているが，1秒量をアウトカムとした上記3論文すべてで有意な改善がみられていない．ランダム化比較試験1件においてTlco，別の1件において努力性肺活量の改善がみられており，エビデンスの強さはCとした．

⑤疼痛（害：重要性7，エビデンスの強さ：C）

・検索

系統的文献検索を行い，ランダム化比較試験2件を採用した．

・評価

Stigtら[9]は，前述の運動療法により，通常ケア群と比べ介入終了時（3カ月後）と6カ月後のMPQ-DLVやSF-36で評価された疼痛が強い傾向にあると報告した．Kimら[10]は，前述の介入により，3カ月後，6カ月後のVASで評価された疼痛は対照群に比べ改善していたと報告した．Brockiら[5]は，監督下での介入では，SF-36の疼痛のスコアが在宅での運動指導のみを受けた群に比べ有意に良好であったと報告した．

・統合

疼痛に関しては，悪化，改善，いずれも報告されている．疼痛悪化の傾向があるとしたStigtら[9]は，積極的な運動療法を行っており，改善を報告したKimら[10]の介入は呼吸リハビリテーション中心である．Stigtら以外の運動療法の報告で疼痛の悪化が報告されているわけではないが，運動療法群で疼痛が強くなるリスクはあると考え，害として，エビデンスの強さはCとした．

CQに対するエビデンスの総括

重大なアウトカムに関する全体的なエビデンスの強さ：C（弱）

益と害のバランス評価

益（望ましい効果）として，運動耐容能の改善，筋力の改善がみられた。一方，介入群で術後3カ月後，6カ月後の疼痛が強い傾向にあるなど害も報告されていることから，益と害のバランスは確実とはいえないと判断した。

患者の価値観・希望

術後に呼吸困難や疼痛などが強い肺がん術後患者にとって，術後の運動療法は他のがん種に比べても困難さを伴い，価値観や希望の多様性は高いと考えられる。

コスト評価，臨床適応性

・コスト評価

肺がん患者の運動療法は監督下で行われているものが多い。入院中には，「がん患者リハビリテーション料」の診療報酬算定により保険診療で実施できる。一方，外来では「がん患者リハビリテーション料」の算定要件を満たさないため，保険診療で実施することはできない。

・臨床適応性（外的妥当性）

多くのがん専門医療機関では，入院中には保険診療により，リハビリテーション科医，リハビリテーション専門職（理学療法士等）から構成されるリハビリテーションチームの体制のもとで，監督下での運動療法（supervised-exercise）を行うことができるため，臨床適応性は高い。

一方，外来では保険診療の適用外になるため，監督下での運動療法および専門スタッフの監督なしで行う，在宅を基盤とした運動療法（home-based exercise）ともに実施可能な医療機関は少なく，現状では臨床適応性は低い。

総合評価

肺がん患者に対して，術後にリハビリテーション治療（運動療法）を行うことを提案する。

肺がん術後患者に対する術後の運動療法などのリハビリテーション治療は，行わない場合に比べて運動耐容能や筋力の改善はあるものの，QOLへの効果は限定的で疼痛に関しても対照群より強い傾向など害がある可能性もあることから，提案（弱い推奨）にとどめる。

推奨決定コンセンサス会議において，委員から出された意見の内容

・術後は呼吸機能が落ちて苦しかったという人が多く，呼吸が苦しいと不安やうつ傾向・QOLの低下にもつながる。患者1人では呼吸困難や不安，疼痛により運動が困難なので，専門的な指導のもとで適切な運動を行うことのニーズは高いと考えられる。

■投票結果

行うことを推奨 (推奨度1：強い推奨)	行うことを提案 (推奨度2：弱い推奨)	推奨度 決定不能	行わないことを提案 (推奨度2：弱い推奨)	行わないことを推奨 (推奨度1：強い推奨)
25% (4/16)	69% (11/16)	0% (0/16)	6% (1/16)	0% (0/16)

付記

● インセンティブスパイロメトリーについて

　開胸開腹術前のがん患者に対して行われる主な呼吸リハビリテーション手技として，①深呼吸練習　②胸郭理学療法（thoracic physiotherapy）　③インセンティブスパイロメトリー（を用いた呼吸訓練）　④吸気筋筋力訓練（inspiratory muscle training；IMT）　⑤間欠的陽圧呼吸（intermittent positive pressure breathing；IPPB）が挙げられる。これらを運動療法などと組み合わせたリハビリテーション治療については，2章肺がん，3章消化器がんで解説した。一方，呼吸リハビリテーション手技単独での呼吸器合併症の予防効果に関しては，未だ統一した見解が得られていない。

　1994年Thomasら[1])は，深呼吸やインセンティブスパイロメトリーを使用した呼吸訓練についてシステマティックレビューおよびメタアナリシスを行い，術後呼吸器合併症が減少したと報告したが，2014年のメタアナリシス[2])では，術後呼吸器合併症の減少は示されなかった。また，Lunardiら[3])は，上部消化管手術を行った患者に対し（悪性疾患の患者はそのうち60%程度），術後5日間，肺を拡張させる手技（容量式インセンティブスパイロメトリー，流量式インセンティブスパイロメトリー，深呼吸の3群）を実施したが，どの介入によっても，肺機能や術後合併症頻度は対照群と比して差がなかったことを報告した。また，American Association for Respiratory Care（AARC）の診療ガイドライン[4])でも，インセンティブスパイロメトリーを用いた呼吸訓練について，すべての術後患者に同じように行うことは推奨されないとし，適応となる病態も明確でないとした。しかし，これらの報告の対象者は，主に良性疾患患者（虫垂炎，胆嚢炎，心臓外科手術など）であり，平均年齢も20～50歳代と比較的若年者が多いため，結果をがん患者に外挿することは難しいと考えられる。

　IMTについては，高リスクの肺がん術後患者に対して，通常のリハビリテーション治療に加えて，IMTを1日1回の頻度で2週間行ったところ，術後の合併症頻度は対照群と有意差がないものの，経皮的動脈血酸素飽和度（SpO_2）は有意に良好であったという報告[5])がある。また，胸部・上部消化管手術前の患者（心臓外科手術など良性疾患中心）に，IMTを行ったランダム化比較試験12件のメタアナリシス[6])では，術後呼吸器合併症の発症率が，対照群もしくは別の介入に比べて有意に少なかったことが示されているが，インセンティブスパイロメトリーと同様に，がん患者を主な対象としたランダム化比較試験は未だ少ない。

文献

1) Cavalheri V, Tahirah F, Nonoyama M, et al. Exercise training for people following lung resection for non-small cell lung cancer - a Cochrane systematic review. Cancer Treat Rev. 2014；40：585-94.
2) Ni HJ, Pudasaini B, Yuan XT, et al. Exercise Training for Patients Pre- and Postsurgically Treated for Non-Small Cell Lung Cancer: A Systematic Review and Meta-analysis. Integr Cancer Ther. 2017；16：63-73.
3) Arbane G, Tropman D, Jackson D, et al. Evaluation of an early exercise intervention after thoracotomy for non-small cell lung cancer (NSCLC), effects on quality of life, muscle strength and exercise tolerance: randomised controlled trial. Lung Cancer. 2011；71：229-34.
4) Arbane G, Douiri A, Hart N, et al. Effect of postoperative physical training on activity after curative surgery for non-small cell lung cancer: a multicentre randomised controlled trial. Physiotherapy. 2014；100：100-7.
5) Brocki BC, Andreasen J, Nielsen LR, et al. Short and long-term effects of supervised versus unsupervised exercise training on health-related quality of life and functional outcomes following lung cancer surgery - a randomized controlled trial. Lung Cancer. 2014；83：102-8.
6) Brocki BC, Andreasen JJ, Langer D, et al. Postoperative inspiratory muscle training in addition to breathing

exercises and early mobilization improves oxygenation in high-risk patients after lung cancer surgery: a randomized controlled trial. Eur J Cardiothorac Surg. 2016 ; 49 : 1483-91.
7) Edvardsen E, Skjonsberg OH, Holme I, et al. High-intensity training following lung cancer surgery: a randomised controlled trial. Thorax. 2015 ; 70 : 244-50.
8) Salhi B, Haenebalcke C, Perez-Bogerd S, et al. Rehabilitation in patients with radically treated respiratory cancer: a randomised controlled trial comparing two training modalities. Lung Cancer. 2015 ; 89 : 167-74.
9) Stigt JA, Uil SM, van Riesen SJ, et al. A randomized controlled trial of postthoracotomy pulmonary rehabilitation in patients with resectable lung cancer. J Thorac Oncol. 2013 ; 8 : 214-21.
10) Kim SK, Ahn YH, Yoon JA, et al. Efficacy of Systemic Postoperative Pulmonary Rehabilitation After Lung Resection Surgery. Ann Rehabil Med. 2015 ; 39 : 366-73.

付記文献

1) Thomas JA, McIntosh JM. Are incentive spirometry, intermittent positive pressure breathing, and deep breathing exercises effective in the prevention of postoperative pulmonary complications after upper abdominal surgery? A systematic overview and meta-analysis. Phys Ther. 1994 ; 74 : 3-10 ; discussion 10-6.
2) do Nascimento Junior P, Modolo NS, Andrade S, et al. Incentive spirometry for prevention of postoperative pulmonary complications in upper abdominal surgery. Cochrane Database Syst Rev. 2014 : CD006058.
3) Lunardi AC, Paisani DM, Silva C, et al. Comparison of lung expansion techniques on thoracoabdominal mechanics and incidence of pulmonary complications after upper abdominal surgery: a randomized and controlled trial. Chest. 2015 ; 148 : 1003-10.
4) Strickland SL, Rubin BK, Drescher GS, et al. AARC clinical practice guideline: effectiveness of nonpharmacologic airway clearance therapies in hospitalized patients. Respir Care. 2013 ; 58 : 2187-93.
5) Brocki BC, Andreasen JJ, Langer D, et al. Postoperative inspiratory muscle training in addition to breathing exercises and early mobilization improves oxygenation in high-risk patients after lung cancer surgery: a randomized controlled trial. Eur J Cardiothorac Surg. 2016 ; 49 : 1483-91.
6) Katsura M, Kuriyama A, Takeshima T, et al. Preoperative inspiratory muscle training for postoperative pulmonary complications in adults undergoing cardiac and major abdominal surgery. Cochrane Database Syst Rev. 2015 : CD010356.

第3章

消化器がん

CQ 01 消化器がんで腹部手術を行う予定の患者に対して，術前にリハビリテーション治療（運動療法，呼吸リハビリテーション）を行うことは，行わない場合に比べて推奨されるか？

> **推奨** 消化器がんで腹部手術を行う予定の患者に対して，術前にリハビリテーション治療（運動療法，呼吸リハビリテーション）を行うことを提案する。
>
> グレード **2C** 推奨の強さ **弱い推奨** エビデンスの確実性 **弱**

重要臨床課題の確認

消化器がん患者は，高齢の患者も多く，術後の合併症が起こりやすく，長期にわたる心肺機能の低下のリスクもある。本ガイドライン初版作成時から，術前呼吸リハビリテーションは入院期間や合併症を減じるとされてきたが，その後，運動耐容能の改善も目指し積極的な運動療法も含む術前リハビリテーションの報告が多くなされている。そこで今回の改訂では，新しい知見を加え，術前のリハビリテーション治療が，術後の合併症予防や運動耐容能の維持・改善に関して有効かを検証した。

ただし前提として，術前の呼吸練習や生活指導，術後の早期離床は既に基本的な治療として行われており（対照群でも行われている），ここではそれに付加して専門的な運動療法や呼吸リハビリテーションなどのリハビリテーション治療を介入として行っているものに関して検討した（英語では"prehabilation"と表現されていることが多い）。手術に関しては，開腹か腹腔鏡下かは問わない。

エビデンス評価

各アウトカムの結果

①術後の合併症の減少・入院期間の短縮（重要性8，エビデンスの強さ：C）

・検索

系統的文献検索を行い，システマティックレビュー1件，ランダム化比較試験3件を採用した。

・評価

Hijaziら[1]は，腹部がん患者（多くは結腸がんだが，膀胱がん患者も含む）に対して，術前リハビリテーション治療を実施した9論文をレビューし，2論文で合併症頻度をアウトカムとしているが，いずれも対照群と有意差がないことを示した。

Gillisら[2]は，結腸がん患者に対し，手術の4週前から在宅を基盤とした運動療法（有酸素運動と筋力増強運動）を1日50分，週3回行い，術後合併症頻度や入院期間は対照群と比べて有意差がなかった。Dronkersら[3]は，腹部手術が予定されているがん患者に対して，外来，監督下で，筋力増強訓練・吸気筋筋力増強訓練・最高酸素摂取量の55〜75%の有酸素運動を週2回，手術までの待機期間中に2〜4週間行い，対照群に比べ，術後合併症頻度や入院期間に有意差は認めなかった。Yamanaら[4]は，食道がん患者に対し，術前に，入院で，理学療法士監督下での7日間以上の呼吸リハビリテーション（呼吸筋・胸郭ストレッチ，深呼吸・腹式呼吸，咳訓練）と，下肢・腹筋筋力訓練およびエルゴメーター20分を行い，術後1日目のClavien-Dindo classification（合併症スコア）が，対照群に比べ有意に低下していた。

・統合

　結腸がんの報告では，合併症頻度で対照群と有意差がなかった。食道がんの報告では，限られた指標ではあるが合併症が減少しており，エビデンスの強さはCとした。

②運動耐容能の改善（重要性7，エビデンスの強さ：B）

・検索

　系統的文献検索を行い，ランダム化比較試験2件を採用した。

・評価

　Carliら[5]は，手術が予定されている結腸がん患者に対して，在宅を基盤として，最高心拍数の50％から毎週10％ずつ強度を上げるエルゴメーターでの有酸素運動と，筋力増強訓練を行い，訪問と週1回の電話でフォローした（対照群は，30分のウォーキングと呼吸法指導をされた）。術前介入期間は平均52日間で，介入後および術後に6分間歩行テストが改善した患者の割合は，介入群で，対照群に比べ有意に多かった。Gillis[6]は，前述の介入により，術直後からの介入に比べ，術後8週目の6分間歩行テストで評価された運動耐容能が対照群に比べ有意に改善していたと報告した。

・統合

　運動耐容能について，介入群で有意に改善が得られているが，評価項目や評価時期にばらつきがあり，エビデンスの強さはBとした。

③倦怠感の悪化（害：重要性7，エビデンスの強さ：C）

　有害事象は報告されていないが，在宅を基盤として負荷の強い運動療法を実施したCarliら[5]の報告ではアドヒアランスは16％と低く，システマティックレビュー[7]でも，監督下での実施が勧められている。

・統合

　報告から確認できた範囲内で，有害事象の出現は認められなかった。

> **CQに対するエビデンスの総括**
> 重大なアウトカムに関する全体的なエビデンスの強さ：C（弱）

益と害のバランス評価

　益（望ましい効果）として，運動耐容能の改善がみられた。一方，害（望ましくない効果）として，有害事象の増加は認められなかった。以上より，益が害を上回っていると判断した。

患者の価値観・希望

　患者の背景，治療プロトコールに多様性が高いため，価値観や希望の多様性も高いと考えられる。

コスト評価，臨床適応性

・コスト評価

　術前に1～4週間実施する報告が多い。入院中には，「がん患者リハビリテーション料」の診療報酬算定により保険診療で実施できる。一方，外来では「がん患者リハビリテーション料」の算定要件を満たさないため，保険診療で実施することはできない。

・臨床適応性（外的妥当性）

　多くのがん専門医療機関では，入院中には保険診療により，リハビリテーション科医，リハビリテーション専門職（理学療法士等）から構成されるリハビリテーションチームの体制のもとで，監督下での運動療法（supervised-exercise）を行うことができるため，臨床適応性は高い。

　一方，外来では保険診療の適用外になるため，監督下での運動療法および専門スタッフの監督なしで行う，在宅を基盤とした運動療法（home-based exercise）ともに，実施可能な医療機関は少なく現状では臨床適応性は低い。

総合評価

消化器がんで腹部手術を行う予定の患者に対して，術前にリハビリテーション治療（運動療法，呼吸リハビリテーション）を行うことを提案する。

　消化器がん患者に対し，術前にリハビリテーション治療（運動療法，呼吸リハビリテーション）を行うことによる術後合併症予防の効果は明らかでなくエビデンスレベルはCとした。しかし，食道がんでは有効性が示されており，食道がんのようによりリスクや侵襲性が高い手術，もしくはもともと運動耐容能が低い患者では，有効である可能性はある。また，有害事象の増加はないが，特に長期間の，在宅を基盤とする，運動負荷の強い術前リハビリテーションではアドヒアランスが低下する可能性があることを念頭に置く必要がある。

推奨決定コンセンサス会議において，委員から出された意見の内容

・特に消化器がん患者においては，術後のリハビリテーション治療について知らない患者も多いと考えられ，腫瘍治療医からの情報提供も必要であると考えられる。

■投票結果

行うことを推奨 （推奨度1：強い推奨）	行うことを提案 （推奨度2：弱い推奨）	推奨度 決定不能	行わないことを提案 （推奨度2：弱い推奨）	行わないことを推奨 （推奨度1：強い推奨）
6% (1/16)	88% (14/16)	0% (0/16)	0% (0/16)	6% (1/16)

文献

1) Hijazi Y, Gondal U, Aziz O. A systematic review of prehabilitation programs in abdominal cancer surgery. Int J Surg. 2017 ; 39 : 156-62.
2) Gillis C, Li C, Lee L, et al. Prehabilitation versus rehabilitation: a randomized control trial in patients undergoing colorectal resection for cancer. Anesthesiology. 2014 ; 121 : 937-47.
3) Dronkers JJ, Lamberts H, Reutelingsperger IM, et al. Preoperative therapeutic programme for elderly patients scheduled for elective abdominal oncological surgery: a randomized controlled pilot study. Clin Rehabil. 2010 ; 24 : 614-22.
4) Yamana I, Takeno S, Hashimoto T, et al. Randomized Controlled Study to Evaluate the Efficacy of a Preoperative Respiratory Rehabilitation Program to Prevent Postoperative Pulmonary Complications after Esophagectomy. Dig Surg. 2015 ; 32 : 331-7.
5) Jensen BT, Petersen AK, Jensen JB, et al. Efficacy of a multiprofessional rehabilitation programme in radical cystectomy pathways: a prospective randomized controlled trial. Scand J Urol. 2015 ; 49 : 133-41.

6) Carli F, Charlebois P, Stein B, et al. Randomized clinical trial of prehabilitation in colorectal surgery. Br J Surg. 2010 ; 97 : 1187-97.
7) Hijazi Y, Gondal U, Aziz O. A systematic review of prehabilitation programs in abdominal cancer surgery. Int J Surg. 2017 ; 39 : 156-62.

CQ 02 消化器がん術後患者に対して，リハビリテーション治療（運動療法）を行うことは，行わない場合に比べて推奨されるか？

> **推奨** 消化器がん術後患者に対して，リハビリテーション治療（運動療法）を行うことを提案する。
> グレード **2C** 推奨の強さ **弱い推奨** エビデンスの確実性 **弱**

重要臨床課題の確認

消化器がんのなかで特にリハビリテーション治療の報告が多い結腸がんでは，術後すぐの合併症を予防することがリハビリテーション治療の主な目的となっており，これまでは術前の呼吸リハビリテーションや周術期早期離床といった介入の報告が多かった。一方，運動耐容能の改善などを目的とした積極的な運動療法などの報告は少なく，本ガイドライン初版では，術後患者に運動療法を行い免疫機能の改善を認めたという1論文のみを取り上げた。その後，運動耐容能や倦怠感など，より臨床的な指標を検討したRCTが複数報告されている。そこで今回の改訂では，新しい知見を加え，消化器がん術後患者に対するリハビリテーション治療の有効性について検討した。

本CQでは，術後の介入で早期離床援助や栄養療法のみのものは除き，より積極的に運動療法など専門的なリハビリテーション治療を行っている研究を対象とした。

エビデンス評価

各アウトカムの結果

①運動耐容能の改善（重要性 8，エビデンスの強さ：C）

・検索

系統的文献検索を行い，ランダム化比較試験3件を採用した。

・評価

Linら[1]は，術後平均37.8日で，入院もしくは外来で化学療法中のStage Ⅱ，Ⅲの結腸がん患者に対し，最高心拍数の40〜75％（漸増）のエルゴメーターでの有酸素運動30〜40分と筋力増強訓練を，監督下で，週2回，12週間行い，6分間歩行テストで評価された運動耐容能は，対照群と比べ有意差がなかった。Courneyaら[2]は，3カ月以内に手術を受けた（平均術後70日程度，約60％が術後化学療法を経験）結腸がん患者に対し，予想最高心拍数の65〜75％のウォーキングなどの有酸素運動を20〜30分，週3〜5回，在宅を基盤として行い，3カ月後に修正Balkeトレッドミルテストで評価された運動耐容能は，対照群と比して有意差がなかった。Devinら[3]は，術後1カ月以上経過した結腸がん患者（平均術後30カ月程度，約60％が化学療法を経験）に対し，高強度群では最高心拍数の85〜95％の，中強度群では最高心拍数の70％のエルゴメーターを，監督下で，週3回，4週間行い，12週後の最高酸素摂取量は高強度群で中強度群よりよい傾向であった。

・統合

運動耐容能について運動療法群と対照群の有意差はなかったが，前後比較では改善がみられており，エ

ビデンスの強さはCとした。

②身体活動性の改善（重要性7，エビデンスの強さ：C）

・検索

系統的文献検索を行い，ランダム化比較試験2件を採用した。

・評価

Linら[1]は，前述の介入により，3カ月後の身体活動量は，介入前に比べ改善したと報告した。Fagevik Olsénら[4]は，食道がん患者に対し，術後ICUからリハビリテーション治療を開始し，介入群には退院時に肺機能を改善させる運動，胸郭や肩のROM練習，背筋・肩・下肢筋筋力増強訓練を理学療法士が指導し，在宅を基盤に継続し，3カ月後のスポーツへの従事時間が，対照群に比べ有意に改善していた。

・統合

身体活動性の直接的な指標では，群間の有意差がないため，エビデンスの強さはCとした。

③QOLの改善（重要性7，エビデンスの強さ：C）

・検索

系統的文献検索を行い，ランダム化比較試験3件を採用した。

・評価

Linら[1]は，前述の介入により，European Organization for Research and Treatment of Cancer（EORTC）QLQ-C30で評価されたQOLのphysical functioning, role functioning, social functioning, pain scaleが介入前に比べ改善したと報告したが，対照群と有意差はなかった。Courneyaら[2]やFagevik Olsénら[4]は，前述の介入により，3カ月後QOLは対照群と比して有意差がなかったとした。Houborgら[5]は，60歳以上の結腸がん術後患者に対し，術後1〜2日目から，入院中は週5日，理学療法士による有酸素運動と50〜80%1RMの上下肢の筋力増強訓練を行い，退院後は在宅を中心とした運動療法（同様の運動を週6回行うことを指導し，週1回理学療法士が訪問指導する）を行い，術後7日，30日，90日目のSF-36で評価されたQOLは，対照群に比べ有意差がなかった。

・統合

ランダム化比較試験3件すべてでQOLは対照群と比して有意差がなく，メタアナリシスを行っても有意差を認めなかった。前後比較での改善はみられていることから，エビデンスの強さはCとした。

④倦怠感の改善（重要性7，エビデンスの強さ：B）

・検索

系統的文献検索を行い，ランダム化比較試験2件を採用した。

・評価

Houborgら[5]は，前述の介入により，術後7日目のVisual Analog Scale（VAS）で評価された倦怠感が，対照群に比べ有意によかったとした（30日後，90日後は有意差なし）。Linら[1]は，前述の介入により，EORTC QLQ-C30で評価された倦怠感は介入前に比べよい傾向であったと報告したが，対照群と有意差はなかった。

・統合

倦怠感について，運動療法群でよい傾向にはあり，ランダム化比較試験1件で早期の1時点（術後7日）ではあるが，有意に改善がみられている。そのため，エビデンスの強さはBとした。

⑤筋力の改善（重要性6，エビデンスの強さ：C）

・検索

系統的文献検索を行い，ランダム化比較試験2件を採用した。

・評価

Lin ら[1] は，前述の介入により，握力は介入前に比べ改善したとしたが，対照群との有意差はなかった。Houborg[5] は，前述の介入により，術後7日，30日，90日目の四頭筋筋力は，対照群に比べ有意差がなかったとした。

・統合

ランダム化比較試験2件で筋力は対照群と比して有意差はなかったが，前後比較での改善はみられていることから，エビデンスの強さはCとした。

⑥体組成の改善（重要性7，エビデンスの強さ：D）

・検索

系統的文献検索を行い，ランダム化比較試験2件を採用した。

・評価

Courneya ら[2] は，前述の介入により，3カ月後のBMIは，対照群と比して有意差がなかった（肥満の改善なし）と報告した。Devin ら[3] は，前述の介入により，12週後の徐脂肪体重は高強度群で介入前に比べ増加したと報告した。

・統合

ランダム化比較試験1件でBMIに有意差がなかった。高強度の運動で中強度よりも徐脂肪体重の増加傾向がみられ，間接的な指標ではあるが体組成へのよい影響を示しており，エビデンスの強さはCとした。

⑦有害事象の出現（害：重要性7，エビデンスの強さ：C）

Devin ら[3] は，高強度運動群においても，高い参加率（100％）・アドヒアランス（99.7％）を報告し，有害事象はなかったと報告した。

・統合

報告から確認できた範囲内で，ドロップアウト率やアドヒアランスは他の疾患と大きな差はなく，有害事象の出現は認められなかった。

CQに対するエビデンスの総括

重大なアウトカムに関する全体的なエビデンスの強さ：C（弱）

益と害のバランス評価

益（望ましい効果）として，倦怠感の改善（1時点のみ）がみられた。一方，害（望ましくない効果）として，有害事象の出現は認められなかった。以上より，益が害を上回っていると判断した。

患者の価値観・希望

患者の背景，治療プロトコールに多様性が高いため，価値観や希望の多様性も高いと考えられる。

コスト評価，臨床適応性

・コスト評価

術直後から開始し，3カ月程度継続する報告が多い。入院中には，「がん患者リハビリテーション料」の診療報酬算定により保険診療で実施できる。一方，外来では「がん患者リハビリテーション料」の算定要件を満たさないため，保険診療で実施することはできない。

・臨床適応性（外的妥当性）

多くのがん専門医療機関では，入院中には保険診療により，リハビリテーション科医，リハビリテーション専門職（理学療法士等）から構成されるリハビリテーションチームの体制のもとで，監督下での運動療法（supervised-exercise）を行うことができるため，臨床適応性は高い。一方，外来では，保険診療の適用外になるため，監督下での運動療法および専門スタッフの監督なしで行う，在宅を基盤とした運動療法（home-based exercise）ともに，実施可能な医療機関は少なく現状では臨床適応性は低い。

総合評価

消化器がん術後患者に対して，リハビリテーション治療（運動療法）を行うことを提案する。

消化器がん患者に対し，術後にリハビリテーション治療（運動療法）を行うことは，行わない場合に比べて，倦怠感の改善（一時点のみ）はあるものの，運動耐容能・身体活動性・QOL・筋力・体組成への効果は限定的であり，提案（弱い推奨）にとどめる。

■投票結果

行うことを推奨 （推奨度1：強い推奨）	行うことを提案 （推奨度2：弱い推奨）	推奨度 決定不能	行わないことを提案 （推奨度2：弱い推奨）	行わないことを推奨 （推奨度1：強い推奨）
19% (3/16)	63% (10/16)	0% (0/16)	13% (2/16)	6% (1/16)

付記

● 用語の整理

肺がん患者では，術前に行われ，運動療法・呼吸リハビリテーション（呼吸筋訓練が積極的に行われる）を含むリハビリテーション治療は，"preoperative exercise training"と示されていることが多い。

消化器がんでは，術前に行われ，運動療法・呼吸リハビリテーションを含むリハビリテーション治療は，"prehabilation"と表現されていることが多く，栄養サポートや心理社会的介入も行われていることがある。

消化器がん患者に対する，"fast-track rehabilitation program, enhanced recovery program"は，術前教育を行う，bowel preparationをしない，低侵襲手術を行う，ドレーンなどをなるべく留置しない，術後なるべく早く経口摂取や基本動作や歩行を開始する，といった一連の介入[1]を示しており，"early rehabilitation"はこのような一連の介入のうち，「術後なるべく早く基本動作や歩行を開始する」部分を取り出したもの[2]である。これらは，必ずしも積極的な運動療法を行っていたり，リハビリテーション関連職が関わっているわけではないため，今回のガイドライン改訂においては，それぞれの内容を確認して各CQに合致するもののみを採用した。

● 食道がん術後の摂食嚥下リハビリテーション治療

食道がん術後には，肺炎や急性呼吸窮迫症候群などの呼吸器合併症が17～60%以上でみられるとされ，その少なくとも一部は嚥下障害，誤嚥に起因すると考えられている[3]。胸部食道がん術後は前頸筋群の切離による喉頭挙上制限，反回神経麻痺，残存食道と再建臓器の吻合部の瘢痕狭窄などによって嚥下障害が起こり得る。したがって，術後の呼吸器合併症予防のためには，嚥下に関しても適切な評価や訓練を行うことが必要と考えられるが，未だランダム化比較試験など質の高い研究はない。

Berryら[4]は，食道がん術後の患者に対し，口腔の動き，唾液嚥下時の喉頭挙上，少量の氷片や液体を嚥下したとき

の咳や声の観察などのベッドサイドでのスクリーニングを行い，必要に応じて嚥下造影検査等を行って経口摂取の可否や食形態を決定する「食道がん術後嚥下障害の包括的評価」を実施し，その評価を行っていなかった時期（ヒストリカルコントロール）と比較して，肺炎の発症頻度が減少したことを報告した。Kumaiら[5]は，3領域リンパ節郭清を伴う食道がん術後2〜3週間以内の患者に嚥下造影検査を行い，喉頭挙上の低下が誤嚥と有意に関係していることを示し，「chin-down combined with supraglottic swallow（頸部屈曲位での息こらえ嚥下）」で嚥下造影上の誤嚥スコアが改善したこと報告しており，これらの訓練が有用である可能性を示唆した。

文献

1) Lin KY, Shun SC, Lai YH, et al. Comparison of the effects of a supervised exercise program and usual care in patients with colorectal cancer undergoing chemotherapy. Cancer Nurs. 2014；37：e21-9.
2) Courneya KS, Friedenreich CM, Quinney HA, et al. A randomized trial of exercise and quality of life in colorectal cancer survivors. Eur J Cancer Care (Engl). 2003；12：347-57.
3) Devin JL, Sax AT, Hughes GI, et al. The influence of high-intensity compared with moderate-intensity exercise training on cardiorespiratory fitness and body composition in colorectal cancer survivors: a randomised controlled trial. J Cancer Surviv. 2016；10：467-79.
4) Fagevik Olsén M, Kjellby Wendt G, Hammerlid E, et al. Effects of a Training Intervention for Enhancing Recovery after Ivor-Lewis Esophagus Surgery: A Randomized Controlled Trial. Scand J Surg. 2017；106：116-25.
5) Houborg KB, Jensen MB, Rasmussen P, et al. Postoperative physical training following colorectal surgery: a randomised, placebo-controlled study. Scand J Surg. 2006；95：17-22.

付記文献

1) Wang Q, Suo J, Jiang J, et al. Effectiveness of fast-track rehabilitation vs conventional care in laparoscopic colorectal resection for elderly patients: a randomized trial. Colorectal Dis. 2012；14：1009-13.
2) Lee SM, Kang SB, Jang JH, et al. Early rehabilitation versus conventional care after laparoscopic rectal surgery: a prospective, randomized, controlled trial. Surg Endosc. 2013；27：3902-9.
3) Lee SY, Cheon HJ, Kim SJ, et al. Clinical predictors of aspiration after esophagectomy in esophageal cancer patients. Support Care Cancer. 2016；24：295-9.
4) Berry MF, Atkins BZ, Tong BC, et al. A comprehensive evaluation for aspiration after esophagectomy reduces the incidence of postoperative pneumonia. J Thorac Cardiovasc Surg. 2010；140：1266-71.
5) Kumai Y, Samejima Y, Watanabe M, et al. Videofluoroscopic evaluation of pharyngeal swallowing dysfunction after esophagectomy with three-field lymph node dissection. Eur Arch Otorhinolaryngol. 2017；274：321-6.

第 4 章

前立腺がん

CQ 01 前立腺がん患者に対して、リハビリテーション治療（運動療法）を行うことは、行わない場合に比べて推奨されるか？

> **推奨** 前立腺がん患者に対して、リハビリテーション治療（運動療法）を行うことを提案する。
>
> グレード **2B** 推奨の強さ 弱い推奨　エビデンスの確実性 中

重要臨床課題の確認

　前立腺がんでは、長期間のホルモン療法（アンドロゲン遮断療法、androgen-deprivation therapy；ADT）を要することが多く、倦怠感、心理的影響、筋肉量の低下、身体機能やQOLの低下が引き起こされ、心大血管疾患のリスクも上昇する。これに対し運動療法を行う報告は2000年代からみられ始め、本ガイドライン初版では、ADT、放射線療法中の患者に運動療法を行うことは運動耐容能、筋力、QOLなどの改善に有用であるとして推奨した。その後、治療中の患者だけでなく治療後の患者を対象にした報告や、さまざまなアウトカムに対する報告が得られてきている。そこで今回の改訂では、新しい知見を加え、前立腺がん治療中・治療後の運動療法の有効性について検討した。

エビデンス評価

各アウトカムの結果

①運動耐容能の改善（重要性8、エビデンスの強さ：B）

・検索

　系統的文献検索を行い、メタアナリシス1件、ランダム化比較試験11件を採用した。

・評価

　Bourke ら[1]は、前立腺がん患者（治療はさまざま）に対し運動療法を行ったランダム化比較試験16件のシステマティックレビュー、メタアナリシスを行い、介入後の運動耐容能は、対照群と有意差がなかった。

【治療中の患者を対象とした報告】

　Bourke ら[3]は、長期間（平均33カ月）のADTを行っている、進行し（局所的だが進行、もしくは遠隔転移がある）、活動性が低い前立腺がん患者に対し、監督下で週2回・在宅で週1回（後半6週間は監督下週1回・在宅で週2回）、予想最高心拍数の55～75％の有酸素運動30分と、60％1RMの負荷で8～12回の筋力増強訓練を組み合わせた運動療法を週3回、計12週間行い、12週後、6カ月後の最大下トレッドミルテストで評価された運動耐容能は、対照群に比べ有意に改善していた。Galvão ら[4]は、ADTを行っている、骨転移がない前立腺がん患者に対し、監督下で、最高心拍数の65～80％の有酸素運動15～20分と、6～12RMの負荷で6～12回の筋力増強訓練を組み合わせた運動療法を週2回、12週間行い、12週後の400m歩行速度は、対照群に比べよい傾向ではあったが有意ではなかった。6m歩行や、6m後ろ歩き（バランス評価）は有意に改善していた。Cormie ら[5]は、ADTを開始した前立腺がん患者に対し、監督下で、予想最高心拍数の70～85％の有酸素運動20～30分と、60～85％1RMの筋力増強訓練6～12

回を，週2回，3カ月行い，3カ月後の400m歩行時間や最高酸素摂取量が，対照群に比べ有意に改善していた。Uthら[6]は，ADTを6カ月以上行っている，76歳未満の前立腺がん患者に対し，最高心拍数の70〜100%の有酸素運動（フットボールの練習とゲーム）を12週間行い，最高酸素摂取量で評価された運動耐容能は，対照群と比べよい傾向ではあったが，有意差がなかった。Nilsenら[7]は，ADTと高用量放射線療法が開始された前立腺がん患者に対し，監督下で，マシンでの9種類の筋力増強訓練を，徐々に負荷を増やして16週間行い，シャトルウォーキングテストで評価された運動耐容能の有意な改善を認めた。Segalら[8]は，放射線療法が開始された（そのうち約60%がADT中）前立腺がん患者に対し，監督下で，①60〜70%1RMの筋力増強訓練を8〜12回，週3回，②最大酸素摂取量の60%から70〜75%の有酸素運動を15分から45分に漸増して週3回，③通常ケア，の3群で24週間介入を行い，筋力増強訓練群では通常ケア群に比べて，最大酸素摂取量で評価される運動耐容能は有意に改善していた。有酸素運動群では通常ケア群に比べて，最大酸素摂取量で評価される運動耐容能はよい傾向ではあったが有意ではなかった。Mongaら[9]は，転移がなく局所放射線療法を行っている前立腺がん患者に対し，監督下で，心拍予備能の65%の有酸素運動を30分，週3回，8週間行い，最大下Bruce treadmill testで評価された運動耐容能が，対照群に比べ有意に改善していた。Hojanら[10]は，放射線療法中の前立腺がん患者に対し，監督下で，予測最高心拍数の65〜70%の有酸素運動を30分，70〜75%1RMの筋力増強訓練を8回・2セットを，週5回，8週間行い，対照群に比べ6分間歩行テストで評価される運動耐容能の改善を認めた。

【治療後の患者を対象とした報告】

Cormieら[11]は，骨転移がある（骨盤，腰椎，肋骨など）治療後の前立腺がん患者に対し，監督下で，8〜12RMの筋力増強訓練8〜12回を週2回と，在宅を基盤とした有酸素運動（週150分以上を指導）を12週間行い，12週後の400m歩行時間や6m歩行時間が，対照群に比べて有意に改善していた。Galvãoら[12]は，骨転移がない，治療後の前立腺がん患者に対し，監督下で最高心拍数の75〜80%の有酸素運動20〜30分と6〜12RMの負荷で6〜12回の筋力訓練を週2回，在宅での有酸素運動を週2回を6カ月，その後6カ月在宅基盤で上記の運動療法を継続し，6カ月後，12カ月後の400m歩行速度は，対照群に比べ有意に改善していた。Jonesら[13]は，根治術後の前立腺がん患者に対し，監督下で，最高酸素摂取量の55〜100%の有酸素運動を30〜45分，週5回，6カ月行い，最高酸素摂取量は，対照群と比較して有意な改善はなかった。

・統合

運動耐容能についてランダム化比較試験9件をメタアナリシスしたところ，対照群との有意差はなかった。一方，放射線療法が中心の時期や治療後に限ると，それぞれ対照群に比べ有意に運動耐容能の改善を認めたため，エビデンスの強さはBとした。

②身体活動性の改善（重要性8，エビデンスの強さ：A）

・検索

系統的文献検索を行い，ランダム化比較試験3件を採用した。

・評価

Winters-Stoneら[14]は，ADT中もしくは治療後の前立腺がん患者に対し，監督下で，パートナーとともに，徐々に負荷を上げる筋力増強訓練とグループ訓練を週2回行い，身体活動量は，対照群に比べて有意に改善していた。Culos-Reedら[15]は，ADT中の前立腺がん患者に対し，在宅を基盤とした，有酸素運動と筋力増強訓練および週1回のグループ訓練を16週間行い，Leisure score indexで評価された身体活動性は，対照群に比べ有意に改善していた。Livingstonら[16]は，治療後の前立腺がん患者に対し，週3回の運動療法（週2回は監督下，1回は在宅）を12週間行い，高強度の活動の活動時間が，対照群に比べて有意に増加した。

・統合

　身体活動性は，介入群で有意に拡大し，エビデンスの強さは A とした。

③ QOL の改善（重要性 7，エビデンスの強さ：A）

・検索

　系統的文献検索を行い，システマティックレビューおよびメタアナリシス 1 件，ランダム化比較試験 14 件を採用した。

・評価

　Vashistha ら [17] は，前立腺がん患者に対し運動療法を行っている報告で，アウトカムとして QOL や精神心理面を評価しているランダム化比較試験 13 件をメタアナリシスし，介入により，対照群に比べて有意に QOL が改善するとした。

【治療中の患者を対象とした報告】

　Segal ら [18] は，ADT 中の前立腺がん患者に対し，60〜70％1RM の筋力増強訓練 8〜12 回を 2 セット，週 3 回行い，Functional Assessment of Cancer Therapy-Prostate（FACT-P）で評価された QOL は対照群に比べ有意に改善していた。Buffart ら [19] は，ADT 中の前立腺がん患者に対し，グループで，予想最大心拍数の 65〜80％の有酸素運動 15〜20 分と 12〜6RM の筋力増強訓練 2〜4 セットを週 2 回，12 週間行い，SF-36，The European Organization for Research and Treatment of Cancer（EORTC）QLQ-C30 で評価された QOL（general health）の有意な改善を認めた。Bourke ら [3] の前述の介入では，12 週後の FACT-P で評価された QOL は，対照群に比べ有意に改善していたが，6 カ月後には有意差がなかった。Cormie ら [5] の前述の介入では，3 カ月後の SF-36 の social functioning, mental health, EORTC QLQ-PR25 の sexual activity, sexual function の項目は，対照群に比べ有意な改善を認めた。Galvão ら [4] の前述の介入では，12 週後の SF-36 の general health の項目は，対照群に比べ有意に改善していた。Culos-Reed ら [15] の前述の介入では，EORTC QLQ-C30 で評価された QOL は，対照群と比べて有意差がなかった。Segal ら [8] の前述の介入では，筋力訓練群では対照群に比べて，FACT-P で評価される QOL（general scale）は有意に改善していた。有酸素運動群では対照群と比べて有意差がなかった。Winters-Stone ら [14] の前述の介入では，SF-36 の physical function は，対照群と比べて有意差がなかった。Hojan ら [10] の前述の介入では，EORTC QLQ-C30 の physical, emotional, cognitive function, QLQ-PR23 での incontinence aid の項目で，対照群に比べ有意な改善を認めた。Monga ら [9] の前述の介入では，FACT-P，FACT-General での physical well-being, social-well-being の項目で，対照群に比べ有意な改善を認めた。

【治療後の患者を対象とした報告】

　Cormie ら [11] の前述の介入では，12 週後の FACT-bone pain や SF-36 で評価された QOL は，対照群と比べて有意差はなかった。Livingston ら [16] の前述の介入では，EORTC QLQ-C30 で評価された QOL は，対照群と比べて有意差はなかった。Galvão ら [12] の前述の介入では，6 カ月後には SF-36 の physical functioning や role physical, social functioning, mental health，12 カ月後には physical functioning と role emotional の項目が，対照群に比べ有意に改善していた。

・統合

　治療中も治療後も，QOL もしくはその一部項目において，介入群で，対照群に比べて有意な改善を示している。メタアナリシスでも有意な改善が示されており，エビデンスの強さは A とした。

④ 倦怠感の改善（重要性 7，エビデンスの強さ：A）

・検索

　系統的文献検索を行い，システマティックレビューおよびメタアナリシス 1 件，ランダム化比較試験

12件を採用した。

・評価

Vashistha ら[17]は，ランダム化比較試験13件をメタアナリシスし，介入により，対照群に比べて有意に倦怠感が改善するとした。

【治療中の患者を対象とした報告】

Bourke ら[3]の前述の介入では，12週後，6カ月後のFACT-Fatigueで評価された倦怠感は，対照群に比べ有意に改善していた。Cormie ら[5]の前述の介入では，3カ月後のFunctional Assessment of Chronic Illness Therapy（FACIT）-fatigueで評価された倦怠感は，対照群に比べ有意に改善していた。Galvão ら[4]の前述の介入では，12週後のEORTC QLQ-C30で評価された倦怠感は，対照群に比べ有意に改善していた。Segal ら[18]の前述の介入では，FACT-Fで評価された倦怠感は，対照群に比べ有意に改善していた。Segal ら[8]の前述の介入では，筋力増強訓練群および有酸素運動群で，FACT-Fで評価された倦怠感は，対照群に比べ有意に改善していた。Culos-Reed ら[15]の前述の介入では，Fatigue severity scaleで評価された倦怠感は，対照群と比べて有意差がなかった。Windsor ら[20]は，局所放射線療法を行う前立腺がん患者に対し，予測最大心拍数の60〜70％の有酸素運動を30分，週3回，8週間（放射線療法中）行い，8週後にBrief Fatigue Inventoryで評価された倦怠感は，対照群と比べて有意差がなかった。Monga ら[9]の前述の介入では，Piper Fatigue Scaleで評価された倦怠感が，対照群に比べ有意に改善していた。Hojan ら[10]の前述の介入では，FACT-Fで評価された倦怠感が，対照群に比べ有意に改善していた。

【治療後の患者を対象とした報告】

Cormie ら[11]の前述の介入では，12週後のMultidimentional Fatigue Symptom Inventory-Short Formで評価された倦怠感は，対照群と比べて有意差がなかった。Jones ら[13]の前述の介入では，FACT-Fで評価された倦怠感は，対照群と比べて有意差がなかった。Winters-Stone ら[14]の前述の介入では，SF-36の倦怠感の項目は，対照群と比べて有意差がなかった。

・統合

倦怠感は，メタアナリシスでも有意な改善が示されており，エビデンスの強さはAとした。ただし，治療後の患者に対する介入では，有意な改善はみられていない。

⑤筋力の改善（重要性7，エビデンスの強さ：A）

・検索

系統的文献検索を行い，システマティックレビューおよびメタアナリシス1件，ランダム化比較試験10件を採用した。

・評価

Keilani ら[21]は，前立腺がん患者に対し，筋力増強訓練を行っている32論文をシステマティックレビュー，メタアナリシスし，介入により，対照群に比べて，有意な筋力の改善がみられたことを示した。

【治療中の患者を対象とした報告】

Galvão ら[4]の前述の介入では，12週後の筋力（chest press, seated row, leg press, leg extensionの最大出力値）は，対照群に比べ有意に改善していた。Segal ら[18]の前述の介入では，上下肢筋力は，対照群に比べ有意に改善していた。Segal ら[8]の前述の介入では，筋力訓練群では，leg press, chest pressで評価される上下肢筋力は，対照群に比べ有意に改善していた。有酸素運動群では，上肢筋力のみ，対照群に比べ有意に改善していた。Cormie ら[5]の前述の介入では，6カ月後，12カ月後の筋力（chest press, leg pressの最大出力値）は，対照群に比べ有意に改善していた。Uth ら[6]の前述の介入では，筋力（knee extension）は，対照群に比べ有意に改善していた。Nilsen ら[7]の前述の介入では，leg press, chest press, shoulder press での最大筋出力は，対照群に比べ有意に改善していた。Winters-Stone ら[14]の前述の介入では，上肢筋力は，対照群に比べ有意に改善していた。Monga ら[9]の前述の介入では，stand-and-sit test で評価された筋力は，対照群に比べ有意に改善していた。

【治療後の患者を対象とした報告】

Park ら[22]は，前立腺全摘術を受けた前立腺がん患者に対し，監督下で，心拍予備能の 45～75％の有酸素運動 60 分，筋力増強訓練および骨盤底筋筋力訓練（Kegel 訓練）を週 2 回，12 週間行い，下肢筋力は対照群（骨盤底筋筋力訓練のみ）に比べ有意に改善していた。Cormie ら[11]の前述の介入では，12 週後の下肢筋力（leg extension）は，対照群に比べ有意に改善していた。

・統合

筋力は，メタアナリシスでも有意な改善が示されており，エビデンスの強さは A とした。

⑥体組成の改善（重要性 7，エビデンスの強さ：B）

・検索

系統的文献検索を行い，ランダム化比較試験 8 件を採用した。Primary outcome を体組成（主に徐脂肪体重）にしているもの，もしくは secondary outcome でも DXA 法などで体組成を評価している論文を対象とし，体重や四肢などの周径のみを評価しているものは除いた。

・評価

【治療中の患者を対象とした報告】

Galvão ら[4]の前述の介入では，12 週後の徐脂肪体重は，対照群に比べ有意に改善していた。Segal ら[8]の前述の介入では，体脂肪率が，筋力増強訓練群では対照群に比べ有意に改善していたが，有酸素運動群では対照群と比べて有意差がなかった。Cormie ら[5]の前述の介入では，3 カ月後の腹部徐脂肪量と体脂肪量は，対照群に比べ有意に改善していた。Uth ら[6]の前述の介入では，徐脂肪体重は，対照群に比べ有意に改善していた。

Winters-Stone ら[23]は，ADT 中の前立腺がん患者に対し，「骨粗鬆症予防のためのハイインパクトな運動を含む筋力増強訓練プログラム」を，監督下で週 2 回と在宅で週 1 回，12 カ月行い，12 カ月後の骨密度は，対照群に比べ有意に良好（保たれていた）であった。

【治療後の患者を対象とした報告】

Cormie ら[11]の前述の介入では，12 週後の徐脂肪体重は，対照群に比べ有意に改善していた。Galvão ら[12]の前述の介入では，6 カ月後の腹部筋量は，対照群に比べ有意に改善していたが，12 カ月後では有意差がなかった。Winters-Stone ら[14]の前述の介入では，徐脂肪体重などの体組成は，対照群と比べて有意差がなかった。

・統合

評価方法や実施時期により結果に差があるが，治療中の除脂肪体重は，筋力増強訓練が含まれる介入により対照群に比べて有意に改善しており，エビデンスの強さは B とした。骨量に関しても，1 件のみであるが，有意な改善を認めた。

⑦精神心理面の改善（重要性 6，エビデンスの強さ：B）

・検索

系統的文献検索を行い，システマティックレビューおよびメタアナリシス 1 件，ランダム化比較試験 7 件を採用した。

・評価

Newby ら[24]は，前立腺がん患者のうつ症状に対する介入を行っている報告をシステマティックレビューし，身体的介入を行っている 4 論文についてメタアナリシスを行い，対照群と比べて有意差がな

かった（1対1の心理療法やピアサポートでは有意な改善あり）。

【治療中の患者を対象とした報告】

Berglundら[25]は，前立腺がん患者に対し，①週60分の身体トレーニング群，②情報提供，③その両方，④対照群の4群に分けて7週間の介入を行い，いずれの介入群もHospital Anxiety and Depression Scaleで評価されたうつ症状は，対照群と比べて有意差がなかった。Cormieら[5]の前述の介入では，3カ月後のThe Brief Symptom Inventory-18（BSI-18）で有意な改善を認めた。Culos-Reedら[15]の前述の介入では，The Center for Epidemiologic Studies-Depression Scale（CES-D）で評価されたうつ症状は，対照群と比べて有意差がなかった。Mongaら[9]の前述の介入では，Beck Depression Inventoryで評価されたうつ症状が，対照群に比べ有意に改善していた。

【治療後の患者を対象とした報告】

Carmack Taylorら[26]は，毎週もしくは隔週90分，理学療法士の指導も含む活動量を増やす認知行動療法を行い，6カ月後のCES-Dで評価されるうつ症状は，対照群と比べて有意差がなかった。Cormieら[11]の前述の介入では，12週後のBSI-18で評価されたうつ・不安などの心理的苦痛は，対照群と比べて有意差がなかった。Livingstonら[16]の前述の介入では，Memorial Anxiety Scaleで評価された不安が，対照群に比べ有意に改善していた。

・統合

うつ症状をアウトカムとしているランダム化比較試験4件のメタアナリシスでは，対照群と比べて有意差がなかった。ただし，治療中の患者に対してのランダム化比較試験2件で，対照群に比べて有意な改善があり，エビデンスの強さはBとした。

⑧性機能の改善（重要性6，エビデンスの強さ：C）

・検索

系統的文献検索を行い，ランダム化比較試験3件を採用した。

・評価

Dieperinkら[27]は，放射線療法およびADT中の前立腺がん患者に対し，放射線療法12週前から治療中4週間とその後21～22週間，骨盤底筋群筋力訓練と，低強度以上のウォーキングを毎日30分以上行うリハビリテーション治療を行い，The Extended Prostate Cancer Index Compositeで評価される性機能スコアは，対照群と比べて有意差がなかった。Jonesら[13]の前述の介入では，性機能スコアは，対照群と比べて有意差がなかった。Cormieら[5]の前述の介入では，3カ月後のEORTC QLQ-PR25のsexual functionは，対照群と比べて有意差がなかった。

・統合

性機能としては，有意差が示されていない。間接的な指標ではあるが，QOLの性機能のドメインで有意差がある報告があるため，エビデンスの強さはCとした。

⑨有害事象の発生（重要性7，エビデンスの強さ：C）

Cormieら[11]は，骨転移がある（骨盤，腰椎，肋骨など）患者に対し，監督下での筋力増強訓練を中心とした運動療法を行い，リハビリテーション治療中の骨有害事象はなく，高い参加率（83％），アドヒアランス（93％）を報告した。その他の報告でも，介入による有害事象の増加は報告されていない。

・統合

報告から確認できた範囲内で有害事象の報告はなく，有害事象の増加はないと考えられた。

> **CQに対するエビデンスの総括**
> 重大なアウトカムに関する全体的なエビデンスの強さ：B（中）

益と害のバランス評価

　益（望ましい効果）として，運動耐容能，身体活動，QOL，倦怠感，筋力，体組成の改善がみられた。一方，害（望ましくない効果）として，有害事象の増加は認められなかった。以上より，益が害を大きく上回っており，その効果の差は大きいと判断した。

患者の価値観・希望

　害が少なく益が大きい治療であるため，多くの患者が行うことを希望すると考えられ，確実性は高く，多様性は低い。

コスト評価，臨床適応性

・コスト評価
　ADT中，放射線療法中，サバイバー期とさまざまな治療時期の報告があるが，多くは監督下で行われている。入院中には，「がん患者リハビリテーション料」の診療報酬算定により保険診療で実施できる。一方，外来では，「がん患者リハビリテーション料」の算定要件を満たさないため（入院中に限定される），保険診療で実施することはできない。
・臨床適応性（外的妥当性）
　多くのがん専門医療機関では，入院中には保険診療により，リハビリテーション科医，リハビリテーション専門職（理学療法士等）から構成されるリハビリテーションチームの体制のもとで，監督下での運動療法（supervised-exercise）を行うことができるため，臨床適応性は高い。
　一方，外来では，保険診療の適応外になるため，監督下での運動療法および専門スタッフの監督なしで行う，在宅を基盤とした運動療法（home-based exercise）ともに，実施可能な医療機関は少なく現状では臨床適応性は低い。

総合評価

前立腺がん患者に対して，リハビリテーション治療（運動療法）を行うことを提案する。
　前立腺がん患者に対して，リハビリテーション治療（運動療法）を行うことは，運動耐容能，身体活動，倦怠感，QOL，筋力，体組成の改善があり，うつ症状や性機能もよい傾向がみられた。重要なアウトカムに対するエビデンスは高く，益と害のバランスは確実である（益の確実性が高い）。患者の価値観も確実性が高く，多様性は低い（一致している）。ただし，ADTは治療期間も長く，その間医療機関で運動療法を継続することは臨床適応性という点で困難である面が大きいと考え，提案（弱い推奨）にとどめた。

■投票結果

行うことを推奨 (推奨度1:強い推奨)	行うことを提案 (推奨度2:弱い推奨)	推奨度 決定不能	行わないことを提案 (推奨度2:弱い推奨)	行わないことを推奨 (推奨度1:強い推奨)
38% (6/16)	56% (9/16)	0% (0/16)	0% (0/16)	6% (1/16)

文献

1) Bourke L, Smith D, Steed L, et al. Exercise for Men with Prostate Cancer: A Systematic Review and Meta-analysis. Eur Urol. 2016;69:693-703.
2) Bourke L, Doll H, Crank H, et al. Lifestyle intervention in men with advanced prostate cancer receiving androgen suppression therapy: a feasibility study. Cancer Epidemiol Biomarkers Prev. 2011;20:647-57.
3) Bourke L, Gilbert S, Hooper R, et al. Lifestyle changes for improving disease-specific quality of life in sedentary men on long-term androgen-deprivation therapy for advanced prostate cancer: a randomised controlled trial. Eur Urol. 2014;65:865-72.
4) Galvão DA, Taaffe DR, Spry N, et al. Combined resistance and aerobic exercise program reverses muscle loss in men undergoing androgen suppression therapy for prostate cancer without bone metastases: a randomized controlled trial. J Clin Oncol. 2010;28:340-7.
5) Cormie P, Galvão DA, Spry N, et al. Can supervised exercise prevent treatment toxicity in patients with prostate cancer initiating androgen-deprivation therapy: a randomised controlled trial. BJU Int. 2015;115:256-66.
6) Uth J, Hornstrup T, Schmidt JF, et al. Football training improves lean body mass in men with prostate cancer undergoing androgen deprivation therapy. Scand J Med Sci Sports. 2014;24(Suppl 1):105-12.
7) Nilsen TS, Raastad T, Skovlund E, et al. Effects of strength training on body composition, physical functioning, and quality of life in prostate cancer patients during androgen deprivation therapy. Acta Oncol. 2015;54:1805-13.
8) Segal RJ, Reid RD, Courneya KS, et al. Randomized controlled trial of resistance or aerobic exercise in men receiving radiation therapy for prostate cancer. J Clin Oncol. 2009;27:344-51.
9) Monga U, Garber SL, Thornby J, et al. Exercise prevents fatigue and improves quality of life in prostate cancer patients undergoing radiotherapy. Arch Phys Med Rehabil. 2007;88:1416-22.
10) Hojan K, Kwiatkowska-Borowczyk E, Leporowska E, et al. Physical exercise for functional capacity, blood immune function, fatigue, and quality of life in high-risk prostate cancer patients during radiotherapy: a prospective, randomized clinical study. Eur J Phys Rehabil Med. 2016;52:489-501.
11) Cormie P, Newton RU, Spry N, et al. Safety and efficacy of resistance exercise in prostate cancer patients with bone metastases. Prostate Cancer Prostatic Dis. 2013;16:328-35.
12) Galvão DA, Spry N, Denham J, et al. A multicentre year-long randomised controlled trial of exercise training targeting physical functioning in men with prostate cancer previously treated with androgen suppression and radiation from TROG 03.04 RADAR. Eur Urol. 2014;65:856-64.
13) Jones LW, Hornsby WE, Freedland SJ, et al. Effects of nonlinear aerobic training on erectile dysfunction and cardiovascular function following radical prostatectomy for clinically localized prostate cancer. Eur Urol. 2014;65:852-5.
14) Winters-Stone KM, Lyons KS, Dobek J, et al. Benefits of partnered strength training for prostate cancer survivors and spouses: results from a randomized controlled trial of the Exercising Together project. J Cancer Surviv. 2016;10:633-44.
15) Culos-Reed SN, Robinson JW, Lau H, et al. Physical activity for men receiving androgen deprivation therapy for prostate cancer: benefits from a 16-week intervention. Support Care Cancer. 2010;18:591-9.
16) Livingston PM, Craike MJ, Salmon J, et al. Effects of a clinician referral and exercise program for men who

have completed active treatment for prostate cancer: A multicenter cluster randomized controlled trial (ENGAGE). Cancer. 2015 ; 121 : 2646-54.
17) Vashistha V, Singh B, Kaur S, et al. The Effects of Exercise on Fatigue, Quality of Life, and Psychological Function for Men with Prostate Cancer: Systematic Review and Meta-analyses. Eur Urol Focus. 2016 ; 2 : 284-95.
18) Segal RJ, Reid RD, Courneya KS, et al. Resistance exercise in men receiving androgen deprivation therapy for prostate cancer. J Clin Oncol. 2003 ; 21 : 1653-9.
19) Buffart LM, Galvão DA, Chinapaw MJ, et al. Mediators of the resistance and aerobic exercise intervention effect on physical and general health in men undergoing androgen deprivation therapy for prostate cancer. Cancer. 2014 ; 120 : 294-301.
20) Windsor PM, Nicol KF, Potter J. A randomized, controlled trial of aerobic exercise for treatment-related fatigue in men receiving radical external beam radiotherapy for localized prostate carcinoma. Cancer. 2004 ; 101 : 550-7.
21) Keilani M, Hasenoehrl T, Baumann L, et al. Effects of resistance exercise in prostate cancer patients: a meta-analysis. Support Care Cancer. 2017 ; 25 : 2953-68.
22) Park SW, Kim TN, Nam JK, et al. Recovery of overall exercise ability, quality of life, and continence after 12-week combined exercise intervention in elderly patients who underwent radical prostatectomy: a randomized controlled study. Urology. 2012 ; 80 : 299-305.
23) Winters-Stone KM, Dobek JC, Bennett JA, et al. Skeletal response to resistance and impact training in prostate cancer survivors. Med Sci Sports Exerc. 2014 ; 46 : 1482-8.
24) Newby TA, Graff JN, Ganzini LK, et al. Interventions that may reduce depressive symptoms among prostate cancer patients: a systematic review and meta-analysis. Psychooncology. 2015 ; 24 : 1686-93.
25) Berglund G, Petersson LM, Eriksson KC, et al. "Between Men": a psychosocial rehabilitation programme for men with prostate cancer. Acta Oncol. 2007 ; 46 : 83-9.
26) Carmack Taylor CL, Demoor C, Smith MA, et al. Active for Life After Cancer: a randomized trial examining a lifestyle physical activity program for prostate cancer patients. Psychooncology. 2006 ; 15 : 847-62.
27) Dieperink KB, Johansen C, Hansen S, et al. The effects of multidisciplinary rehabilitation: RePCa-a randomised study among primary prostate cancer patients. Br J Cancer. 2013 ; 109 : 3005-13.

CQ 02 尿失禁のリスクがある前立腺がん術後患者に対して，リハビリテーション治療（骨盤底筋筋力訓練）を行うことは，行わない場合に比べて推奨されるか？

> **推奨** 尿失禁のリスクがある前立腺がん術後患者に対して，リハビリテーション治療（骨盤底筋筋力訓練）を行うことを提案する。
>
> グレード **2B** 推奨の強さ 弱い推奨　エビデンスの確実性 中

重要臨床課題の確認

前立腺がんに対する前立腺全摘術においては術後尿失禁が起こりやすく，QOL低下の原因になる。これに対し，骨盤底筋筋力訓練が以前から行われ，一定の効果が報告され，本ガイドライン初版でもグレードAで推奨した。しかし，その後2012年のコクラン・レビューでは，従来の方法での骨盤底筋筋力訓練の効果は不確実とされ，術前から骨盤底筋筋力訓練を開始し訓練期間を増やした介入など，新たな介入の報告も増えてきている。そこで今回の改訂では，新たな知見を加え，リハビリテーション治療（骨盤底筋筋力訓練）の有効性を検討した。

エビデンス評価

各アウトカムの結果

①尿失禁の軽減（重要性8，エビデンスの強さ：B）

・検索

系統的文献検索を行い，システマティックレビューおよびメタアナリシス2件，ランダム化比較試験11件を採用した。「術後尿失禁がある患者への介入（何らかの方法でスクリーニングし，術後尿失禁がある患者のみ対象者にする）」と「術前からもしくは術後の予防的介入（リスクのある患者全員を対象者にする）」に分けて評価する。

・評価

【術後尿失禁がある患者への介入】

Andersonら[1]は，術後尿失禁がある患者に対する保存的な療法〔術前・術後・術前後骨盤底筋筋力訓練（バイオフィードバックの有無は問わない），術後電気もしくは磁気刺激〕に関してシステマティックレビューおよびメタアナリシスを行い，術後の骨盤底筋筋力訓練で，早期（術後3カ月以内），中期（6カ月），晩期（1年後）いずれの時期でも，尿失禁がある患者数は対照群と変わらないとした。1日のなかでの失禁の回数を調べた2報告のメタアナリシスでは，3カ月以内の失禁の回数が，対照群に比べて有意に少なかった。

Glazenerら[2]は，イギリスの34のセンターで前立腺がんの手術（開腹約8割・腹腔鏡2割）を受け，術後6週の時点で尿失禁症状がある患者に対し，3カ月で4回の排泄ケア専門の理学療法士や看護師による骨盤底筋筋力訓練を行い，1年後の尿失禁者の数・尿失禁スコアは，対照群と比べて有意差がなかった。Dubbelmanら[3]は，尿道カテーテル抜去後1週の時点で尿失禁症状がある患者に対して，理学療法士監

督下での9回までの骨盤底筋筋力訓練を行い，4週，8週，12週，26週時点で尿失禁のある患者数は，対照群と比べて有意差がなかった。Frankeら[4]は，術後6週の時点で尿失禁がある患者に対して，術後筋電図フィードバック下での骨盤底筋筋力訓練を，6週，7週，9週，11週，16週目に行い，終了後尿失禁のある患者数は対照群と比べて有意差がなかった。Goodeら[5]は，1年以上尿失禁がある患者に対し，①骨盤底筋筋力訓練と行動療法，②行動療法とバイオフィードバックおよび電気刺激を8週間のうちに4回以上行い，3カ月以内の尿失禁回数（排尿日記による）が，対照群に比べて有意に少なかった（6カ月後，12カ月後は有意差なし）。Manasseroら[6]は，尿道カテーテル抜去後1週の時点で尿失禁症状がある患者に対して，収縮をフィードバックしながらの「骨盤底筋筋力訓練再教育プログラム」と在宅で毎日45～90回の骨盤底筋筋力訓練を，尿失禁がなくなるまで継続し，1カ月，3カ月，6カ月後に尿失禁のある患者数は，対照群に比べて有意に少なかった。Mooreら[7]は，術後8週間以上尿失禁がある患者に対し，①在宅で骨盤底筋筋力訓練を1日30分，週3回，②在宅で骨盤底筋筋力訓練に加え，理学療法士による30分，週2回の骨盤底筋筋力訓練と電気刺激を12週間行い，12週，16週，24週後の尿失禁のある患者数は，両介入群とも対照群と比べて有意差がなかった。Mooreら[8]は，尿道カテーテル抜去後4週の時点で尿失禁症状がある患者に対して，バイオフィードバック下での30分の骨盤底筋筋力訓練を週1回，在宅で骨盤底筋筋力訓練を週2～3回，尿失禁がなくなるまで最大24週間行い，尿失禁のある患者数は，対照群と比べて有意差がなかった。Van Kampenら[9]は，尿道カテーテル抜去後4週の時点で尿失禁症状がある患者に対して，退院前に1回と，その後週1回尿失禁がなくなるまで（最長1年間），理学療法，在宅でのバイオフィードバックを用いた骨盤底筋筋力訓練，収縮が非常に弱い場合には電気刺激も併用し，3カ月，1年後に尿失禁のある患者数は対照群に比べて有意に少なかった。Floratosら[10]は，術後4週間もしくは尿道カテーテル抜去後1～2週の時点で尿失禁症状がある患者に対して，①表面筋電図フィードバックでの骨盤底筋筋力訓練を30分，週3回，計15回，②言葉での説明による骨盤底筋筋力訓練を実施し，1カ月，2カ月，3カ月，6カ月後に尿失禁のある患者数は，両介入群とも対照群と比べて有意差がなかった。

【術前から，もしくは術後の予防的介入】

Andersonら[1]は，術前から，もしくは術後全員に予防的に行う保存的な療法に関して，システマティックレビューおよびメタアナリシスを行い，1年後の尿失禁の相対リスクは0.32と，対照群に比して有意に低いことを示した（ただし，パッドテストなど客観的な指標で改善が示された報告はなく，結論の解釈は慎重にすべきであるとしている）。Wangら[11]は，術前から骨盤底筋筋力訓練を行ったRCT5件をメタアナリシスし，早期（術後3カ月以内），中期（6カ月），晩期（1年後）いずれでも尿失禁の頻度は対照群と比べて有意差がないとした。

Balesら[12]は，前立腺がん患者に対し，手術2～4週前から，看護師によるバイオフィードバック下での骨盤底筋筋力訓練を行い，在宅でも1日4回継続し，術後1カ月，3カ月，6カ月後に尿失禁のある患者数は，対照群と比べて有意差がないとした。Burgioら[13]は，術前にバイオフィードバック下での骨盤底筋筋力訓練を行い，在宅でも1日45回行い，術後も指導内容をリマインドした。尿失禁がなくなるまでの期間や6カ月後の尿失禁（咳や歩行などさまざまな動作に伴う）の人数は，対照群に比べて有意に減少していた。Laurienzoら[14]は，①骨盤底筋筋力訓練の口頭での説明（対照群），②術前に理学療法士による骨盤底筋筋力訓練を10回，③術前に理学療法士による骨盤底筋筋力訓練と電気刺激を10回を行い，1カ月，3カ月，6カ月後の尿失禁（パッドテスト）は，両介入群とも対照群と有意差がなかった。Mathewson[15]は，バイオフィードバックを用いた骨盤底筋筋力訓練を15～45回，週3回行うように指導し（education program），尿失禁が続く期間や失禁の回数は，対照群と有意差がなかった。Overgårdら[16]は，尿道カテーテル抜去後すぐから，理学療法士が毎週45分骨盤底筋筋力訓練を1年間指導し（遠

方の患者は DVD 視聴），12 カ月後の尿失禁は，対照群と比べ有意に少なかった。Pareck ら[17] は，術前に 2 回の骨盤底筋筋力訓練の指導と，術後は 3 週間に 1 回は理学療法士監督下で，週 2 回は在宅での骨盤底筋筋力訓練を行い，12 週後の尿失禁は対照群に比して有意に少なかったが，1 年後は有意差がなかった。Riberio ら[18] は，週 1 回はバイオフィードバックを用いた骨盤底筋筋力訓練，週 2 回は在宅での骨盤底筋筋力訓練を 3 カ月行い，12 カ月後の尿失禁がある患者は，対照群に比べ有意に少なかった。Tienforti ら[19] は，術前に 1 回と，尿道カテーテル抜去後すぐからバイオフィードバック下での骨盤底筋筋力訓練を行い，在宅で 1 日 10 分間の構造化されたプログラムを継続した。実施記録をつけ，1 カ月，3 カ月，6 カ月後に経過観察の訪問を受け，尿失禁がなくなるまで継続され，3 カ月，6 カ月後の尿失禁がある患者数，尿失禁スコアは，対照群に比して有意に改善していた。Park ら[20] は，監督下で最大心拍予備能の 45〜75％の有酸素運動 60 分，筋力増強訓練および骨盤底筋筋力訓練（Kegel 訓練）を 12 週間行い，対照群（骨盤底筋筋力訓練のみ）に比べ，尿失禁患者の数や 24 時間パッドテストは有意に改善した。

・統合

ある一定期間（おおむね 4 週間以上）尿失禁が持続している患者に対しては，骨盤底筋筋力訓練の効果は不確実である。一方，リスクがある患者全員に対して，術前から，もしくは術直後から骨盤底筋筋力訓練行うことは，対照群に比べて有意に尿失禁がある患者を減少させた。そのため，エビデンスの強さは B とした。

② QOL の改善（重要性 6，エビデンスの強さ：C）

Manassero ら[6] の前述の介入では，12 カ月後の QOL は，対照群に比べ有意に改善していた。Laurienzo ら[14] の前述の介入では，1 カ月，3 カ月，6 カ月後の ICIQ-SF（International Consultation on Incontinence Questionnaire-Short Form）は，対照群と比べて有意差がなかった。Ribeiro ら[18] の前述の介入では，12 カ月後の QOL，対照群と比べて有意差がなかった。Tienforti ら[19] の前述の介入では，3 カ月，6 カ月後の IPSS（International Prostate Symptom Score）-QOL は，対照群と比べて有意差がなかった。Dijkstra ら[22] の前述の介入では，1 年後の IPSS や KHQ（King's Health Questionnaire）で評価された QOL は，対照群と比べて有意差がなかった。

・統合

QOL については報告が少なく，とくに primary outcome としている報告が少なかった。メタアナリシスで有意差はなく，エビデンスの強さは C とした。

③ 有害事象の出現（害：重要性 7，エビデンスの強さ：D）

Anderson ら[1] のシステマティックレビューで，骨盤底筋筋力訓練中の骨有害事象はないと報告された。その他の有害事象の報告も認めていない。

・統合

確認できた範囲で，介入による有害事象の出現はないと考えられた。

> **CQ に対するエビデンスの総括**
>
> 重大なアウトカムに関する全体的なエビデンスの強さ：B（中）

益と害のバランス評価

益（望ましい効果）として，尿失禁の改善がみられた。一方，害（望ましくない効果）として，有害事象の増加は認められなかった。以上より，益が害を大きく上回っており，その効果の差は大きいと判断した。

患者の価値観・希望

害が少なく益が大きい治療であるため，多くの患者が行うことを希望すると考えられ，確実性は高く，多様性は低い。

コスト評価，臨床適応性

・コスト評価

有効性が示された方法は，術前から，もしくは術直後から，一律に介入を開始し，尿失禁がある間長期間にわたりフォローしていくような介入である。前立腺がんの術前・術後のリハビリテーション治療は，「がん患者リハビリテーション料」の算定基準に含まれないため，保険診療で実施することはできない（指導は，排尿自立指導料での算定も可能）。

・臨床適応性（外的妥当性）

多くのがん専門医療機関では，骨盤底筋筋力訓練の指導は可能であるが，監督下での訓練を繰り返し実施することが可能な医療機関は少ないため，現状では臨床適応性は低い。

総合評価

尿失禁のリスクがある前立腺がん術後患者に対して，リハビリテーション治療（骨盤底筋筋力訓練）を行うことを提案する。

前立腺がん術後患者に対して，リハビリテーション治療（骨盤底筋筋力訓練）を行うことは，行わない場合に比べて尿失禁の改善を認めた。ただし，有意差をもって尿失禁患者が減るのは，「術前から，もしくは術後比較的早期の患者（尿道カテーテル抜去後，おおむね7～10日）に，バイオフィードバックなどを行いながらの監督下での訓練と，その後在宅でも定期的な指導や促しを行う」介入に限られ，同様の介入でもアウトカムに差があるなど，どのような対象に，どのような時期から，そしてどのような頻度や強度，継続期間で行うことが適切かに関してはまだ確立されていない。

推奨決定コンセンサス会議において，委員から出された意見の内容

・手術により損傷が軽度な例が，骨盤底筋筋力訓練が有効である例と考えられるが，それらでは自然回復も多いため，有効性が示されにくいと考えられる。

■投票結果

行うことを推奨 （推奨度1：強い推奨）	行うことを提案 （推奨度2：弱い推奨）	推奨度 決定不能	行わないことを提案 （推奨度2：弱い推奨）	行わないことを推奨 （推奨度1：強い推奨）
25% (4/16)	63% (10/16)	0% (0/16)	6% (1/16)	6% (1/16)

> **付記**

● 尿失禁に対する介入によるアウトカムの比較

　術後尿失禁がある・リスクがある患者に対する保存的な療法には，骨盤底筋筋力訓練，電気刺激もしくは磁気刺激療法がある。骨盤底筋筋力訓練時には，多くの場合バイオフィードバックが併用されている。電気・磁気刺激については，Andersonらがランダム化比較試験4件をシステマティックレビューおよびメタアナリシスし，尿失禁がある患者数は，対照群と比べて有意に少なかったことを示した（どの時点でも）。ただし，それぞれの時点でメタアナリシス可能であったRCTはそれぞれ1～3件であり，サンプルサイズは小さくエビデンスは限定的であったとしている。

文献

1) Anderson CA, Omar MI, Campbell SE, et al. Conservative management for postprostatectomy urinary incontinence. Cochrane Database Syst Rev. 2015：CD001843.
2) Glazener C, Boachie C, Buckley B, et al. Urinary incontinence in men after formal one-to-one pelvic-floor muscle training following radical prostatectomy or transurethral resection of the prostate (MAPS)：two parallel randomised controlled trials. Lancet. 2011；378：328-37.
3) Dubbelman Y, Groen J, Wildhagen M, et al. The recovery of urinary continence after radical retropubic prostatectomy: a randomized trial comparing the effect of physiotherapist-guided pelvic floor muscle exercises with guidance by an instruction folder only. BJU Int. 2010；106：515-22.
4) Franke JJ, Gilbert WB, Grier J, et al. Early post-prostatectomy pelvic floor biofeedback. J Urol. 2000；163：191-3.
5) Goode PS, Burgio KL, Johnson TM, 2nd, et al. Behavioral therapy with or without biofeedback and pelvic floor electrical stimulation for persistent postprostatectomy incontinence: a randomized controlled trial. JAMA. 2011；305：151-9.
6) Manassero F, Traversi C, Ales V, et al. Contribution of early intensive prolonged pelvic floor exercises on urinary continence recovery after bladder neck-sparing radical prostatectomy: results of a prospective controlled randomized trial. Neurourol Urodyn. 2007；26：985-9.
7) Moore KN, Griffiths D, Hughton A. Urinary incontinence after radical prostatectomy: a randomized controlled trial comparing pelvic muscle exercises with or without electrical stimulation. BJU Int. 1999；83：57-65.
8) Moore KN, Valiquette L, Chetner MP, et al. Return to continence after radical retropubic prostatectomy: a randomized trial of verbal and written instructions versus therapist-directed pelvic floor muscle therapy. Urology. 2008；72：1280-6.
9) van Kampen M, De Weerdt W, van Poppel H, et al. Effect of pelvic-floor re-education on duration and degree of incontinence after radical prostatectomy: a randomised controlled trial. Lancet. 2000；355：98-102.
10) Floratos DL, Sonke GS, Rapidou CA, et al. Biofeedback vs verbal feedback as learning tools for pelvic muscle exercises in the early management of urinary incontinence after radical prostatectomy. BJU Int. 2002；89：714-9.
11) Wang G, Jiang ZW, Xu J, et al. Fast-track rehabilitation program vs conventional care after colorectal resection: a randomized clinical trial. World journal of gastroenterology. 2011；17：671-6.
12) Bales GT, Gerber GS, Minor TX, et al. Effect of preoperative biofeedback/pelvic floor training on continence in men undergoing radical prostatectomy. Urology. 2000；56：627-30.
13) Burgio KL, Goode PS, Urban DA, et al. Preoperative biofeedback assisted behavioral training to decrease post-prostatectomy incontinence: a randomized, controlled trial. J Urol. 2006；175：196-201.
14) Laurienzo CE, Sacomani CA, Rodrigues TR, et al. Results of preoperative electrical stimulation of pelvic floor muscles in the continence status following radical retropubic prostatectomy. Int Braz J Urol. 2013；39：182-8.
15) Mathewson-Chapman M. Pelvic muscle exercise/biofeedback for urinary incontinence after prostatectomy: an education program. J Cancer Educ. 1997；12：218-23.

16) Overgård M, Angelsen A, Lydersen S, et al. Does physiotherapist-guided pelvic floor muscle training reduce urinary incontinence after radical prostatectomy? A randomised controlled trial. Eur Urol. 2008 ; 54 : 438-48.
17) Parekh AR, Feng MI, Kirages D, et al. The role of pelvic floor exercises on post-prostatectomy incontinence. J Urol. 2003 ; 170 : 130-3.
18) Ribeiro LH, Prota C, Gomes CM, et al. Long-term effect of early postoperative pelvic floor biofeedback on continence in men undergoing radical prostatectomy: a prospective, randomized, controlled trial. J Urol. 2010 ; 184 : 1034-9.
19) Tienforti D, Sacco E, Marangi F, et al. Efficacy of an assisted low-intensity programme of perioperative pelvic floor muscle training in improving the recovery of continence after radical prostatectomy: a randomized controlled trial. BJU Int. 2012 ; 110 : 1004-10.
20) Park SW, Kim TN, Nam JK, et al. Recovery of overall exercise ability, quality of life, and continence after 12-week combined exercise intervention in elderly patients who underwent radical prostatectomy: a randomized controlled study. Urology. 2012 ; 80 : 299-305.
21) Geraerts I, Van Poppel H, Devoogdt N, et al. Influence of preoperative and postoperative pelvic floor muscle training (PFMT) compared with postoperative PFMT on urinary incontinence after radical prostatectomy: a randomized controlled trial. Eur Urol. 2013 ; 64 : 766-72.
22) Dijkstra-Eshuis J, Van den Bos TW, Splinter R, et al. Effect of preoperative pelvic floor muscle therapy with biofeedback versus standard care on stress urinary incontinence and quality of life in men undergoing laparoscopic radical prostatectomy: a randomised control trial. Neurourol Urodyn. 2015 ; 34 : 144-50.

第 5 章

頭頸部がん

CQ 01 頭頸部がんに対する治療（手術，化学放射線療法）が行われた患者に対して，リハビリテーション治療を行った場合にその治療効果を確認する評価の方法は？

解説

リハビリテーション医療においては，リハビリテーション治療の効果を確認するための評価を行うことは重要である。本ガイドライン初版では頭頸部がん領域の系統的なリハビリテーション評価に関しては，独自性のあるものこそ多くはないが，他の領域でも用いられている適切な評価を行いながらリハビリテーション医療を行うことが推奨された（グレードB）。今回の改訂においては，本ガイドライン初版掲載の評価項目に，2011年以降の文献において新たに加えられた評価法や前回は未掲載であった評価法を追記し，項目および参照文献のみの記述とした。

①音声障害および構音障害の評価

100音節明瞭度テスト[1]，単語明瞭度検査，25単音節明瞭度検査，スクリーニングとしての一定の会話や文章音読から5段階で発話明瞭度を評価する方法[2]，音響分析，聴覚的印象評価（GRBAS尺度），単音節発話明瞭度検査（25単音節/100音節），単語明瞭度検査，文章明瞭度検査，会話明瞭度検査（田口法，会話機能評価基準など），エレクトロパラトグラフィ。

②上肢機能障害の評価

一般的な関節可動域評価および筋力評価，疼痛に対するVisual Analogue Scale（VAS）[3]，能力障害に対するShoulder Disability Questionnaire（SDQ）[4]，日常生活動作（activities of daily living；ADL）に対するDASH質問紙表（The Disability of Arm, Shoulder and Hand）[5,6]，頸部郭清術後機能評価[7]。

③摂食嚥下障害の評価

Repetitive Saliva Swallowing Test（RSST），Modified Water Swallowing Test（MWST），水飲みテスト，嚥下機能評価基準（swallowing ability scale）[8-10]，MTFスコア[9,10]，嚥下造影検査（videofluoroscopic examination of swallowing；VF）および簡易評価法（AsRスコア）[11]，oropharyngeal swallowing efficiency（OPSE）[12]，嚥下内視鏡検査（videoenoscopic examination of swallowing；VE），嚥下シンチグラフィー，Functional Oral Intake Scale（FOIS）[13]，Mann Assessment of Swallowing Ability（MASA）[14]。

④QOLの評価

RANd-36[15]，EORTC（The European Organization for Research and Treatment of Cancer）QLQ-C30[16,17]，EORTC QLQ-H&N35[17]，SF-36 v2[18]，VHI[19]，VR-QOL[20]，University of Washington Quality of Life（UW-QOL）[17,21]，頭頸部がんに関する機能尺度（Performance Status Scale for Head and Neck Cancer；PSS-HN）[22]。

⑤精神状態の評価

Centre for Epidemiological Studies Depression Scale（CES-D）[3]。

頭頸部がんに対する治療（手術，化学放射線療法）が行われた患者に対して，リハビリテーション治療を行った場合にその治療効果を確認する評価の方法について紹介した。

今回のガイドライン改訂では，頭頸部がんのリハビリテーション治療領域における機能障害の多様性や評価項目の幅広さから，重要臨床課題としては扱うが個々の評価の詳細記載や集積した論文の総体的なエビデンス評価は行わず，推奨も決定しないこととし，項目および参照文献のみ掲載した。

文献

1) 横尾聡．口腔癌広範切除症例に対する嚥下機能再建の意義．日口腔科会誌．2008；57：1-18.
2) 松本浩一，篠崎泰久，土屋欣之，他．口腔癌に対する機能温存手術と術後の口腔機能検査およびリハビリテーション．自治医大医紀．2004；27：183-97.
3) van Wilgen CP, Dijkstra PU, van der Laan BF, et al. Shoulder and neck morbidity in quality of life after surgery for head and neck cancer. Head Neck. 2004；26：839-44.
4) van Wouwe M, de Bree R, Kuik DJ, et al. Shoulder morbidity after non-surgical treatment of the neck. Radiother Oncol. 2009；90：196-201.
5) Carr SD, Bowyer D, Cox G. Upper limb dysfunction following selective neck dissection：a retrospective questionnaire study. Head Neck. 2009；31：789-92.
6) 木村紳一郎，荻野匡俊，嘉村陽子，他．日本語版DASHを用いた保存的頸部郭清術後のQOL評価．頭頸部癌．2015；41：458-63.
7) 丹生健一．頭頸部癌患者の機能評価．耳鼻臨床．2010；103：507-13.
8) 藤本保志，松浦秀博，田山二朗，他．口腔・中咽頭癌治療後嚥下機能評価基準の提案とその評価成績．日気管食道会報．1997；48：234-41.
9) 藤本保志，松浦秀博，川端一嘉，他．口腔・中咽頭がん術後嚥下機能の評価 嚥下機能評価基準（Swallowing Ability Scale）の妥当性について．日耳鼻会報．1997；100：1401-7.
10) 藤本保志，丸尾貴志，小澤喜久子，他．術後嚥下機能の評価と機能温存の工夫．耳鼻と臨．2013；59（Suppl. 1）：s85-95.
11) 藤本保志，吉川峰加，若井健二，他．頭頸部癌治療後の嚥下造影の簡易評価法AsRスコアの提案．嚥下医学．2012；1：153-8.
12) Randemaker AW, Pauloski BR, Logemann JA et al. Oropharyngeal swallow efficiency as a representative measure of swallowing function. J Speech Hear Res. 1994；37：314-25.
13) Crary MA, Mann GD, Groher ME. Initial psychometric assessment of a functional oral intake scale for dysphagia in stroke patients. Arch Phys Med Rehabil. 2005；86：1516-20.
14) MASA日本語版嚥下障害アセスメント2014．Giselle Mann（原著），藤島一郎（監訳・著）．医歯薬出版株式会社，2014.
15) van Wilgen CP, Dijkstra PU, van der Laan BF, et al. Shoulder and neck morbidity in quality of life after surgery for head and neck cancer. Head Neck. 2004；26：839-44.
16) Aaronson NK, Ahmedzai S, Bergman B, et al. The European Organization for Research and Treatment of Cancer QLQ-C30: a quality-of-life instrument for use in international clinical trials in oncology. J Natl Cancer Inst. 1993；85：365-76.
17) トートガーボル，佃守．頭頸部癌患者のQuality of Lifeの評価，分析および解釈の重要性 日本におけるQOL評価の可能性とその手段．耳展．2003；46：368-83.
18) 金澤均，西村晃典，小林真紀，他．頭頸部腫瘍術後の患者における退院後QOL．リハビリテーションネットワーク研究．2010；8：26-30.
19) 城本修，折舘伸彦，生井友紀子，他．推奨版VHIおよびVHI-10の信頼性と妥当性の検証 多施設共同研究．音声言語医．2014；55：291-8.
20) 田口亜紀，折舘伸彦，城本修，他．推奨版V-RQOLの信頼性と妥当性の検証 多施設共同研究．音声言語医．2014；55：299-304.
21) 吉本世一，木股敬裕，栗田智之，他．舌癌再建手術後の患者における横断的QOL調査．頭頸部癌．2009；35：374-9.
22) List MA, Ritter-Sterr C, Lansky SB. A performance status scale for head and neck cancer patients. Cancer. 1990；66：564-9.

CQ 02 舌がん・口腔がんに対する手術が行われる患者に対して，術後のリハビリテーション治療（摂食嚥下療法）を行うことは，行わない場合に比べて推奨されるか？

> **推奨**
> 舌がん・口腔がんに対する手術が行われる患者に対して，術後のリハビリテーション治療（摂食嚥下療法）を行うことを提案する。
>
> グレード **2D**　推奨の強さ **弱い推奨**　エビデンスの確実性 **とても弱い**

重要臨床課題の確認

舌がん・口腔がん術後の摂食嚥下障害に対するリハビリテーション治療（摂食嚥下療法）は一般的には必要性があると考えられるが，原発巣・切除範囲・術式などに最終帰結が左右される可能性が高く，そのエビデンスや推奨の程度は不明瞭ともいえる。リハビリテーション治療のランダム化比較試験実施の困難さとも相まって，本ガイドライン初版作成時点ではエビデンスに優れたランダム化比較試験がなく，観察研究を中心とする状況のなかで臨床上の有用性などが総合的に判定され，推奨グレードBという評価となっていた。今回の改訂では同じCQを採用し，本ガイドライン初版以降の文献検索結果を中心に，術後の摂食嚥下療法のさらなるエビデンス・推奨を検証した。

エビデンス評価

各アウトカムの結果

①摂食嚥下機能の改善（重要性8，エビデンスの強さ：D）

・検索
　系統的文献検索を行い，観察研究2件を採用した。

・評価
　舌がん術後患者58名に対してエキスパートチームによる術後の摂食嚥下療法を10日間（1日30分）実施したZhangら[1]の観察研究では，水飲みテストにおける摂食嚥下機能を評価している。50%未満の切除群（30名）は50%以上の切除群（28名）と比べて改善がみられ（p=0.037），がんの初期ステージ群は進行ステージ群よりも改善がみられた（p=0.047）。対象群が舌がん・口腔がんのみではないが，Ahlbergら[2]は，頭頸部がん術後374名をセルフケアに基づく早期の予防的な摂食嚥下療法群と対照群の2群に分けた観察研究を行ったところ，摂食嚥下機能の改善に関してポジティブな結果は得られなかった。

・統合
　観察研究が主体かつバイアスリスクと非直接性を認めたため，エビデンスの強さはDとなった。

②QOLの向上（重要性7，エビデンスの強さ：D）

・検索
　系統的文献検索を行い，観察研究2件を採用した。

・評価

　舌がん術後患者46名を看護師による摂食嚥下療法群23名（1日30分，週6回，2週間）と対照群23名に分けたZhenら[3]の非ランダム化比較研究では，QOLをMDADI（M.D. Anderson Dysphagia Inventory）scoreで評価しており，摂食嚥下療法群の方が有意な向上を示していた（p＜0.01）。前述のAhlbergら[2]の観察研究では，EORTC QLQ-C30で評価した75名の6カ月後のQOLには有意差は認めなかった（p＝0.29）。

・統合

　観察研究が主体かつバイアスリスクと非直接性を認めたため，エビデンスの強さはDとなった。

③摂食嚥下療法によってもたらされる肺炎などの有害事象（害：重要性7，エビデンスの強さ：D）

　前述の文献において，摂食嚥下療法経過中における肺炎などの有害事象の記載は認めなかった。

CQに対するエビデンスの総括

重大なアウトカムに関する全体的なエビデンスの強さ：D（とても弱い）

益と害のバランス評価

　益（望ましい効果）として，今回の検討において摂食嚥下療法は一部分で有効であった。一方，害（望ましくない効果）として，摂食嚥下療法による有害事象（肺炎の増加，口腔内の疼痛など）は報告がなく，害が生じるリスクは少ないと考えられる。以上より，益と害のバランスは確実である。

患者の価値観・希望

　術後の摂食嚥下療法は，他の医学的治療に比べても一般的に害が少なく益が大きい治療であるため，多くの患者が行うことを希望すると考えられる。特に摂食嚥下障害は日常生活に支障をきたし，多くの患者が摂食嚥下療法を行い，早期に安全な経口摂取の再獲得を目標とすることが想定される。誤嚥に注意して実施すれば，確実性は高く，多様性は低い。

コスト評価，臨床適応性

・コスト評価

　「がん患者リハビリテーション料」は入院中の実施であれば術前から算定可能であり，術前からの摂食嚥下療法の説明は，予想される機能予後（摂食嚥下障害など）に基づいた計画立案に有効である。入院中の術後摂食嚥下療法は一般的な療法時間（40〜60分）において患者のコスト負担は少なく実施できる。退院後の外来では「がん患者リハビリテーション料」は算定ができない。

・臨床適応性

　術後の摂食嚥下機能回復に向けての摂食嚥下療法の必要性は一般的に想定されるものである。さらに入院中であれば，治療前から主診療科の医師・リハビリテーション科医・リハビリテーション療法士（言語聴覚士等）が機能障害についての説明を行い，術後に専門的な摂食嚥下療法を監督下で行う体制は普及している。術後早期の回復が期待できるこのような摂食嚥下療法の臨床適応性は高い。

総合評価

舌がん・口腔がんに対する手術が行われる患者に対して，リハビリテーション治療（摂食嚥下療法）を行うことを提案する。

　重要なアウトカムに対するエビデンスはDという確実性の低い結果であったが，臨床上の有用性は高く安全性は保たれている点，益と害のバランスも確実性がある（益の確実性が高い）点，費用の妥当性と臨床適応性の高さがある点を総合的に考慮し，「摂食嚥下療法を行うことを提案する（弱い推奨）」とした。
　なお本CQでは摂食嚥下療法の有無によるアウトカムの差に言及することを想定していたが，文献検索の結果として摂食嚥下療法の有無に言及したランダム化比較試験などによるエビデンスの検証は困難であった。術前の摂食嚥下療法の有用性，術式別の検討や栄養学的指標を取り入れた比較試験も該当すべきものはなかった。本領域においては今後も単なる摂食嚥下療法の有用性だけではなく，その内容によるエビデンスの構築や術式別の介入方法の検討，長期介入効果の報告などが求められるであろう。臨床では退院後に摂食嚥下障害が遷延する場合に外来での「がん患者リハビリテーション料」の算定ができない関係上，自主訓練指導（摂食嚥下指導，食形態の調整）と状態観察にとどまることが問題である。

推奨決定コンセンサス会議において，委員から出された意見の内容

・術後の摂食嚥下療法は，術後1～2年経過した後であっても毎日自己にて自主訓練を行う必要があると感じる患者が多いので，重要なリハビリテーション治療の一つである。

■投票結果

行うことを推奨 （推奨度1：強い推奨）	行うことを提案 （推奨度2：弱い推奨）	推奨度 決定不能	行わないことを提案 （推奨度2：弱い推奨）	行わないことを推奨 （推奨度1：強い推奨）
6% (1/16)	88% (14/16)	0% (0/16)	6% (1/16)	0% (0/16)

付記

● 一般的な術後の摂食嚥下療法のポイント

　一般的に術後摂食嚥下機能に影響する要因として，切除範囲，加齢，放射線療法の有無，術後創部感染や合併症の有無，気管切開の有無が挙げられている。特に口腔がん拡大切除では，術後摂食嚥下障害が生じることを考慮し，喉頭挙上術や輪状咽頭筋切除術といった嚥下機能改善術が施行されるため，嚥下機能改善術の効果を理解したうえで関わることが大切となる[1]。摂食嚥下療法は，間接訓練（口腔内移送障害に対しては舌の可動域拡大訓練や構音訓練，喉頭挙上制限に対してはシャキア法やおでこ体操など）と直接訓練を切除範囲と診断された術後病態に沿って立案し，姿勢代償やchin downなどの嚥下法，呼吸法の指導などを行っていく。口腔内移送障害により食塊を咽頭へ運ぶことが難しい症例に対しては，姿勢代償だけではなく，移送をサポートするような代償方法（ドレッシングボトルに延長チューブをつけたものなど）による直接訓練も検討する。広範囲切除術では上気道狭窄に対する気道確保や喀痰排出障害の対策として気管切開手術を併用することが多い。カニューレ自体が摂食嚥下障害を引き起こすことがいわれているが，気管カニューレの有無にかかわらず術後早期には誤嚥が生じることがあり，気管カニューレを抜去することで即時に摂食嚥下機能が改善されるとはいえない可能性もある。上気道狭窄が軽減し唾液の咽頭クリアランスがよく，痰喀出能がよい場合には，発声可能なカニューレへ変更される。変更されることにより嚥下時の声門下圧の上昇に関係するため，直接訓練の開始を検討する時期となる。

● 摂食嚥下療法を補完する治療方法

　口腔ケア（術前術後の口腔ケア介入プログラムが肺炎を含む術後感染症発生を軽減した報告[2]），気管切開管理（集学的嚥下機能回復治療で，気管カニューレ抜去は術後平均12日，抜去からほぼ10日前後で直接訓練の開始が可能となった報告[3]），間欠的経口食道経管栄養法を用いた症例報告[4]，舌接触補助床（palatal augmentation prosthesis；PAP）

の装着が報告されている。特に PAP 装着に関してはいくつかの国内の報告を認める。PAP は口腔がん再建術後患者の舌と口蓋との接触が得られなくなる場合に咽頭への送り込みを補助するための装着物であるが，関谷ら[5]の舌・口底・下顎歯肉がんの術後 1～2 週後に直接訓練ができなかった患者に対する PAP 装着の術後状態などに関する後方視的調査では，PAP 装着群に筋皮弁使用例，両側頸部郭清術後例が多く，非装着群に縫縮・片側頸部郭清術後例が多かったことが示されている。また Okayama ら[6] は，舌がん術後 7 名に対する PAP 装着と摂食嚥下障害の関連性について超音波装置を用いて検討したところ，PAP 装着時の方が舌と口蓋の接触時間は短くなり，術後の摂食嚥下に関する舌運動を補助していたと報告している。柴野ら[7] の報告では，口腔〜咽頭がん術後 10 名に対する PAP 装着有無の評価の結果，舌と口蓋の接触回復により食塊形成が良好となり，咽頭への送り込みのタイミングが改善され，誤嚥が軽減したとされ，摂食嚥下障害の改善につながったとされている。PAP の装着は術後必要なものではなく，隆起型再建舌の形態が良好な場合は使用しないことがあるため，摂食嚥下機能・構音機能に合わせて主診療科の医師・歯科医・言語聴覚士で作成の可否を検討することが大切である。

● 外来で施行される放射線療法について

　舌がん・口腔がんの治療では，術後再発を防止するために術後の（化学）放射線療法が，主に外来で施行されることがある。再建皮弁は放射線療法や体重減少などにより皮弁容積が変化するという報告[8] がなされており，術後放射線療法中に肺炎を合併することなく完遂できるよう，再建皮弁の状況に応じた摂食嚥下療法が必要となる。外来通院での術後放射線療法では，外来診療における定期的かつ適切な摂食嚥下機能の評価や自主訓練指導，食事形態の調整などが求められる。

文献

1) Zhang L, Huang Z, Wu H, et al. Effect of swallowing training on dysphagia and depression in postoperative tongue cancer patients. Eur J Oncol Nurs. 2014；18：626-9.
2) Ahlberg A, Engstr?m T, Nikolaidis P, et al. Early self-care rehabilitation of head and neck cancer patients. Acta Otolaryngol. 2011；131：552-61.
3) Zhen Y, Wang J, Tao D, et al. Efficacy survey of swallowing function and quality of life in response to therapeutic intervention following rehabilitation treatment in dysphagic tongue cancer patients. Eur J Oncol Nurs. 2012；16：54-8.

付記文献

1) 横尾聡．口腔癌広範切除症例に対する嚥下機能再建の意義．日口腔科会誌．2008；57：1-18.
2) 大田洋二郎．口腔ケア介入は頭頸部進行癌における再建手術の術後合併症率を減少させる 静岡県立静岡がんセンターにおける挑戦．歯界展望．2005；106：766-72.
3) Brookes JT, Seikaly H, Diamond C, et al. Prospective randomized trial comparing the effect of early suturing of tracheostomy sites on postoperative patient swallowing and rehabilitation. J Otolaryngol. 2006；35：77-82.
4) 野原幹司，舘村卓，藤田義典，他．舌口底癌術後の誤嚥症状改善に間欠的経口食道経管栄養法を併用した嚥下訓練が有効であった 1 例．日口腔外会誌．2001；47：416-9.
5) 関谷秀樹，濱田良樹，園山智生，他．口腔悪性腫瘍術後の摂食嚥下障害に対する舌接触補助床を用いた機能回復法の有効性の検討（第 1 報）舌接触補助床使用群と非使用群の術後状態における比較．顎顔面補綴．2009；32：100-5.
6) Okayama H, Tamura F, Kikutani T, et al. Effects of a palatal augmentation prosthesis on lingual function in postoperative patients with oral cancer：coronal section analysis by ultrasonography. Odontology. 2008；96：26-31.
7) 柴野荘一，山脇正永，中根綾子，他．舌接触補助床（PAP）は口腔相及び咽頭相の嚥下機能に影響する．嚥下医学．2012；1：204-11.
8) Kimata Y, Sakuraba M, Hishinuma S, et al. Analysis of the relations between the shape of the reconstructed tongue and postoperative functions after subtotal or total glossectomy. Laryngoscope. 2003；113：905-9.

CQ 03 咽頭がん・喉頭がんに対する手術が行われる患者に対して，術前後にリハビリテーション治療（摂食嚥下療法）を行うことは，行わない場合に比べて推奨されるか？

推 奨 咽頭がん・喉頭がんに対する手術が行われる患者に対して，術前後にリハビリテーション治療（摂食嚥下療法）を行うことを提案する。

グレード **2C** 推奨の強さ 弱い推奨 エビデンスの確実性 弱

重要臨床課題の確認

中咽頭がんに対する舌根部を含む広範囲の中咽頭切除および組織再建を行った場合は，誤嚥や鼻腔への逆流などの摂食嚥下障害が問題となる。下咽頭がんの手術は喉頭全摘出を行うものと喉頭温存を図るものに分けられるが，前者は誤嚥の問題はないものの通過障害の要因があり，後者は誤嚥のリスクを生じる。喉頭がんに対する手術では，喉頭部分切除術の場合に生じる喉頭の挙上障害・気道内圧低下・気道開放による嚥下反射の鈍化，などによる摂食嚥下障害が問題となる。

以上のようなさまざまな病態においては効率的で安全なリハビリテーション治療（摂食嚥下療法）が重要となり，「安全により術後から短い期間で」低下した摂食嚥下機能を再獲得できるかどうかに関するエビデンスを確立することは重要臨床課題と思われ，本ガイドライン初版から引き続き今回の改訂においてもCQとして採用した。

エビデンス評価

各アウトカムの結果

①完全経口摂取への期間短縮（重要性 8，エビデンスの強さ：C）

・検索

系統的文献検索を行い，ランダム化比較試験 1 件，後方視的研究 1 件，観察研究 2 件を採用した。

・評価

Brookes ら[1] はランダム化比較試験として，口腔・中咽頭がん術後患者 75 名を気管切開孔早期縫合閉鎖群 33 名と自然閉鎖（非縫合）群 31 名にわけて経口摂取再獲得までの期間などを調査しているが，前者の方が嚥下開始日が早期（0.58 vs. 2.7）で抜管から退院までの日数も短期（5.5 vs. 8.3）であった。喉頭部分切除術周術期の摂食嚥下療法において，術後のみ摂食嚥下療法を行った群 25 名と術前後に摂食嚥下療法を行うようになった群 18 名を後方視的に比較検討した Cavalot ら[2] の報告によると，良好な摂食嚥下機能の再獲得までの日数は術後のみ摂食嚥下療法を行った群（27.76 ± 5.2 日）に対し，術前後に摂食嚥下療法を行った群（16.38 ± 2.9 日）の方が有意に短く，経鼻胃管の使用期間が短縮された。Denk ら[3] は，頭頸部がん（舌，口腔底，咽頭，喉頭）の術後から 1 週間経過した時点で中等度から重度の摂食嚥下障害が遷延した症例 32 名に対し摂食嚥下療法を行ったところ，そのうち 24 名（75％）に改善を認めたが，この帰結に統計学的に関与した要因は，術前のステージ・年齢・訓練開始時期と嚥下造影検査（VF）での口腔咽頭通過時間，咽頭期誘発遅延時間，喉頭蓋閉鎖時間であり，VF 評価は口腔咽頭相における摂食嚥

下障害と誤嚥の予後評価に貢献したと報告した。また Denk ら[4]は，頭頸部がん（舌，口腔底，咽頭，喉頭）術後患者に対し，嚥下内視鏡検査（VE）のもとで咽頭残留や誤嚥を評価しながら最適な嚥下方法を学習するフィードバック訓練（入院中：週5回，外来通院中：週2～3回，1回45分）を，一般的な摂食嚥下療法（口腔器官運動，メンデルゾーン手技，姿勢調整）に併用した群19名と一般的な摂食嚥下療法を行った対照群14名で比較検討しているが，訓練開始40日目の時点ではVEを用いたフィードバック訓練併用群の方が嚥下獲得成功率は高く，80日目までは成功率の差を認め，この方法を訓練開始後40日間にわたり用いることでリハビリテーション治療期間の短縮につながったと報告している。

・統合

ランダム化比較試験と観察研究が混在していること，摂食嚥下療法の方法論が異なること，対象病態（術式）の混在，対象者数の少なさ，その他のバイアスなどから，エビデンスの強さはCとした。

②摂食嚥下機能の再獲得率の向上（重要性8，エビデンスの強さ：C）

・検索

系統的文献検索を行い，観察研究2件を採用した。

・評価

Denk ら[3]は，摂食嚥下療法を行った群24名（75%）の改善に統計学的に関与した要因は，VFでの口腔咽頭通過時間，咽頭期誘発遅延時間，喉頭蓋閉鎖時間であり，VF評価は口腔咽頭相における摂食嚥下障害と誤嚥の予後評価，嚥下再獲得に貢献したとしている。Denk ら[4]の報告ではVEを用いたフィードバック訓練併用群の方が嚥下獲得成功率は高く，80日目までは成功率の差を認め，この方法を訓練開始後40日間にわたり用いることで嚥下獲得成功率を上げたとされている。

・統合

観察研究であること，摂食嚥下療法の方法論が異なること，対象病態（術式）の混在，対象者数の少なさ，その他のバイアスなどから，エビデンスの強さはCとした。

③摂食嚥下療法による誤嚥の増加（害：重要性8，エビデンスの強さ：D）

摂食嚥下療法中における誤嚥の増加などの有害事象の記載は前述の文献では認めなかった。

CQに対するエビデンスの総括

重大なアウトカムに関する全体的なエビデンスの強さ：C（弱）

益と害のバランス評価

益（望ましい効果）として，今回の検討において摂食嚥下療法は有効であった。一方，害（望ましくない効果）として，摂食嚥下療法による有害事象（死亡，肺炎，誤嚥の増加など）は報告がなく，摂食嚥下療法によって害が生じるリスクは少ないと考えられる。以上より，益と害のバランスは確実である。

患者の価値観・希望

術後の摂食嚥下療法は，他の医学的治療に比べても一般的に害が少なく益が大きい治療であるため，多くの患者が行うことを希望すると考えられる。特に手術による摂食嚥下機能低下は日常生活に支障をきたし，多くの患者が摂食嚥下療法を行い，早期に安全な経口摂取の再獲得を目標とすることが想定される。誤嚥や低栄養に注意して実施すれば，確実性は高く，多様性は低い。

コスト評価，臨床適応性

・コスト評価

「がん患者リハビリテーション料」は入院中の実施であれば術前から算定可能であり，術前からの摂食嚥下療法の説明は，予想される機能予後（摂食嚥下障害など）に基づいた計画立案に有効である。入院中の術後リハビリテーション治療は一般的な療法時間（40～60分）において患者のコスト負担は少なく実施できる。退院後の外来では「がん患者リハビリテーション料」は算定ができない。

・臨床適応性

術後の摂食嚥下機能回復に向けての摂食嚥下療法の必要性は一般的に想定されるものである。さらに入院中であれば，治療前から主診療科の医師・リハビリテーション科医・リハビリテーション療法士（言語聴覚士等）が機能障害についての説明を行い，術後に専門的な摂食嚥下療法を監督下で行う体制は普及している。術後早期の回復が期待できるこのような摂食嚥下療法の臨床適応性は高い。

総合評価

咽頭がん・喉頭がんに対する手術が行われる患者に対して，術前後にリハビリテーション治療（摂食嚥下療法）を行うことを提案する。

重要なアウトカムに対するエビデンスはCにとどまったが，臨床上の有用性の報告がある点，益と害のバランスも確実性がある（益の確実性が高い）点，患者の価値観・希望の確実性がある（一致している）点，費用の妥当性と臨床適応性の高さがある点を総合的に考慮し，「摂食嚥下療法を行うことを提案する（弱い推奨）」とした。

なお部位別・術式別にエビデンスを検証し，推奨を決定すべきところであったが，今回は咽頭がんと喉頭がんを分別せずに扱った文献が多く，疾病や術式を分別したうえでのエビデンスを導くことが困難であった。今後は手術内容に応じた摂食嚥下療法のエビデンスの構築が望まれる。臨床では退院後に外来での「がん患者リハビリテーション料」の算定ができない関係上，自主訓練指導（摂食嚥下指導，食形態の調整）と状態観察にとどまることが問題である。

推奨決定コンセンサス会議において，委員から出された意見の内容

・対象部位別（咽頭がんもしくは喉頭がん）および術式別（部分切除もしくは全摘出）を明確化してエビデンスおよび推奨を決定すべきである。

■投票結果

行うことを推奨 （推奨度1：強い推奨）	行うことを提案 （推奨度2：弱い推奨）	推奨度 決定不能	行わないことを提案 （推奨度2：弱い推奨）	行わないことを推奨 （推奨度1：強い推奨）
6%	94%	0%	0%	0%
(1/16)	(15/16)	(0/16)	(0/16)	(0/16)

付記

● 咽頭がんの術式と摂食嚥下療法

中咽頭がんの術式には，口内法切除術，外切開による切除，再建手術が挙げられる。再建手術の際は，Gehanno法といわれる鼻咽腔閉鎖機能を再建する手術を併せて行うこともある。広範囲切除による欠損から鼻咽腔閉鎖不全や嚥下内

圧の低下を生じることで咽頭残留や誤嚥を呈することがあるため，術後の嚥下機能障害に対する摂食嚥下療法は必要となる。下咽頭がんの術式は喉頭を温存する下咽頭部分切除術（経口的切除・外切開）と音声喪失を伴う下咽頭喉頭頸部食道摘出手術（咽頭食摘）に分けられる。下咽頭部分切除は切除範囲が小さい場合は一次縫合となるが，切除範囲によっては再建術が必要となるため，嚥下障害を呈することがある。咽喉食摘は喉頭・下咽頭・頸部食道の広範囲切除となるため，遊離空腸再建術が施行される。食道と喉頭が分離されるため誤嚥の危険性はないが，（化学）放射線療法後の再発に対する救済手術や術後（化学）放射線療法が行われることで鼻咽腔逆流，再建臓器の浮腫による通過障害や吻合部狭窄を呈することがあり，状態により食事形態の工夫を行うことが大切である。

● 喉頭がんの術式と摂食嚥下療法

　喉頭がんの術式にはレーザー治療，喉頭部分切除術，喉頭亜全摘術，喉頭全摘術などがある。喉頭全摘術は喉頭と食道が分離されることで誤嚥を呈さない手術だが，鼻咽腔逆流や摂食嚥下障害を呈する場合もあるため，摂取できない要因を検討し介入する必要がある。喉頭部分切除として喉頭垂直部分切除と喉頭水平部分切除がある。喉頭水平部分切除は喉頭挙上や喉頭閉鎖といった気道防御機能が著しく障害される術式であるため，術後は摂食嚥下療法が必要となる。矢内ら[1]は喉頭水平部分切除後の2症例に摂食嚥下療法を実施したところ，良好な摂食嚥下機能を再獲得したと報告している。長坂ら[2]の症例報告では，同じ声門上部分切除（喉頭水平部分切除）の摂食嚥下障害でも年齢や放射線療法，術後感染の有無などにより摂食嚥下機能が異なるため，適切な評価と摂食嚥下療法を施行する必要があると述べている。また杉浦ら[3]は喉頭半切・亜全摘後の嚥下動態を検討し有効と考えられるアプローチとして「breath-holding maneuver」が効果的と挙げている。喉頭亜全摘術に関しては中山ら[4]の術後摂食嚥下障害の症例報告や横堀ら[5]のチーム医療およびクリニカルパスの報告がある。鮫島ら[6]は喉頭がん患者18名中11名に嚥下造影検査による術前評価，4名に術前摂食嚥下療法を行いその報告を行っている。経口摂取自立までの期間と術前摂食嚥下療法の関係性はなかったものの，術前摂食嚥下療法は術後摂食嚥下療法の重要性を理解させるうえで有用であったとまとめている。喉頭がんは術式により嚥下動態が異なることから，術前摂食嚥下療法やその細かな内容について，今後わが国でも詳細に検討していく必要がある。

文献

1) Brookes JT, Seikaly H, Diamond C, et al. Prospective randomized trial comparing the effect of early suturing of tracheostomy sites on postoperative patient swallowing and rehabilitation. J Otolaryngol. 2006；35：77-82.
2) Cavalot AL, Ricci E, Schindler A, et al. The importance of preoperative swallowing therapy in subtotal laryngectomies. Otolaryngol Head Neck Surg. 2009；140：822-5.
3) Denk DM, Swoboda H, Schima W, et al. Prognostic factors for swallowing rehabilitation following head and neck cancer surgery. Acta Otolaryngol. 1997；117：769-74.
4) Denk DM, Kaider A. Videoendoscopic biofeedback：a simple method to improve the efficacy of swallowing rehabilitation of patients after head and neck surgery. ORL J Otorhinolaryngol Relat Spec. 1997；59：100-5.

付記文献

1) 矢内敬子，中平光彦，久場潔実，他．喉頭水平部分切除術後の嚥下リハビリテーションの経験．頭頸部癌．2015；41：358-62.
2) 長坂誠，香取幸夫，渡邊健一，他．声門上喉頭部分切除後，嚥下リハビリテーションにより摂食可能となった2例．耳鼻と臨．2008；54（Suppl. 2）：s175-8.
3) 杉浦淳子，藤本保志，中島努，他．喉頭半切・亜全摘術施行例における嚥下動態の経時的変化．耳鼻と臨．2006；52（Suppl. 1）：s53-8.
4) 中山明仁，八尾和雄，西山耕一郎，他．喉頭癌に対するCricohyoidoepiglottopexy後の嚥下機能の検討．日耳鼻会報．2002；105：8-13.
5) 横堀学，中山明仁，清野由輩，他．喉頭亜全摘術の術後嚥下機能再獲得に対するチーム医療．耳鼻・頭頸外科．2009；81：257-64.
6) 鮫島靖浩，村上大造，湯本英二．頭頸部癌手術前の嚥下機能評価と術前および術中の介入の意義．頭頸部癌．2014；40：302-9.

CQ 04 頭頸部がんに対する放射線療法中・後の患者に対して，リハビリテーション治療（摂食嚥下療法）を行うことは，行わない場合に比べて推奨されるか？

> **推奨**
> 頭頸部がんに対する放射線療法中・後の患者に対して，リハビリテーション治療（摂食嚥下療法）を行うことを推奨する。
>
> グレード **1B** 推奨の強さ **強い推奨** エビデンスの確実性 **中**

重要臨床課題の確認

　頭頸部がんに対する放射線療法は，原疾患の部位や大きさ，進展形式により放射線照射範囲が調整される。近年では強度変調放射線療法により合併症を軽減しながら根治性を高める照射技術が普及しているものの，放射線療法中・後に唾液分泌低下，粘膜炎（口腔咽喉頭）などが生じ，嚥下反射惹起遅延や咽頭残留，喉頭侵入や誤嚥につながり，このような摂食嚥下機能低下は結果的に誤嚥性肺炎の発症や生命予後の悪化に結びつく。摂食嚥下機能低下の要因としては放射線療法による咽頭収縮筋の弱化が推測されており[1]，放射線療法後の患者の非がん疾患死の間接的な要因である誤嚥性肺炎との因果関係も示唆されている[2]。わが国にて放射線療法を受ける患者は増加しており，また 2010 年に放射線療法中・後のがん患者リハビリテーション料算定が認められた医療背景から，本ガイドライン初版では放射線療法時の嚥下造影検査（VF）による評価の有用性が CQ として挙げられ，推奨グレード B と判断されている。また 2016 年にはコクラン・ライブラリーでの報告もなされた[3]。今回の改訂では，VF などの評価の必要性や有用性のみならず，摂食嚥下機能低下に対するリハビリテーション治療（摂食嚥下療法）への有効性（摂食嚥下機能の改善，肺炎予防，生命予後改善など）を検証することは極めて重要な課題であると捉え，新たな CQ として採用した。

エビデンス評価

各アウトカムの結果

①摂食嚥下機能の改善（重要性 8，エビデンスの強さ：B）

・検索
　系統的文献検索を行い，ランダム化比較試験 5 件，非ランダム化比較試験 1 件を採用した。

・評価
　Kotz ら[4]のランダム化比較試験では，化学放射線療法を施行された症例をその治療前からの予防的な摂食嚥下療法群 13 名と対照群 13 名に分けて FOIS で摂食嚥下機能を評価しているが，放射線療法終了直後の低下した摂食嚥下機能に有意差はないものの，3 カ月後，6 カ月後の時点では療法群の方がより良好な摂食嚥下機能の改善を示していることが報告されている。Lazarus ら[5]のランダム化比較試験では，化学放射線療法中の症例 23 名を通常の摂食嚥下療法群 11 名と通常の摂食嚥下療法に舌筋力強化プログラムを加えた群（強化群）12 名に分けて治療前後の摂食嚥下機能を OPSE（Oropharyngeal Swallow Efficiency）で評価しているが，10 週後では舌筋力および摂食嚥下機能に関して統計学的有意差は認めな

かったものの強化群の方が改善傾向にあると報告した。Carnaby-Mann ら[6]は，通常の摂食嚥下療法群13名と予防的な摂食嚥下療法群（"Pharyngocise" といわれる標準化された高強度の摂食嚥下療法；裏声発声，舌の抵抗運動，努力嚥下，セラバイトを使用した開口訓練などの総称）14名の比較では，予防的な摂食嚥下療法群において，FOIS で良好な傾向であり，MASA では有意に良好であったと報告している。Tang ら[7]のランダム化比較試験では，放射線療法後の3カ月間の摂食嚥下療法群22名と対照群21名への水飲みテストを用いた摂食嚥下機能評価では摂食嚥下療法群で有意に良好な結果であったと報告している。Van der Molen ら[8]は，実験的予防的な摂食嚥下療法群24名は対照群よりも10週後のVFにおける固形物の咽頭残留量が少ないことを示し，摂食嚥下機能の改善を提示した。またランダム化比較試験ではないが，放射線療法に伴う障害に対して，放射線療法前から予防的な摂食嚥下療法を行うことで摂食嚥下機能は保たれているという Carroll ら[9]の報告もある。

・統合

複数のランダム化比較試験において摂食嚥下療法群の方が対照群と比較して摂食嚥下機能を改善させるという結果が示された。しかし，摂食嚥下療法群のプロトコール，改善の時期，評価方法が異なる点から各文献の統合的な評価は困難であり，また対象症例が少ないことも考慮して，エビデンスの強さはBとした。

②放射線療法による有害事象または摂食嚥下関連合併症の減少（重要性7，エビデンスの強さ：B）

・検索

系統的文献検索を行い，ランダム化比較試験1件を採用した。

・評価

Carnaby-Mann ら[6]は，化学放射線療法における有害事象として治療6週後における唾液量減少や味覚障害の出現を摂食嚥下機能低下の一つとして評価している。予防的な摂食嚥下療法群14名では通常の摂食嚥下療法の群に比較して唾液量減少や味覚障害を示した患者の割合が有意に少なかった。また摂食嚥下機能に関わる筋群のサイズも比較しているが，予防的な摂食嚥下療法群14名では通常の摂食嚥下療法群に比較して筋群のサイズの減少が有意に少なかった。

・統合

予防的な摂食嚥下療法は摂食嚥下機能低下を有意に防止している可能性が示唆されるが，1件の検討結果であることを考慮し，エビデンスの強さはBとした。

③誤嚥の減少（重要性6，エビデンスの強さ：C）

・検索

系統的文献検索を行い，ランダム化比較試験3件を採用した。

・評価

Lazarus ら[5]は治療10週後における誤嚥の減少に関しての有意差は認めなかったと報告している。同じく van der Molen ら[8]の報告でも治療前後の誤嚥について評価しているが，有意差は認めなかった。Mortensen ら[10]は放射線療法5カ月後のVFにおける喉頭侵入や誤嚥を調査しているが，通常の摂食嚥下療法群22名と予防的な摂食嚥下訓練群22名での有意差は認めなかったと報告している。

・統合

摂食嚥下療法群のプロトコールが異なるため各文献の統合評価は困難であるが，摂食嚥下療法群の方が対照群と比較して誤嚥を有意に減少させるという結果には至らなかったため，エビデンスの強さはCとした。

④ QOL の改善（重要性 6，エビデンスの強さ：C）

・検索

系統的文献検索を行い，ランダム化比較試験 5 件を採用した。

・評価

Kotz ら[4]の報告では，摂食嚥下療法群は PSS-HN で評価した QOL は①で述べた摂食嚥下機能と同様，放射線療法終了直後は対照群と有意差なく低下するものの，3 カ月後，6 カ月後の時点では摂食嚥下療法群の方がよりよい QOL の改善を示している。Lazarus ら[5]の報告では，HNCI（Head and Neck Cancer Inventory）による放射線療法後の QOL 評価において，「食事」と「発話」に関する QOL の項目は通常の摂食嚥下療法群と強化群ではともに改善していたが，「社会的に中断している」という QOL の項目は強化群の方がより大きな改善を示しており，摂食嚥下機能の改善と社会復帰率の向上の可能性が示唆された。Van der Molen ら[8]が評価した質問指標による QOL，Mortensen ら[10]が EORTIC QLQ-C30 H&N36 で評価した QOL は，ともに摂食嚥下療法群と対照群で有意差は認めなかったと報告されている。また van den Berg ら[11]も化学放射線療法後の QOL を PSS-HN にて評価しているが，摂食嚥下療法群とさらに栄養カウンセリングも加えた群での比較において QOL に有意差はなかったと報告している。

・統合

摂食嚥下療法や QOL 評価方法のばらつきにて統合評価は困難であるが，QOL の改善は一部の項目で改善を認めたが全般的な明らかな改善までは示唆されなかったため，エビデンスの強さは C とした。

⑤ 摂食嚥下療法による有害事象（害：重要性 6，エビデンスの強さ：C）

・検索

前述の文献 2 件に有害事象の記載を認めた。

・評価

Kotz ら[4]の報告では，摂食嚥下療法経過中の 4 名に口腔内疼痛，胸部違和感，倦怠感が生じ継続不可となったとされている。いずれも摂食嚥下療法との直接的因果関係は不明であった。Lazarus ら[5]は口腔咽頭痛，咳嗽，嘔気（吐き気）で摂食嚥下療法が継続困難となった患者があったことを報告した。

・統合

評価を統合する作業は困難であるが，摂食嚥下療法と因果関係との明確な有害事象の数は極めて少なく，エビデンスの強さは C とした。

CQ に対するエビデンスの総括

重大なアウトカムに関する全体的なエビデンスの強さ：B（中）

益と害のバランス評価

益（望ましい効果）として，今回の検討において摂食嚥下療法は特に摂食嚥下機能の改善と新たな有害事象の抑制の面で有効であった。一方，害（望ましくない効果）として，摂食嚥下療法が直接的な誘因となる重大な有害事象（誤嚥性肺炎の増加，口腔内の疼痛の増悪など）は報告がなく，摂食嚥下療法によって害が生じるリスクは少ない。以上より，益と害のバランスは確実である。

患者の価値観・希望

　放射線療法中・後の摂食嚥下療法は，他の医学的治療に比べても一般的に害が少なく益が大きい治療であるため，多くの患者が行うことを希望すると考えられる。特に摂食嚥下障害は日常生活に支障をきたし，多くの患者が摂食嚥下療法を行い，早期に安全な経口摂取の再獲得を目標とすることが想定される。摂食嚥下機能低下の出現に注意して実施すれば，確実性は高く，多様性は低い。

コスト評価，臨床適応性

・コスト評価

　「がん患者リハビリテーション料」は入院中の実施であれば放射線療法開始前・中・後の算定は可能である。放射線療法前からの摂食嚥下療法は，予想される機能予後（摂食嚥下障害など）に基づいた計画立案に有効であり，放射線療法中・後に一般的な療法時間（40～60分）を行う際の患者のコスト負担は少なく実施できる。退院後の外来では「がん患者リハビリテーション料」は算定ができない。

・臨床適応性

　放射線療法中・後の摂食嚥下療法は，周術期の運動療法などに比べて一般的にはまだ普及していない可能性があり，放射線療法対象患者数と摂食嚥下療法の実施が可能なリハビリテーション療法士（言語聴覚士等）の数がつり合わない現状も踏まえ，臨床適応性は現時点では高いとは言い難い。

総合評価

頭頸部がんに対する放射線療法中・後の患者に対して，リハビリテーション治療（摂食嚥下療法）を行うことを推奨する。

　重要なアウトカムに対するエビデンスはBではあるが，臨床上の有用性や安全性が保たれている点，益と害のバランスに確実性がある（益の確実性が高い）点，患者数増加のなかで摂食嚥下機能低下から生じる誤嚥性肺炎による非がん死の抑制は必須である点から，わが国における放射線療法対象者数とリハビリテーション療法士数のバランスの問題は残るものの，「摂食嚥下療法を行うことを推奨する（強い推奨）」とした。

　前述の文献を統合したレビュー[3]では，研究の対象症例数が少ないことから，摂食嚥下療法は摂食嚥下機能低下を改善するという明確な結論にまでは至っていない。今後は放射線療法中・後の摂食嚥下療法の短期効果のみならず，長期効果・晩期の障害抑制・生命予後改善なども視野に入れた研究が望まれる。臨床では放射線療法前に主診療科の医師や放射線治療科医のみならずリハビリテーション科医やリハビリテーション療法士（言語聴覚士など）が摂食嚥下機能障害へ今後積極的に関与することが重要であろう。

推奨決定コンセンサス会議において，委員から出された意見の内容

・高いエビデンスが判明しているが，わが国の実臨床ではまだ十分に行われていない現状がある。言語聴覚士が中心となり，診療放射線技師とともに摂食嚥下療法の重要性を患者へ説明していくことが重要となる。

■投票結果

行うことを推奨 (推奨度1：強い推奨)	行うことを提案 (推奨度2：弱い推奨)	推奨度 決定不能	行わないことを提案 (推奨度2：弱い推奨)	行わないことを推奨 (推奨度1：強い推奨)
81% (13/16)	19% (3/16)	0% (0/16)	0% (0/16)	0% (0/16)

付記

● 栄養管理

　放射線療法中・後に生じる摂食嚥下障害の病態は，摂食嚥下関連筋群や頸部周囲の線維化によるところが大きく，その拘縮予防のために行う摂食嚥下療法（舌・舌床・口唇・喉頭の関節可動域訓練，舌・下顎・口唇の筋力増強訓練，声門上嚥下，息こらえ嚥下，舌突出嚥下，メンデルゾーン手技）が報告されている[1,2]。治療経過に伴い，粘膜炎に伴う疼痛や唾液分泌障害に伴う口腔内乾燥などを呈した場合も，痛みの生じない運動を継続することが大切である。それでも治療中は粘膜炎や嘔気（吐き気），味覚障害などから，経口摂取が困難となり栄養状態の悪化や治療未完遂となる可能性があるため，治療前から胃瘻を造設し確実な栄養管理を行うことがある。治療6週後の時点での体重減少は経鼻胃管群の方が胃瘻群よりも有意に進み，四肢周径も経鼻胃管群の方がより小さくなっていたという報告がある[3]。頭頸部癌診療ガイドラインには，栄養管理や薬物の確実な投与経路として胃瘻造設を含む経管栄養が勧められるが，胃瘻に関しては造設だけでは胃体重減少を抑えられず綿密な栄養管理が重要と記載されており[4]，管理栄養士や栄養サポートチームなどとの連携が必要である。

● わが国での報告

　わが国ではランダム化比較試験ではないが，放射線療法前から積極的に摂食嚥下筋力向上の摂食嚥下療法を施行した患者17名において摂食嚥下療法を毎日実施できた患者群の方が摂食嚥下障害の出現頻度を軽減させる（摂食嚥下障害の悪化は少ない傾向にあった）ことが示唆されたと報告されている[5]。経口摂取に関しては，治療中の栄養摂取方法を経口のみ・胃瘻と経口の併用・胃瘻のみの3群に分けた検討では，胃瘻の使用有無にかかわらず，経口摂取を続けていた群において治療後の食形態が良好であったと報告されている[6]。よって，治療早期から胃瘻依存にならないよう，粘膜炎に対する疼痛緩和を心がけながら，摂食嚥下障害の程度に合わせた食形態を調整し，可能な限り経口摂取を継続させることが必要である。

　またわが国では晩期の摂食嚥下障害についていくつかの報告がある。治療後半年以上経過してから生じる有害事象としての嚥下障害は，治療終了から時間が経過して顕在化する筋組織の線維化や血管・神経などの損傷によって生じる。治療後の晩期の有害事象に関する報告では，化学放射線療法後1年以上経過した症例に対し嚥下内視鏡検査を行ったところ，4割の症例に嚥下反射惹起遅延や下咽頭貯留を認めたという報告[7]や，晩期の摂食嚥下障害[8]や喉頭壊死[9]といった症例報告がなされている。晩期の摂食嚥下障害に対する摂食嚥下療法に関しては，今後のデータ蓄積・症例累積が必要であると考える。

文献

1) Caudell JJ, Schaner PE, Desmond RA, et al. Dosimetric factors associated with long-term dysphagia after definitive radiotherapy for squamous cell carcinoma of the head and neck. Int J Radiat Oncol Biol Phys. 2010；76：403-9.

2) Forastiere AA, Zhang Q, Weber RS, et al. Long-term results of RTOG 91-11：a comparison of three nonsurgical treatment strategies to preserve the larynx in patients with locally advanced larynx cancer. J Clin Oncol. 2013；31：845-52.

3) Perry A, Lee SH, Cotton S, et al. Therapeutic exercises for affecting post-treatment swallowing in people treated for advanced-stage head and neck cancers. Cochrane Database Syst Rev. 2016：CD011112.

4) Kotz T, Federman AD, Kao J, et al. Prophylactic swallowing exercises in patients with head and neck cancer undergoing chemoradiation：a randomized trial. Arch Otolaryngol Head Neck Surg. 2012；138：376-82.

5) Lazarus CL, Husaini H, Falciglia D, et al. Effects of exercise on swallowing and tongue strength in patients

with oral and oropharyngeal cancer treated with primary radiotherapy with or without chemotherapy. Int J Oral Maxillofac Surg. 2014；43：523-30.
6) Carnaby-Mann G, Crary MA, Schmalfuse I, et al. "Pharyngocise"：randomized controlled trial of preventative exercises to maintain muscle structure and swallowing function during head-and-neck chemoradiotherapy. Int J Radiat Oncol Biol Phys. 2012；83：210-9.
7) Tang Y, Shen Q, Wang Y, et al. A randomized prospective study of rehabilitation therapy in the treatment of radiation-induced dysphagia and trismus. Strahlenther Onkol. 2011；187：39-44.
8) van der Molen L, van Rossum MA, Burkhead LM, et al. A randomized preventive rehabilitation trial in advanced head and neck cancer patients treated with chemoradiotherapy：feasibility, compliance, and short-term effects. Dysphagia. 2011；26：155-70.
9) Carroll WR, Locher JL, Canon CL, et al. Pretreatment swallowing exercises improve swallow function after chemoradiation. Laryngoscope. 2008；118：39-43.
10) Mortensen HR, Jensen K, Aksglæde K, et al. Prophylactic swallowing exercises in head and neck cancer radiotherapy. Dysphagia. 2015；30：304-14.
11) van den Berg MG, Kalf JG, Hendriks JC, et al. Normalcy of food intake in patients with head and neck cancer supported by combined dietary counseling and swallowing therapy：a randomized clinical trial. Head Neck. 2016；38（Suppl. 1）：e198-206.

付記文献

1) Mittal BB, Pauloski BR, Haraf DJ, et al. Swallowing dysfunction- preventative and rehabilitation strategies in patients with head-and-neck cancers treated with surgery, radiotherapy, and chemotherapy：a critical review. Int J Radiat Oncol Biol Phys. 2003；57：1219-30.
2) Logemann JA. Swallowing and communication rehabilitation. Semin Oncol Nurs. 1989；5：205-12.
3) Nugent B, Lewis S, O'Sullivan JM. Enteral feeding methods for nutritional management in patients with head and neck cancers being treated with radiotherapy and/or chemotherapy. Cochrane Database Syst Rev. 2010：CD007904.
4) 日本頭頸部癌学会（編）．頭頸部癌診療ガイドライン2018年版．p19，金原出版，2017.
5) 常行美貴，前田達慶，米澤宏一郎，他．頭頸部癌患者における同時併用化学放射線療法後の口内炎と嚥下障害についての検討．耳鼻と臨．2010；56（Suppl. 2）：s240-5.
6) Langmore S, Krisciunas GP, Miloro KV, et al. Dose PEG use cause dysphagia in head and neck cancer patients? Dysphagia. 2012；27：251-9.
7) 小松正規，石戸谷淳一，池田陽一，他．化学放射線同時併用療法の晩期有害事象が摂食・嚥下に与える影響について．日気管食道会報．2010；61：8-14.
8) 目須田康，本間明宏，西澤典子，他．上咽頭癌放射線治療後に晩期嚥下障害を発症した3例．耳鼻と臨．2006；52（Suppl. 4）：s286-90.
9) 小林麻里，伊藤依子，尾関英徳，他．喉頭壊死をきたした放射線療法晩期障害の1症例．耳鼻・頭頸外科．2001；73：53-6.

CQ 05 舌がん・口腔がんに対する手術が行われる患者に対して，術後のリハビリテーション治療（音声言語訓練）を行うことは，行わない場合に比べて推奨されるか？

> **推奨** 舌がん・口腔がんに対する手術が行われる患者に対して，術後のリハビリテーション治療（音声言語訓練）を行うことを提案する。
>
> グレード **2D** 推奨の強さ **弱い推奨** エビデンスの確実性 **とても弱い**

重要臨床課題の確認

舌および口腔がんに対する治療では，一般的に舌部分切除～半切除までは会話に明らかな支障をきたさないが，舌（亜）全摘出や口腔底の広範な切除などの場合は発話明瞭度が低くなり，コミュニケーションに支障をきたす。このような術後の音声言語障害（構音障害）に対して，音声言語訓練・構音訓練を行うことは発話明瞭度の再獲得のために必要であるとは思われるが，本ガイドライン初版発刊時までには，音声言語訓練の有無や内容に明確に言及したランダム化比較試験がなく，その臨床的な重要性を高いエビデンスで示すことができなかった。よって今回の改訂でもエビデンスを検証することに意義があると考え，改めてCQとして採用した。

エビデンス評価

各アウトカムの結果
①発話明瞭度の改善（重要性 7，エビデンスの強さ：D）
・検索
　系統的文献検索を行い，観察研究2件を採用した。
・評価
　De Carvalho-Teles ら[1] が舌全摘術6名・舌亜全摘術9名・舌部分切除術12名の術後の発話明瞭度を音声言語訓練の前後で比較したところ，舌部分切除術では訓練の前後で変化はなかったが，舌全摘・亜全摘術では発話明瞭度に改善を認めた。Furia ら[2] が舌がん術後患者36名に比較的術後早期から舌接触補助床（PAP）を装着し，3カ月間音声言語訓練を行った後の自発話の発話明瞭度評価では，PAP装着時の方がPAP非装着時よりも良好であった。
・統合
　音声言語訓練と発話明瞭度の関係において一定の改善は認めるものの，観察研究2件のみの結果であること，音声言語訓練の内容が異なること，対象患者数の少なさや評価のバイアスの観点などからエビデンスの強さはDとなった。

②音声言語機能の低下，代用手段への移行（害：重要性 6，エビデンスの強さ：D）
・検索
　系統的文献検索を行い，観察研究2件を採用した。

・評価

前述の文献において，音声言語訓練施行中における口腔器官の過用・疼痛・皮弁の異常などで音声言語機能がさらに低下し，その結果としての発声機会の喪失や，やむなき代償手段（ジェスチャーや筆談など）への移行などの有害事象の記載は認めなかった。

・統合

音声言語訓練と有害事象の発生において顕著な因果関係はないようであるが，観察研究であること，対象症例数の少なさなどからエビデンスの強さはDとなった。

> **CQに対するエビデンスの総括**
> 重大なアウトカムに関する全体的なエビデンスの強さ：D（とても弱い）

益と害のバランス評価

益（望ましい効果）として，今回の検討において音声言語訓練は少ない観察研究の範疇ではあるが有効性が示されていた。一方，害（望ましくない効果）として，音声言語訓練による有害事象（残存舌機能の低下や皮弁の異常など）は明確な報告がなく，音声言語訓練によって害が生じるリスクは少ないと考えられる。以上より，益と害のバランスは確実である。

患者の価値観・希望

術後の音声言語訓練は，他の医学的治療に比べても一般的に害が少なく，一定のレベルまでは益が期待できる治療であるため，多くの患者が行うことを希望すると考えられる。特に手術による音声言語機能低下は日常生活に支障をきたし，多くの患者が残存口腔器官の運動および音声言語訓練を行い，早期に明瞭な音声言語コミュニケーション再獲得を目標とすることが想定されるため，確実性は高く，多様性は低い。

コスト評価，臨床適応性

・コスト評価

「がん患者リハビリテーション料」は入院中の実施であれば術前から算定可能である。術前からの音声言語訓練の説明は，予想される機能予後（音声言語能力低下など）に基づいた計画立案に有効である。術前後の音声言語訓練においては一般的な訓練時間（40〜60分）であり，患者のコスト負担は少なく実施できる。退院後の外来では「がん患者リハビリテーション料」は算定ができない。

・臨床適応性

術後の音声言語機能回復に向けての音声言語訓練は一般的に想定されるものである。患者の希望に対し治療前に主診療科の医師のみならず，リハビリテーション科医やリハビリテーション療法士（言語聴覚士等）が機能障害への説明と音声言語訓練を行うことで，患者の心理的受け入れと一定レベルの改善が期待できる。したがって術後のこのような音声言語訓練の臨床適応性は高い。

総合評価

舌がん・口腔がんに対する手術が行われる患者に対して，術後のリハビリテーション治療（音声言語訓練）を行うことを提案する。

　重要なアウトカムに対するエビデンスはDという確実性の低い結果であったが，臨床上の有用性は高く安全性は保たれている点，益と害のバランスに確実性がある（益の確実性が高い）点，費用の妥当性と臨床適応性の高さがある点を総合的に考慮し，「音声言語訓練を行うことを提案する（弱い推奨）」とした。

　2015年のBlythらのシステマティックレビュー[3]の内容および検索された文献においても音声言語訓練の有無や優劣を明確に示しておらず，今後は単なる音声言語訓練の有無（自然経過との比較）での有効性のみならず，訓練の内容の違いとそのエビデンスの構築が望まれる。

推奨決定コンセンサス会議において，委員から出された意見の内容

・音声言語訓練のエビデンスは低いようであるが，術後に発話や会話に支障が生じることは精神的なコンプレックスとなり社会復帰の妨げになることがある。また社会復帰以降はより明瞭度の高い発話能力が必要となる。社会生活のレベルに応じた音声言語訓練が外来にて施行される環境の設立が望ましい。

■投票結果

行うことを推奨 （推奨度1：強い推奨）	行うことを提案 （推奨度2：弱い推奨）	推奨度 決定不能	行わないことを提案 （推奨度2：弱い推奨）	行わないことを推奨 （推奨度1：強い推奨）
19% (3/16)	81% (13/16)	0% (0/16)	0% (0/16)	0% (0/16)

付記

● わが国における術後の構音機能評価

　わが国における舌がん・口腔がん術後の構音機能評価に関する報告として，熊倉[1]は構音機能の評価・分析には，日本語100単音節を用いた発話明瞭度検査を行い，明瞭度（％）の産出と，分析表を用いて詳しい音の置換，省略，歪みの程度を検討し，構音訓練を進めていくと述べている。また，重度の構音障害の音声言語訓練においては，補綴治療の役割として，明瞭度の向上ばかりではなく，「話しやすさ」も加えるべきだとしている。山城ら[2]は，舌がん術後6カ月以上経過した時点での発話明瞭度に関して，日本語100単音節発話明瞭度検査と会話明瞭度検査を行い，口内法切除群64名では91.7〜93.6％と良好，pull through法切除群45名でも舌部分切除・可動部舌半側切除における発話明瞭度は81.5〜89.2％と良好とされているが，可動部亜全摘，可動部舌全摘では発話明瞭度がそれぞれ65.1％，37.4％と有意に低かったと報告している。また，再建舌形態と構音機能の関連についての報告[3,4]では，隆起型の舌形態を再建する方が，術後の会話・発話明瞭度がよいとされている。

● 皮弁の変化と音声言語訓練

　わが国における舌がん切除後の構音障害に対する音声言語訓練に関する症例報告[4,5]は散見されるが，大規模な検証は認めない。切除範囲や再建の違いのため，系統的な音声言語訓練の優劣よりも切除範囲，残存舌の可動性，再建舌形態などを踏まえた個別のサポートが必要なためと推測する。術後の再建皮弁の形態は，時間的経過による皮弁の形状変化だけではなく，放射線療法や体重減少も要因となるため，治療経過に合わせてPAPの導入が必要となる場合があり，歯科医との連携が重要となる。ただし，必ずしもPAPが音声言語訓練としての構音の改善に効果的でない場合もあるため，主診療科の医師および歯科医に確認を行うことが必要である。

文献

1) de Carvalho-Teles V, Sennes LU, Gielow I. Speech evaluation after palatal augmentation in patients

undergoing glossectomy. Arch Otolaryngol Head Neck Surg. 2008；134：1066-70.
2) Furia CL, Kowalski LP, Latorre MR, et al. Speech intelligibility after glossectomy and speech rehabilitation. Arch Otolaryngol Head Neck Surg. 2001；127：877-83.
3) Blyth KM, McCabe P, Madill C, et al. Speech and swallow rehabilitation following partial glossectomy：a systematic review. Int J Speech Lang Pathol. 2015；17：401-10.

付記文献
1) 熊倉勇美．舌・口底癌患者の構音障害とそのリハビリテーション．顎顔面補綴．2010；33：73-4．
2) 山城正司，三浦千佳，水谷美保，他．可動部舌切除の術後機能 構音障害と舌運動．日口腔腫瘍会誌．2015；27：88-94．
3) 前川二郎，吉田豊一，久保田彰，他．舌・口腔底再建における術後構音機能と形態の関連性の検討．頭頸部外．1992；2：75-80．
4) Kimata Y, Sakuraba M, Hishinuma S, et al. Analysis of the relations between the shape of the reconstructed tongue and postoperative functions after subtotal or total glossectomy. Laryngoscope. 2003；113：905-9.
5) 山下夕香里，森紀美江，武井良子，他．5年間にわたり構音機能の経時変化を検討した舌亜全摘出術施行例の1例 言語所見と超音波画像所見の変化について．日口腔腫瘍会誌．2013；25：33-9．
6) 山下夕香里，高橋浩二，宇山理紗，他．舌癌術後に舌接触補助床を装着した1症例の構音機能の改善過程 言語所見および超音波画像所見について．日口腔科会誌．2011；60：349-55．

CQ 06 咽頭がん・喉頭がんに対する手術が行われる患者に対して，術後のリハビリテーション治療（音声言語訓練）を行うことは，行わない場合に比べて推奨されるか？

> **推奨** 咽頭がん・喉頭がんに対する手術が行われる患者に対して，術後のリハビリテーション治療（音声言語訓練）を行うことを提案する。
>
> グレード **2C** 推奨の強さ **弱い推奨** エビデンスの確実性 **弱**

重要臨床課題の確認

咽頭がん・喉頭がんの手術において，最も問題となる事象の一つに喉頭全摘出後の音声喪失が挙げられる。それによる術後のコミュニケーション障害に関して治療前から，正常発声機能の解説・術式・音声喪失の事実，術後コミュニケーションの再獲得方法の説明などを行うことが重要とされている。再獲得にはリハビリテーション治療（音声言語訓練）が必須となることが想定されるので，その有無や優劣を比較する研究デザインそのものが困難であることが想像されるが，本ガイドライン初版では喉頭全摘出後に代用音声の訓練を行えば音声を再獲得できることを示した文献[1]などから推奨グレードBという評価であった。今回の改訂でもその治療内容や期間などに関するエビデンスの集約は重要臨床課題であると考え，本ガイドライン初版に引き続きCQとして採用した。

エビデンス評価

各アウトカムの結果

①発話再獲得率の向上（重要性7，エビデンスの強さ：C）

・検索

系統的文献検索を行い，観察研究2件を採用した。

・評価

欧米での166名を対象としたHillmanら[1]の2年間の観察研究では，術後1カ月の時点で他者と音声でのコミュニケーションを行っている喉頭全摘出後患者129名のうち109名（85%）が電気式人工喉頭を使用し，シャント発声（2%）と比較して明らかに多かった。術後2年経過後でも55%の症例が電気式人工喉頭でコミュニケーションを行っており，電気式人工喉頭は代用音声選択の第一選択肢であった。Singerら[2]は，喉頭全摘出後の発話明瞭度の経過を上記の3つの方法においてそれぞれ6カ月後に273名，1年後には225名の追跡調査を行っているが，シャント発声が最も発話明瞭度がよく，かつ音声言語訓練群において対照群と比較して客観的明瞭度の改善がみられた。

・統合

観察研究である点を考慮し，エビデンスの強さはCとした。

②QOLの向上（重要性7，エビデンスの強さ：C）

・検索

系統的文献検索を行い，非ランダム化比較試験1件を採用した。

・評価

喉頭がん・下咽頭がんにおける喉頭全摘出後の113名を音声言語訓練群52名と対照群61名に分けたVargheseら[3]のQOLに関する検証では，音声言語訓練群の方が対照群に比べて，EORTC QLQ-C30やEORTC QLQ-H&N 35において有意に高かった。

・統合

非ランダム化比較試験である点を考慮し，エビデンスの強さはCとした。

③抑うつ（害：重要性6，エビデンスの強さ：D）

音声言語訓練施行の期間中に，コミュニケーション能力を再獲得することの困難さから有害事象として抑うつを発症する可能性を検証したが，そのような記載は認めなかった。

> **CQに対するエビデンスの総括**
> 重大なアウトカムに関する全体的なエビデンスの強さ：C（弱）

益と害のバランス評価

益（望ましい効果）として，今回の検討において音声言語訓練は基本的には喉頭全摘出後の音声によるコミュニケーション能力の獲得という益がある。患者は希望や実情に応じて，大きく分けて3つの方法（電気式人工喉頭，食道発声，シャント発声）のなかから選択することができ，音声言語訓練はそれを支援できる。一方，害（望ましくない効果）として，音声言語訓練は身体的な負担や有害事象がほとんど想定できない治療であり，明確に害となるような事象には至らないと考えられる。以上より，益と害のバランスは確実である。

患者の価値観・希望

術後の音声言語訓練は，他の医学的治療に比べても一般的に害や身体的負担が少なく益が大きい治療であるため，多くの患者が行うことを希望すると考えられる。特に喉頭全摘出後の音声喪失によるコミュニケーション能力の低下は日常生活に支障をきたし，多くの患者が音声言語訓練を行い，早期に音声でのコミュニケーション能力再獲得を目標とすることが想定されるため，確実性は高く，多様性は低い。

コスト評価，臨床適応性

・コスト評価

「がん患者リハビリテーション料」は入院中の実施であれば術前から算定可能であり，術前からの音声言語訓練の説明は，予想される機能予後（音声言語能力・コミュニケーション能力低下など）に基づいた計画立案に有効である。術前後の音声言語訓練は一般的な訓練時間（40〜60分）にて患者のコスト負担は少なく実施できる。ただしわが国においては選択した代用音声の方法によって手術費用，治療機器，消耗品にかかる費用，習得期間，利用できる社会制度が異なるので（付記参照），その選択に関する説明が重要である。退院後の外来では「がん患者リハビリテーション料」の算定ができない。

・臨床適応性

術後の音声言語機能再獲得に向けての音声言語訓練は一般的に想定されるものであり，患者の希望に対

し，治療前に主診療科の医師・リハビリテーション科医・リハビリテーション療法士（言語聴覚士等）が機能障害への説明と音声言語訓練を行うことで確実な再獲得が期待できる。したがって術後の音声機能障害や代用音声の習得に関する音声言語訓練の臨床適応性は高い。

総合評価

咽頭がん・喉頭がんに対する手術が行われる患者に対して，術後のリハビリテーション治療（音声言語訓練）を行うことを提案する。

　重要なアウトカムに対するエビデンスはCとなったが，臨床上の必要性と有用性は高く安全性は保たれている点，益と害のバランスに確実性がある（益の確実性が高い）点，患者の価値観・希望の確実性がある（一致している）点，費用の妥当性と臨床適応性の高さがある点を統合的に考慮し，「音声言語訓練を行うことを提案する（弱い推奨）」とした。

　なお本CQの文献検索の結果は喉頭全摘出後の患者に限定され，咽頭がん術後および喉頭全摘出以外の術後に関する文献は得られなかった。また音声言語訓練による早期の明瞭な音声言語獲得などのエビデンスを検証したランダム化比較試験は該当するものがなかった。喉頭全摘出後の音声言語訓練の有無を設定しにくいこと，比較的容易に音声再獲得できるシャント発声およびボイスプロテーゼの普及にて時間をかけた音声言語訓練が少なくなったことなどから，エビデンスの確実性は今後も向上しない可能性はあるが，今後は単なる音声言語訓練の有無での有用性ではなく，その内容によるエビデンスの構築が望まれる。臨床において音声喪失後の代用音声獲得は必須かつ長期の課題であり，外来にて「がん患者リハビリテーション料」算定にて実施できるようになることが望ましい。

推奨決定コンセンサス会議において，委員から出された意見の内容

・喉頭全摘出後に音声言語訓練を行わない対照群をつくって臨床研究を行うことは倫理的に困難なため，今後も音声言語訓練の有無を要件としたランダム化比較試験自体が難しく，これ以上エビデンスを挙げることは困難と思われる。代用音声の獲得に対する各々の音声言語訓練の有効性や獲得率を検証し，利点と欠点を見極めることが重要である。

■投票結果

行うことを推奨 （推奨度1：強い推奨）	行うことを提案 （推奨度2：弱い推奨）	推奨度 決定不能	行わないことを提案 （推奨度2：弱い推奨）	行わないことを推奨 （推奨度1：強い推奨）
31%	69%	0%	0%	0%
(5/16)	(11/16)	(0/16)	(0/16)	(0/16)

付記

● わが国でのQOL評価

　喉頭がんに対する外科的治療法は喉頭微細手術，喉頭部分切除術，喉頭亜全摘術，喉頭全摘術などがあり，それぞれの治療成績は報告されているが，わが国では音声言語訓練やその結果としてQOLがどのように改善するかという観点からの報告はほとんどない。折舘ら[1]は喉頭がん患者の音声に関するQOLを Voice-Related Quality of Life（V-RQOL）質問表と Voice Handicap Index-10（VHI-10）質問表を用いて検証している。V-RQOLとVHI-10は強い相関を示し，またV-RQOLは聴覚印象評価（grade）と中程度の相関を示しており，これらの質問表は喉頭がん治療後の音声QOL評価に有用であると報告している。

● 代用音声について

　下咽頭がんや喉頭がんに対する喉頭全摘出後の音声喪失への代用音声として，電気式人工喉頭，食道発声，気管食道瘻発声（シャント発声）があり，医療者はそれぞれのメリット・デメリットを理解し，患者・家族へ代用音声の提供を行う。また，代用音声の選択に関しては，術式，原疾患の進行や治療計画，患者の社会背景にも十分に考慮する必要がある。退院後は，代用音声を習得した患者で構成されている患者会に関する情報提供や，患者会へ紹介することも大切である。

1）人工喉頭には呼気を駆動力とする笛式人工喉頭と電気エネルギーを駆動力とする電気式人工喉頭があるが，近年では笛式人工喉頭の使用は減少し，電気式人工喉頭の使用がほとんどである。電気式人工喉頭は，振動を頸部に当て，咽頭内に伝導・共鳴させて発生した音源を口腔や咽頭の構音機能によって発声する方法である。訓練の際のポイントは，振動部の皮膚面への適度な接触・角度，言葉の区切りの際の器具のオン/オフ，である。振動部の適度な接触は手術や放射線療法による瘢痕，硬化した皮膚には難しい場合も多く，接触面が合わず雑音が多くなる場合には下顎や頬部に当てるとうまくいくことがある[2]。嘉村ら[3]は喉頭摘出後早期における口腔伝導用チューブを用いた電気式人工喉頭発声について検討を行っており，頸部接触による電気式人工喉頭に比して術前から口腔伝導用チューブを用いた電気式人工喉頭の方が，発話明瞭度改善への寄与はわずかだが，術直後や放射線療法中のコミュニケーション手段として有用であるとしている。食道発声に比べると，術後早期から習得できるコミュニケーション手段であり，比較的容易に発声機能を獲得しやすい。しかし，術前後の音声言語訓練やその有用性を検討した報告はない。

2）食道発声は空気を飲み込み，吐き出すことで生じる気流が咽頭食道の狭窄部粘膜（新声門）を振動させて音源となる。特別な器具を必要としないが，習得までに長期間の訓練が必要であり，またその習得は必ずしも容易ではない。喉頭全摘出者の食道発声訓練はリハビリテーション療法士による介入報告が少なく，習得基準なども確立されていないため，訓練効果としてのエビデンスの集積は難しい。喉頭全摘出後の患者会での習得を目指す場合も多いが，他者との交流が難しい患者は参加を拒む場合もある。一般的には喉頭全摘出後のコミュニケーション手段の確保のためには食道発声と電気式人工喉頭使用の訓練を並行して実施していく必要があるといえる。わが国では神田ら[4]が喉頭全摘出および下咽頭喉頭頸部食道全摘を受け，術後4カ月以上食道発声訓練を実施した39名について術式別に検討を行い，後者は前者と比べて食道発声の習得が難しく，長期的な指導が必要であると報告している。

3）シャント発声には気管食道瘻発声と気管空腸瘻発声の2種類があり，ボイスプロステーシスの挿入時期は一期的挿入と二期的挿入に分かれる。一般的には気管食道瘻または気管空腸瘻に挿入し，ボイスプロステーシスを介して呼気を食道または空腸に導くことで粘膜が振動して発声が可能となる。食道発声に比べ，音声獲得率は82％[5]や92.3％[6]と高いが，発声に関しては，呼気を強く吐きすぎると呼気圧の上昇とともに筋緊張が高まり安定した音声が得られにくいことから，リラックスして楽な発声をするよう指導する[7]。欧米では代用音声の選択としてシャント発声が主流となっており，わが国でもシャント発声が普及しつつあるが，ボイスプロステーシス周囲の肉芽形成と感染，誤嚥性肺炎などといった合併症の問題が挙げられる[8]。また，合併症以外の問題として，維持費や通院間隔，生活環境・家族環境，発声に対する意欲の有無も重要である[8]。シャント発声を継続するために必要な費用や定期診察の回数などについても十分理解が得られたうえで適応となる症例を選択する必要があるが，わが国における音声言語訓練が必要な対象症例の器質的病態についても十分に検討する必要がある。

● わが国における代用音声に関する制度と費用について

　喉頭全摘出後の障害種別は音声機能・言語機能障害に位置づけられる。音声喪失という場合には，先天性のものも含まれており，無喉頭，喉頭部外傷による喪失，発声筋麻痺による音声喪失，失語症，ろうあなどであり，全く発声ができないか，言語機能を喪失したものとなっている。著しい障害といった場合には，喉頭の障害，または形態異常，唇顎口蓋裂や中枢性疾患などとなり，音声または言語のみを用いて意思を疎通することが困難な場合を示す。診断書用紙は自治体や管轄の福祉事務所が窓口となり，身体障害者福祉法第15条に定める指定医の記載が必要である。喉頭全摘出後の障害等級は「音声機能の喪失」に該当するため3級が付与される。日常生活用具は自治体ごとに用具の種類や負担額が異なる場合があるが，使用することで自己負担を抑え電気式人工喉頭を安価で購入することができる。また，シャント発声では人工鼻関連給付が生活用具給付として自治体レベルで給付が認められるようになったが，電気式人工喉頭と比べ，支給している自治体は限られている。今後，人工鼻関連給付が広く普及することで，シャント発声のサポート器具としてだけでなく加温・加湿効果といった本来の人工鼻の役割として，喉頭全摘出者への給付認定が普及していく可能性がある。

文献

1) Hillman RE, Walsh MJ, Wolf GT, et al. Functional outcomes following treatment for advanced laryngeal cancer. Part I-voice preservation in advanced laryngeal cancer. Part II-laryngectomy rehabilitation : the state of the art in the VA system. Research speech-language pathologists. Department of veterans affairs laryngeal cancer study group. Ann Otol Rhinol Laryngol Suppl. 1998 ; 172 : 1-27.
2) Singer S, Wollbrück D, Dietz A, et al. Speech rehabilitation during the first year after total laryngectomy. Head Neck. 2013 ; 35 : 1583-90.
3) Varghese BT, Mathew A, Sebastian P, et al. Comparison of quality of life between voice rehabilitated and nonrehabilitated laryngectomies in a developing world community. Acta Otolaryngol. 2011 ; 131 : 310-5.

付記文献

1) 折舘伸彦, 本間明宏, 福田諭. 喉頭癌治療後の音声に関するQOLの検討. 耳鼻・頭頸外科. 2008 ; 80 : 597-603.
2) 大月直樹, 丹生健一. 頭頸部癌治療後のリハビリテーション. ENTONI. 2016 ; 192 : 155-60.
3) 嘉村陽子, 岩江信法, 平山裕次, 他. 喉頭摘出後早期における口腔伝導用チューブを用いた電気式人工喉頭発声についての検討. 頭頸部癌. 2014 ; 40 : 120-5.
4) 神田亨, 田沼明, 鬼塚哲郎, 他. 術式による食道発声訓練経過の差異 喉頭全摘術後と下咽頭喉頭頸部食道全摘術後との比較. 言語聴覚研. 2008 ; 5 : 152-9.
5) 小島卓朗, 加藤一郎, 中田誠一, 他. voice prosthesisを用いた気管食道シャント手術による術後音声機能獲得に関する検討. 音声言語医. 2014 ; 55 : 215-8.
6) 寺田友紀, 佐伯暢生, 宇和伸浩, 他. 喉頭摘出後のProvox2による音声獲得と長期経過観察. 日耳鼻会報. 2010 ; 113 : 838-43.
7) 大月直樹, 丹生健一. 頭頸部癌治療後のリハビリテーション. ENTONI. 2016 ; 192 : 155-60.
8) 寺田友紀. ボイスプロテーゼによる喉頭摘出後の代用音声. 日耳鼻会報. 2012 ; 115 : 870-1.

CQ 07 頭頸部がんに対する放射線療法中・後の患者に対して，リハビリテーション治療（音声言語訓練）を行うことは，行わない場合に比べて推奨されるか？

> **推奨**
> 頭頸部がんに対する放射線療法中・後の患者に対して，リハビリテーション治療（音声言語訓練）を行うことを提案する。
>
> グレード **2B** 推奨の強さ **弱い推奨** エビデンスの確実性 **中**

重要臨床課題の確認

頭頸部がんに対する放射線療法は，原疾患の部位や大きさ，進展形式により放射線照射範囲が調整される。近年では強度変調放射線療法により合併症を軽減しながら根治性を高める照射技術が普及しているものの，放射線療法中・後に唾液分泌低下，粘膜炎（口腔咽喉頭）などが生じ，音声言語障害につながる。本領域における音声言語訓練に関しては，海外でも 2010 年以前は散見される程度の文献数であったが，疾患の早期発見，放射線療法の進歩，音声機能温存の方向性などに伴い，主に 2014 年以降に放射線療法中・後の音声言語障害に関するランダム化比較試験の結果が報告されてきた。わが国でも放射線療法を受ける患者は増加しており，また 2010 年に頭頸部がん患者における放射線療法中・後のリハビリテーション算定が認められた医療背景から，今回の改訂においてリハビリテーション治療（音声言語訓練）の有用性は検証すべき重要臨床課題として捉え，新たな CQ として採用した。

エビデンス評価

各アウトカムの結果

① コミュニケーション能力の向上（重要性 7，エビデンスの強さ：B）

・検索

系統的文献検索を行い，ランダム化比較試験 1 件を採用した。

・評価

Karlsson ら[1] のランダム化比較試験における報告では，放射線療法中の喉頭がん患者 74 名を音声言語訓練群 37 名と対照群 37 名に分け，コミュニケーション能力を治療前・治療後・6 カ月後に S-SECEL（Self-Evaluation of Communication Experiences after Laryngeal Cancer）を用いて評価したところ，訓練群は対照群と比べてコミュニケーション能力の改善は良好であった。

・統合

ランダム化比較試験 1 件のみの検証ではあるが，いくつか存在するバイアスはリハビリテーション医療に特有の事象のみであり，対象人数も比較的確保できていることからエビデンスの強さは B とした。

② QOL の向上（重要性 7，エビデンスの強さ：B）

・検索

系統的文献検索を行い，ランダム化比較試験 2 件を採用した。

・評価

前述のKarlssonら[1]の報告では，同様の2群間でHRQL（health-related quality of life）を治療前・治療後・6カ月後にEORTC QLQ-C30およびEORTC QLQ-H&N 35を用いて評価したところ，訓練群は対照群と比べて，コミュニケーションに関するQOLスコアはより良好であった。Tuomiら[2]は，放射線療法中の喉頭がん患者42名を音声言語訓練群19名と対照群23名に分け，治療前・6カ月後・12カ月後にHRQLを評価したところ，訓練群の方が対照群よりも改善傾向にあったと報告した。

・統合

2つのランダム化比較試験におけるいくつかのバイアスはリハビリテーション医療に特有の事象のみであり，対象人数も比較的確保できていることからエビデンスの強さはBとした。

③音声（声質）の改善（重要性6，エビデンスの強さ：B）

・検索

系統的文献検索を行い，ランダム化比較試験2件を採用した。

・評価

Tuomiら[2]の報告では，音声を治療前・6カ月後・12カ月後で評価し，音声言語訓練群の方が対照群よりも自覚的には改善していた。またTuomiら[3]は別の研究において，放射線療法中の喉頭がん79名を音声言語訓練群41名と対照群33名に分けて音声分析を施行し，訓練群は対照群よりも発声機能の改善を自覚していたことを報告している。

・統合

2つのランダム化比較試験におけるいくつかのバイアスはリハビリテーション医療に特有の事象のみであり，対象人数も比較的確保できていることからエビデンスの強さはBとした。

④発声困難による抑うつや精神的不安の改善（重要性6，エビデンスの強さ：B）

・検索

系統的文献検索を行い，ランダム化比較試験1件を採用した。

・評価

Bergströmら[4]は放射線療法後の喉頭がん63名を音声言語訓練群31名と一般的な音声指導のみの対照群32名に分け，精神心理面の推移をHADS（Hospital Anxiety and Depression Scale）で治療前・6カ月後・12カ月後で評価しているが，音声言語訓練の有無と精神心理面（抑うつ，不安）の関係性において，訓練群の方が対照群よりも有意な改善を認めたと報告している。

・統合

ランダム化比較試験1件のみの検証ではあるが，いくつか存在するバイアスはリハビリテーション医療に特有の事象のみであり，対象人数も比較的確保できていることからエビデンスの強さはBとした。

⑤発声の過負荷による声量低下（害：重要性6，エビデンスの強さ：D）

一般的に音声言語訓練（特に発声訓練）によって声帯に負荷がかかり，声量低下や嗄声につながるような有害事象が想定されるが，前述の研究においてはそのような害につながるような事象は報告されていない。

> **CQに対するエビデンスの総括**
>
> 重大なアウトカムに関する全体的なエビデンスの強さ：B（中）

益と害のバランス評価

　益（望ましい効果）として，今回の検討において音声言語訓練は有効であった。一方，害（望ましくない効果）として，音声言語訓練による有害事象（声量低下など）の増悪は報告がなく，音声言語訓練によって害が生じるリスクは少ないと考えられる。以上より，益と害のバランスは確実である。

患者の価値観・希望

　放射線療法中・後の音声言語訓練は，他の医学的治療に比べても一般的に害が少なく益が大きい治療であるため，多くの患者が行うことを希望すると考えられる。声量低下・発話明瞭度低下によるコミュニケーション能力の低下に対し，早期に明瞭な声量・声質の再獲得を目標とすることが想定される。発声の過負荷（声帯の酷使）による声量低下などに注意して実施すれば，確実性は高く，多様性は低い。

コスト評価，臨床適応性

・コスト評価

　「がん患者リハビリテーション料」は入院中の実施であれば放射線療法前から算定可能である。放射線療法前からの音声言語訓練は，予想される機能予後に基づいた計画立案に有効である。放射線療法中・後の音声言語訓練の一般的な訓練時間（40〜60分）においては患者のコスト負担は少なく実施できる。退院後の外来では「がん患者リハビリテーション料」は算定ができない。

・臨床適応性

　想定される患者数に対して専門的に指導できる施設やリハビリテーション療法士の数が少ないこと，また仮に実施している施設であってもすべての対象症例に頻回に実施することは現実的ではないこと，症状が一過性であることが予測されることやコミュニケーション能力の度合いによっては希望しない患者も存在すると思われることなどから，臨床適応性は現時点では高いとは言い難い。

総合評価

頭頸部がんに対する放射線療法中・後の患者に対して，リハビリテーション治療（音声言語訓練）を行うことを提案する。

　重要なアウトカムに対するエビデンスはBであり，臨床上の有用性は高く安全性は保たれている点，本ガイドライン初版作成時以降の検証の確立が進んでいる点，益と害のバランスに確実性がある（益の確実性が高い）点，患者の価値観・希望の確実性がある（一致している）点，費用の妥当性と臨床適応性の課題（患者数に比べてリハビリテーション療法士が少ないなど）がある点を総合的に考慮し，「音声言語訓練を行うことを提案する（弱い推奨）」とした。

　今回の文献検索結果の対象は主に喉頭がんに限定され，咽頭がんに関する報告は該当しなかった。音声言語訓練群は対照群よりも音声（声質）の改善，QOLの向上，コミュニケーション能力の向上が図れることが示され，一部には放射線療法以前からの予防的介入の効果も検証されている。言語学的な意味から海外（他国語）での有効性がそのままわが国（日本語）にあてはまる，もしくは応用できるかどうかも課題として残るため，わが国での研究報告が待たれる。

推奨決定コンセンサス会議において，委員から出された意見の内容

・放射線療法中・後の摂食嚥下障害と同様に，比較的エビデンスが高いにもかかわらずわが国では十分に普及していない。入院中から外来に至るまで多職種の理解・協力も交えて音声言語訓練の確立と均てん化を図ることが今後は重要である。

■投票結果

行うことを推奨 (推奨度1：強い推奨)	行うことを提案 (推奨度2：弱い推奨)	推奨度 決定不能	行わないことを提案 (推奨度2：弱い推奨)	行わないことを推奨 (推奨度1：強い推奨)
38%	63%	0%	0%	0%
(6/16)	(10/16)	(0/16)	(0/16)	(0/16)

付記

● 喉頭がん治療後の音声機能

　喉頭がんの音声機能について，わか国では澤津橋ら[1]の早期声門がんの治療成績に関する報告のなかで，治療後の声門がんT1a症例の音声評価として周期変動指数，振幅変動指数，調波対雑音比を算出し，レーザー治療後および放射線療法後について音声機能を比較している。T1a症例の音声機能は，レーザー治療・放射線療法の選択をしても有意な差はないが，放射線療法は治療期間が長いためレーザー治療の方が早期に音声改善が得られると報告している。喉頭がんの音声に関するQOLについて，放射線療法後のV-RQOL；92.2±16.9/VHI-10；2.95±6.11，化学放射線療法後のV-RQOL；92.9±13.4/VHI-10；2.34±4.11との報告[2]がある。

　頭頸部がんに対する（化学）放射線療法の音声言語訓練の報告はわが国にはないが，主観的評価と客観的評価に乖離が生じる場合もあることから，両側面からの慎重な評価が必要であり，評価や方法，症例選択などが課題となる。

文献

1) Karlsson T, Johansson M, Andrell P, et al. Effects of voice rehabilitation on health-related quality of life, communication and voice in laryngeal cancer patients treated with radiotherapy : a randomised controlled trial. Acta Oncol. 2015 ; 54 : 1017-24.
2) Tuomi L, Johansson M, Lindell E, et al. Voice range profile and health-related quality of life measurements following voice rehabilitation after radiotherapy ; a randomized controlled study. J Voice. 2017 ; 31 : 115.e9-16.
3) Tuomi L, Andréll P, Finizia C. Effects of voice rehabilitation after radiation therapy for laryngeal cancer : a randomized controlled study. Int J Radiat Oncol Biol Phys. 2014 ; 89 : 964-72.
4) Bergström L, Ward EC, Finizia C. Voice rehabilitation after laryngeal cancer : associated effects on psychological well-being. Support Care Cancer. 2017 ; 25 : 2683-90.
5) Jacobi I, van der Molen L, Huiskens H, et al. Voice and speech outcomes of chemoradiation for advanced head and neck cancer : a systematic review. Eur Arch Otorhinolaryngol. 2010 ; 267 : 1495-505.

付記文献

1) 澤津橋基広, 梅崎俊郎, 安達一雄, 他. 音声からみた早期声門癌の治療成績. 喉頭. 2012 ; 24 : 13-9.
2) 折舘伸彦, 古田康, 西澤典子, 他. 放射線治療を受けた喉頭癌患者の治療後音声に関するQOLの検討. 喉頭. 2007 ; 19 : 59-64.

CQ 08

頭頸部がんに対する頸部リンパ節郭清術が行われる患者に対して，術後のリハビリテーション治療（上肢機能訓練）を行うことは，行わない場合に比べて推奨されるか？

> **推奨**
> 頭頸部がんに対する頸部リンパ節郭清術が行われる患者に対して，術後のリハビリテーション治療（上肢機能訓練）を行うことを推奨する。
>
> グレード **1B** 推奨の強さ **強い推奨** エビデンスの確実性 **中**

■ 重要臨床課題の確認

　頸部リンパ節郭清術後に生じる副神経麻痺による僧帽筋機能不全や肩関節機能障害は，上肢の可動域制限や疼痛をきたし，日常生活の阻害因子となり得る。頸部リンパ節郭清術後のこれらの症状に対して行われるリハビリテーション治療（上肢機能訓練）の有効性について，本ガイドライン初版では2つのランダム化比較試験[1,2]の結果を中心に，肩関節周囲の疼痛・筋力・可動域の改善の観点から推奨グレードAと判定された。今回の改訂にあたって前回と同じCQを採用し，さらなる研究の積み重ねやその後に報告されたシステマティックレビュー[3]を中心に頸部リンパ節郭清術後に生じる副神経麻痺による僧帽筋機能不全や肩関節機能障害への上肢機能訓練について検証した。

■ エビデンス評価

各アウトカムの結果

①疼痛および能力低下の改善（重要性8，エビデンスの強さ：B）

・検索
　系統的文献検索を行い，ランダム化比較試験3件，システマティックレビュー1件を採用した。

・評価
　頸部リンパ節郭清術後患者52名を無作為に対照群（上肢自動・他動関節可動域訓練；週3回，12週間）25名と筋力増強訓練群（可動域訓練＋筋力増強訓練；1日2セット，週3回，12週間）27名に分けたMcNeelyら[1]のランダム化比較試験および頸部リンパ節郭清術後20名を無作為に対照群（同上）10名と筋力増強訓練群（1セット15～20回，1日3セット，週3回，12週間）10名に分けた同じくMcNeelyら[2]のランダム化比較試験を統合したCarvalhoら[3]のシステマティックレビューでは，12週後の自覚的な肩関節に関する疼痛と能力低下に関してSPADI（The Shoulder Pain and Disability Index）で評価しているが，そのなかの「疼痛」ではリスク差の統合値6.26（95％CI：0.31-12.20，p＝0.039），「能力低下」ではリスク差の統合値8.48（95％CI：1.88-15.07，p＝0.012）となり，筋力増強訓練群は対照群に比較して有意な改善を認めた。頸部リンパ節郭清術後59名を無作為に監督下の肩甲帯筋力増強訓練群（1セット8～12回，1日2～3セット，週3回，12週）32名と対照群（通常の理学療法のみ）27名に分けたMcGarveyら[4]のランダム化比較試験では，開始時・1カ月・3カ月・6カ月・12カ月経過時にSPADIにて評価を行っているが，合計値には有意差を認めなかった。

・統合

　バイアスリスクの少ないランダム化比較試験およびそれを統合したシステマティックレビューの結果ではあるが，上肢機能訓練の内容の違いがあることからエビデンスの強さはBとした。

②肩関節可動域の改善（重要性8，エビデンスの強さ：B）

・検索

　系統的文献検索を行い，ランダム化比較試験3件，システマティックレビュー1件を採用した。

・評価

　2つのランダム化比較試験[1,2]を統合した前述のシステマティックレビュー[3]では，筋力増強訓練群は対照群に比較して，12週後の自動外旋の可動域は有意な改善（95%CI：7.87-21.14，p＜0.01）を認め，また他動外転・前方屈曲・外旋・水平外転の可動域も有意な改善を認めた。自動外転・前方屈曲の可動域の改善においては有意差を認めなかった。前述のMcGarveryら[4]のランダム化比較試験では，12週時点での自動外転の可動域において筋力増強訓練群の方が有意に改善（95%CI：7.3-46，p＜0.01）したが，6カ月・12カ月の評価では有意差は認めなかった。

・統合

　バイアスリスクの少ないランダム化比較試験およびそれを統合したシステマティックレビューの結果ではあるが，上肢機能訓練の内容の違いがあることからエビデンスの強さはBとした。

③QOLの向上（重要性6，エビデンスの強さ：C）

・検索

　系統的文献検索を行い，ランダム化比較試験3件，システマティックレビュー1件を採用した。

・評価

　前述のシステマティックレビュー[3]では，筋力増強訓練群は対象群に比較して，12週後のFACT-G（Functional Assessment of Cancer Therapy-General）によるQOL評価では有意な差を認めなかった。McGarveyら[4]のランダム化比較試験では，NDII（The Neck Dissection Impairment Index）によるQOL評価を用いているが，両群における有意差は認めなかった。

・統合

　バイアスリスクの少ないランダム化比較試験およびそれを統合したシステマティックレビューの結果であるが，上肢機能訓練の有無によるQOLに有意差はないことから，エビデンスの強さはCとした。

④疼痛の悪化，筋力の低下，拘縮の進行，アドヒアランスの不良（害：重要性7，エビデンスの強さ：C）

　McNeelyの2つの文献[1,2]では上肢機能訓練に伴うような有害事象は対照群では認めず，筋力増強訓練群にそれぞれ1名ずつ肩甲帯付近軟部組織の疼痛の増悪と嘔気（吐き気）を認めた。上肢機能訓練に伴う過用を疑わせるような可動域の低下は認めず，治療効果は維持されていた。また訓練のアドヒアランスはMcNeely[1]では87%，McNeely[2]では93%であり，継続性は良好といえた。

CQに対するエビデンスの総括

重大なアウトカムに関する全体的なエビデンスの強さ：B（中）

益と害のバランス評価

　益（望ましい効果）として，今回の上肢機能訓練は基本的には疼痛の減弱や能力低下の改善，肩関節運動における自動および他動可動域に改善の傾向があり，特に筋力増強訓練群において益があり，アドヒア

ランスも良好であった。一方，害（望ましくない効果）として，筋力増強訓練群のごく少数に疼痛などを認めた。以上より，益と害のバランスは確実である。

患者の価値観・希望

術後の上肢機能訓練は，他の医学的治療に比べても一般的に害が少なく益が大きい治療であるため，多くの患者が行うことを希望すると考えられる。特に肩関節機能障害は日常生活に支障をきたし，多くの患者が上肢機能訓練を行うことを希望することが想定され，確実性は高く，多様性は低い。

コスト評価，臨床適応性

・コスト評価

「がん患者リハビリテーション料」は入院中の実施であれば算定可能であり，術後上肢機能訓練としての一般的な訓練時間（40～60分）においては患者のコスト負担は少なく実施できる。なお術前評価や起こり得る肩関節機能障害の説明が外来診療の段階で実施される場合があると思われるが，これらには「がん患者リハビリテーション料」は適応されない。退院後の外来では「がん患者リハビリテーション料」は算定ができない。

・臨床適応性

入院中に主診療科の医師，リハビリテーション科医，リハビリテーション療法士（理学療法士，作業療法士）が起こり得る機能障害に対する説明を行い，そのうえで上肢機能訓練にて一定の改善に導くことができるため，臨床適応性は高い。

総合評価

頭頸部がんに対する頸部リンパ節郭清術が行われる患者に対して，術後のリハビリテーション治療（上肢機能訓練）を行うことを推奨する。

重要なアウトカムに対するエビデンスはBであり，臨床上の有用性は高く安全性は保たれている点，本ガイドライン初版作成時以降の検証の確立が進んでいる点，益と害のバランスに確実性がある（益の確実性が高い）点，費用の妥当性と臨床適応性の高さがある点を総合的に考慮し「上肢機能訓練を行うことを推奨する（強い推奨）」とした。

なお本CQでは上肢機能訓練の有無の検証を想定していたが，文献検索の結果として上肢機能訓練の内容の追加に言及したエビデンスへの検証となった。今後は上肢機能訓練の内容のさらなる検証，外来での上肢機能訓練継続の必要性を踏まえた長期介入結果，今回エビデンスがCであったQOLに関する検証などが着目される。

推奨決定コンセンサス会議において，委員から出された意見の内容

・頸部リンパ節郭清術後は肩関節機能障害だけでなく，創部に直接関連した顔面・頸部の疼痛やそれに起因する不安の慢性化・長期化が問題になる場合がある。今後はその創部に直接関する症状にもリハビリテーション療法士が入院・外来を問わず積極的に関与してほしい。

■投票結果

行うことを推奨 （推奨度1：強い推奨）	行うことを提案 （推奨度2：弱い推奨）	推奨度 決定不能	行わないことを提案 （推奨度2：弱い推奨）	行わないことを推奨 （推奨度1：強い推奨）
94% (15/16)	6% (1/16)	0% (0/16)	0% (0/16)	0% (0/16)

付記

● わが国の現状

　頸部リンパ節郭清術時に，副神経切離であれば完全麻痺が生じ，切離しなくとも不全麻痺が生じることが多い。この結果，副神経麻痺（僧帽筋麻痺）が生じ，上肢挙上困難，肩関節周囲違和感などの症状が出現し，日常生活に支障をきたす。上肢機能訓練のエビデンス・推奨は前述した通りであるが，その他に臨床課題として挙げていた若年者と高齢者の回復の違い，外来での上肢機能訓練を継続したうえでの機能回復における長期成績，術前上肢機能訓練の有効性などについて明確に言及した文献はなかった。

　国内報告においてランダム化比較試験は認めないが，以前より上肢機能訓練の有効性を評価している研究[1,2]は散見され，本ガイドライン初版の発刊以降には機能改善やQOLに着目した後方視的研究も認める。石井ら[3]は，手術後肩関節外転可動域の変化比への影響因子は，手術後合併症の有無，両側郭清の有無，手術後の肩甲骨脊椎間距離および握力であるとしている。また同じく石井ら[4]が手術後早期の外転可動域の改善はQOLの長期的経過に影響を与えることを報告している。上肢機能訓練の有無や新たな治療方法の有無で機能障害改善などの帰結をランダム化比較試験として報告しているものは認めなかったが，国内からも上肢機能訓練の効果検証が進んでいることは望ましい傾向である。

　本CQで述べたランダム化比較試験にも要約されているように，今後は長期効果（3カ月以降）の検証が進むことが期待され，わが国においては外来での上肢機能訓練の継続の必要性も，さらに討論されていくことになるであろう。

文献

1) McNeely ML, Parliament MB, Seikaly H, et al. Effect of exercise on upper extremity pain and dysfunction in head and neck cancer survivors : a randomized controlled trial. Cancer. 2008 ; 113 : 214-22.
2) McNeely ML, Parliament MB, Courneya KS, et al. A pilot study of a randomized controlled trial to evaluate the effects of progressive resistance exercise training on shoulder dysfunction caused by spinal accessory neurapraxia/neurectomy in head and neck cancer survivors. Head Neck. 2004 ; 26 : 518-30.
3) Carvalho AP, Vital FM, Soares BG. Exercise interventions for shoulder dysfunction in patients treated for head and neck cancer. Cochrane Database Syst Rev. 2012 : CD008693.
4) McGarvey AC, Hoffman GR, Osmotherly PG, et al. Maximizing shoulder function after accessory nerve injury and neck dissection surgery : a multicenter randomized controlled trial. Head Neck. 2015 ; 37 : 1022-31.

付記文献

1) 鬼塚哲郎，飯田善幸，上條朋之，他．当院における頸部郭清術後のリハビリテーション．耳鼻臨床補冊．2009；55(Suppl. 1)：s3-10.
2) 島田洋一，千田聡明，松永俊樹，他．医原性副神経麻痺に対するリハビリテーション．別冊整形外．2006；49：222-7.
3) 石井貴弥，原毅，出浦健太郎，他．副神経を温存した頸部郭清術後の頭頸部がん患者の手術後早期における肩関節外転可動域の影響因子．頭頸部外．2016；26：211-6.
4) 石井貴弥，原毅，井川達也，他．頭頸部がん患者の手術後早期の肩関節外転可動域の改善が退院後のQuality of Lifeに与える影響．理療科．2016；31：61-6.

CQ 09 頭頸部がんに対する放射線療法中・後の患者に対して，リハビリテーション治療（運動療法）を行うことは，行わない場合に比べて推奨されるか？

> **推奨**
> 頭頸部がんに対する放射線療法中・後の患者に対して，リハビリテーション治療（運動療法）を行うことを提案する。
>
> グレード **2B**　推奨の強さ **弱い推奨**　エビデンスの確実性 **中**

重要臨床課題の確認

　放射線療法および化学療法中・後のがん患者では，倦怠感や運動能力の低下をきたすことが多いが，リハビリテーション治療（運動療法）に関する報告は乳がんや前立腺がんなどの報告に比較すると本領域ではこれまで非常に少なかった。頭頸部がんへの放射線療法中・後には口腔粘膜炎や摂食嚥下障害，食欲低下，体重減少，倦怠感が生じ，二次的な体力低下や日常生活活動の低下につながることが予想される。このような状況下で運動療法に取り組むことへの有効性の検証は今後の重要臨床課題と考え，また2016年にシステマティックレビュー[1]も報告されていることから，今回の改訂でも本ガイドライン初版と同様のCQとして採用した。

エビデンス評価

各アウトカムの結果

①除脂肪体重減少の抑制（重要性7，エビデンスの強さ：B）

・検索
　系統的文献検索を行い，ランダム化比較試験3件を採用した。
・評価
　Lonbroら[2]は，放射線療法が施行された頭頸部がん患者41名を筋力増強訓練の実施時期で前期12週群（20名）と後期12週群（21名）の2群化し除脂肪体重を調査しているが，どちらの訓練時期であっても訓練を実施せずに自由な日常生活を送っている12週よりも訓練を実施する12週の方が除脂肪体重は約4%増加していた。同じくLonbroら[3]は，放射線療法が施行された頭頸部がん患者30名に筋力増強訓練を行い，さらにサプリメント受給有無で2群に分け除脂肪体重を調査しているが，両群ともに除脂肪体重は有意差なく増加していた。Rogersら[4]は，放射線療法が施行された頭頸部がん患者15名を筋力増強訓練介入群7名と対照群8名の2群に分け除脂肪体重を調査したが，変化量に有意差は認めなかった。
・統合
　バイアスリスクの少ないランダム化比較試験およびそれを統合したシステマティックレビュー[1]において一定の効果を認めているが，運動療法の内容の違いがあること，対象症例数の少なさからエビデンスの強さはBとした。

②運動能力の向上（重要性 7，エビデンスの強さ：B）

・検索

系統的文献検索を行い，ランダム化比較試験 4 件を採用した。

・評価

Samuel ら[5]は，放射線療法が施行された頭頸部がん患者 48 名を監督下の運動療法群 24 名と対照群 24 名に分け，運動耐容能（6 分間歩行テスト）を評価しているが，6 週後の評価では療法群の方が 42m 改善（$p<0.05$）し，対照群は 96m 短縮していた。Lonbro ら[2]は，運動能力を調査しているが，後期に筋力増強訓練を行った群は前期に自由な日常生活を送っている群と比較して運動能力が有意に向上していた。Lonbro ら[3]は，2 群間の運動能力を調査しているが，両群とも向上していた。Rogers ら[4]は，2 群間の運動能力（椅子からの立ち上がり時間）を調査し，筋力増強訓練群の方が 6 週目・12 週目の評価でそれぞれ有意に高かったことを報告している。

・統合

バイアスリスクの少ないランダム化比較試験およびそれを統合したシステマティックレビュー[1]において，運動能力の向上を認めるが，運動療法の内容の違いがあること，対象症例数の少なさからエビデンスの強さは B とした。

③ QOL の向上（重要性 7，エビデンスの強さ：B）

・検索

系統的文献検索を行い，ランダム化比較試験 3 件を採用した。

・評価

Lonbro ら[2]は，2 群間の QOL も調査しているが，前期に筋力増強訓練を行った群の方が後期に筋力増強訓練を行った群と比較して有意に QOL は改善していた。同じく Rogers ら[4]も 2 群間の QOL を調査しているが，筋力増強訓練群は改善し対照群は下降していた。Samuel ら[5]も 2 群間での QOL の比較を SF-36 で評価しているが，筋力増強訓練群は改善し対照群は下降していた。

・統合

バイアスリスクの少ないランダム化比較試験およびそれを統合したシステマティックレビュー[1]において，QOL の向上は認められるが，運動療法の内容の違いがあること，対象症例数の少なさからエビデンスの強さは B とした。

④筋力の向上（重要性 7，エビデンスの強さ：B）

・検索

系統的文献検索を行い，ランダム化比較試験 3 件を採用した。

・評価

Lonbro ら[2]は，2 群間の筋力も調査しているが，どちらの訓練時期であっても筋力増強訓練を実施している期間は筋力増強訓練を実施せずに自由な日常生活を送っている期間よりも最大筋力は増加していたと報告している。Lonbro ら[3]の報告では，両群ともに筋力増強訓練効果として筋力は増加していたが，サプリメント摂取の有無による 2 群間での有意差はなかった。Rogers ら[4]の報告では，2 群間の筋力を開始時・6 週・12 週時に調査し，両群に有意差はないものの対照群の方が筋力増強訓練群に比べて徐々に下降傾向にあった。

・統合

バイアスリスクの少ないランダム化比較試験およびそれを統合したシステマティックレビュー[1]において，運動療法の内容の違いがあること，対象患者数の少なさから，エビデンスの強さは B とした。

⑤倦怠感の増悪，訓練による外傷，放射線療法からの脱落（害：重要性 7，エビデンスの強さ：D）

　前述の文献からは，運動療法施行中における運動療法自体による倦怠感の増悪・外傷・放射線療法からの脱落などの有害事象が，運動療法群に有意差をもって多く出現するという記載は認めなかった。

> **CQ に対するエビデンスの総括**
> 重大なアウトカムに関する全体的なエビデンスの強さ：B（中）

益と害のバランス評価

　益（望ましい効果）として，今回の運動療法は有効であった。一方，害（望ましくない効果）として，運動療法による有害事象（倦怠感や外傷など）の増悪は報告がなく，運動療法によって害の要素が対照群よりもより多く生じるリスクは少ないと考えられる。以上より，益と害のバランスは確実である。

患者の価値観・希望

　放射線療法中・後の運動療法は，他の医学的治療に比べても一般的に害が少なく益が大きい治療であるため，多くの患者が行うことを希望すると考えられる。特に治療による体力低下は日常生活活動に支障をきたし，多くの患者が運動療法を行い，早期に安全な体力の再獲得を目標とすることが想定されるため，過負荷や疲労の蓄積に注意して実施すれば，確実性は高く，多様性は低い。

コスト評価，臨床適応性

・コスト評価

　「がん患者リハビリテーション料」は入院中の実施であれば算定可能であり，入院中の放射線療法前・中・後に一般的な療法時間（40〜60 分）においては患者のコスト負担は少なく実施できる。退院後の外来では「がん患者リハビリテーション料」は算定ができない。

・臨床適応性

　頭頸部がんに対する放射線療法中・後の患者への体力低下の防止や早期改善を目的とした運動療法に関しては，全国的にはまだ十分に普及しておらず，臨床適応性は現時点では低い。

総合評価

頭頸部がんに対する放射線療法中・後の患者に対して，リハビリテーション治療（運動療法）を行うことを提案する。

　重要なアウトカムに対するエビデンスは B であり，臨床上の有用性は高く，安全性は保たれており，益と害のバランスに確実性があり（益の確実性が高い），患者の価値観・希望も確実性は十分にある（一致している）。現時点ではまだ十分に浸透していない臨床適応性の低さ（外来放射線療法通院中の実施困難や患者数に比べてリハビリテーション療法士が少ないなど）を総合的に考慮し，「運動療法を行うことを提案する（弱い推奨）」とした。

　なお本 CQ では運動療法の有無の検討を想定していたが，文献評価の結果として運動療法の有無だけで

はなく，その治療にさまざまな負荷を加え比較言及したエビデンスへの検証となった。2016年のシステマティックレビューにも要約されているように，今後頭頸部がん治療において運動療法の価値が高まることを期待したい。臨床においては，放射線療法前に主診療科の医師や放射線治療科医のみならず，リハビリテーション科医やリハビリテーション療法士（理学療法士等）が，「放射線療法と並行して運動療法を行うことで体力低下の防止や早期の改善が期待できること」を（できれば入院前の段階から）摂食嚥下障害への対策と同等に普及させることが臨床適応性を高めるうえで重要となる。外来においては前述の算定の問題もあり運動療法を実施している病院は少ないと予想するが，非監督下での運動療法継続への指導は必要である。

推奨決定コンセンサス会議において，委員から出された意見の内容

- 放射線療法中・後に生じる体力低下，倦怠感，疲労の改善を目的とした運動療法を知らされていない患者は多い。患者にとってはその方法の指導を受けるだけでも有益であり体力維持への好影響が生じると思われる。
- エビデンスレベルBでありながら実施の体制が確立していないリハビリテーション治療であるからこそ「推奨する」という考え方もあるだろう。

■投票結果

行うことを推奨 （推奨度1：強い推奨）	行うことを提案 （推奨度2：弱い推奨）	推奨度 決定不能	行わないことを提案 （推奨度2：弱い推奨）	行わないことを推奨 （推奨度1：強い推奨）
38% (6/16)	63% (10/16)	0% (0/16)	0% (0/16)	0% (0/16)

付記

●運動療法の重要性

がんの治療中・後に行う有酸素運動など運動耐容能低下にアプローチするさまざまなリハビリテーション治療は，筋力・持久力などの筋骨格系および心肺系機能を改善させ，患者の活動性やQOLの向上にも好影響を及ぼすといわれている[1]。前述したように頭頸部がんの放射線療法中・後における運動療法の効果を示すような文献は多くはないが，乳がん[2]・血液がん[3]などでは運動耐容能向上や倦怠感の改善につながる放射線療法・化学療法中の有酸素運動の効果を示したエビデンスレベルの高い文献を認めるので，その内容を十分に応用できると考える。頭頸部がんへの放射線療法は一般的に6～8週間の治療として行われることが多いが，この治療が全期間入院で行われている場合，1日の治療時間自体が短いことから運動療法の時間は十分にあると思われる。本章CQ4で示したように放射線療法中・後には摂食嚥下障害の出現率が高く，摂食嚥下療法は重要であるが，放射線療法後の速やかな退院につなげるためにも食事摂取量の安定とならんで，倦怠感の改善や運動耐容能維持目的の運動療法は重要である。臨床上の経験では，口腔粘膜炎や頸部皮膚炎などの有害事象で放射線療法期間途中に運動療法を中断した時期があったとしても，治療開始当初に行うことのできた負荷量での運動療法を放射線療法完遂後・退院前に再度実施できるようになると体力面での自信が戻り安心して退院できるようであり，運動療法は精神心理的な支援にもつながっていると思われる。

文献

1) Capozzi LC, Nishimura KC, McNeely ML, et.al. The impact of physical activity on health-related fitness and quality of life for patients with head and neck cancer : a systematic review. Br J Sports Med. 2016 ; 50 : 325-38.
2) Lonbro S, Dalgas U, Primdahl H, et al. Progressive resistance training rebuilds lean body mass in head and neck cancer patients after radiotherapy-results from the randomized DAHANCA 25B trial. Radiother Oncol.

2013 ; 108 : 314-9.
3) Lonbro S, Dalgas U, Primdahl H, et al. Feasibility and efficacy of progressive resistance training and dietary supplements in radiotherapy treated head and neck cancer patients-the DAHANCA 25A study. Acta Oncol. 2013 ; 52 : 310-8.
4) Rogers LQ, Anton PM, Fogleman A, et al. Pilot, randomized trial of resistance exercise during radiation therapy for head and neck cancer. Head Neck. 2013 ; 35 : 1178-88.
5) Samuel SR, Maiya GA, Babu AS, et al. Effect of exercise training on functional capacity & quality of life in head & neck cancer patients receiving chemoradiotherapy. Indian J Med Res. 2013 ; 137 : 515-20.
6) Aghili M, Farhan F, Rade M. A pilot study of the effects of programmed aerobic exercise on the severity of fatigue in cancer patients during external radiotherapy. Euro J Oncol Nurs. 2007 ; 11 : 179-82.

付記文献
1) Fialka-Moser V, Crevenna R, Korpan M, et al. Cancer rehabilitation : particularly with aspects on physical impairments. J Rehabil Med. 2003 ; 35 : 153-62.
2) Mock V, Pickett M, Ropka ME, et al. Fatigue and quality of life outcomes of exercise during cancer treatment. Cancer Pract. 2001 ; 9 : 119-27.
3) Chang PH, Lai YH, Shun SC, et al. Effects of a walking intervention on fatigue-related experiences of hospitalized acute myelogenous leukemia patients undergoing chemotherapy : a randomized controlled trial. J Pain Symptom Manege. 2008 ; 35 : 524-34.

第6章

乳がん・婦人科がん

CQ 01 乳がん患者に対して，術後にリハビリテーション治療（肩関節可動域訓練など）を行うことは，行わない場合に比べて推奨されるか？

> **推奨** 乳がん患者に対して，術後にリハビリテーション治療（肩関節可動域訓練など）を行うことを推奨する。
>
> グレード **1A** 推奨の強さ **強い推奨** エビデンスの確実性 **強**

重要臨床課題の確認

　乳がん術後の患者においては，患側肩関節可動域が制限されやすく，日常生活動作や日常生活関連動作の制限となる。2010年にコクラン・レビュー[1]から乳がん治療による上肢機能障害に対する運動介入の効果に関してシステマティックレビューが報告され，ランダム化比較試験6件で術直後の運動介入による術後短期における肩関節可動域の改善や，術後の運動介入によりリンパ浮腫の発症が増加しなかったことが示されている。乳癌診療ガイドライン2018年版[2]では「腋窩リンパ節郭清術後の患側上肢のリハビリテーションは勧められるか？」というBQ（バックグラウンドクエスチョン）に対して，「腋窩リンパ節郭清術後の患側上肢に対してはリハビリテーションを行う」とされている。

　本ガイドライン初版では，乳がん術後の患者に対して生活指導および肩関節可動域訓練や上肢筋力増強訓練などの包括的リハビリテーションを実施することは，グレードAとして強く推奨した。今回の改訂では，新たな知見を加えて乳がん術後の患者に対するリハビリテーション治療の有用性を検討した。

エビデンス評価

各アウトカムの結果

①術後の肩関節可動域の拡大（重要性 9，エビデンスの強さ：A）

・検索

　系統的文献検索を行い，ランダム化比較試験5件を採用した。

・評価

　Testaら[3]は，腋窩リンパ節郭清を伴う乳房部分切除術もしくは胸筋温存乳房切除術後の乳がん術後患者70名（術後早期からリハビリテーション治療を行った35名，対照群35名）に対し，術後2日目からドレーン抜去まで入院中に週5回，ドレーン抜去後に4週間外来で60分×週5回（計20回）のストレッチと自動運動を行った。術後リハビリテーション治療を行わなかった対照群に比べて，介入群は術後5日，1カ月，6カ月，12カ月でいずれも肩屈曲，外転の関節可動域が有意に改善した。

　Cinarら[4]は，胸筋温存乳房切除術後の乳がん患者57名（術後早期からリハビリテーション治療を行った27名，対照群30名）に対し，術後1日目から監督下で段階的に運動を開始し，ドレーン抜去後に15回の監督下での運動と8週間の在宅を基盤とした運動を行った。ドレーン抜去後に運動のパンフレットを渡されたのみの対照群に比べ，介入群は術後6カ月までの肩屈曲，外転，内転の関節可動域が経時的に有意に改善した。

Boxら[5]は腋窩リンパ節郭清を伴う乳房温存術もしくは胸筋温存乳房切除術後の乳がん術後患者65名（術後早期からリハビリテーション治療を行った32名，対照群33名）に対し，入院外来での段階的な運動指導やリンパ浮腫教育，必要に応じた個別のリハビリテーション治療などを実施した。運動パンフレットを渡されたのみの対照群に比べ，介入群は肩外転の関節可動域が術前レベルまで早期に改善し，術後3カ月，24カ月の肩外転の関節可動域が有意に改善した。

 Wingateら[6]は，胸筋温存乳房切除術後の115名（術後早期からリハビリテーション治療を行った61名，対照群54名）に対し，術後1日目から入院中段階的に監督下での運動を行い，術後8週間在宅を基盤とした運動を継続するよう指導した。術後にリハビリテーション治療を行わなかった対照群に比べ，介入群は術後5日，3カ月の肩屈曲，外転の関節可動域が有意に改善した。

 Beurskensら[7]は，腋窩リンパ節郭清を伴う乳房温存術もしくは乳房切除術を行った乳がん術後患者30名（術後2週から外来でのリハビリテーション治療を行った15名，対照群15名）に対し，3カ月以内に9回，外来でリハビリテーション治療を行った。運動パンフレットを渡されたのみの対照群に比べ，介入群は介入後3カ月，6カ月の肩屈曲，外転の効果量が有意に高かった。

・統合

 ランダム化比較試験5件で介入方法の違いはあるが，いずれも術直後からのリハビリテーション治療による肩関節可動域の改善を示しており，エビデンスの強さはAとした。

②術後の上肢機能の改善（重要性6，エビデンスの強さ：B）

・検索

 系統的文献検索を行い，ランダム化比較試験4件を採用した。

・評価

 前述のCinarら[4]は，10項目の質問を用いて上肢機能を比較し，対照群に比べ，術後早期からリハビリテーション治療を行った介入群は機能スコアが経時的に有意に改善した。

 前述のBoxら[5]は，12項目の質問を用いて上肢機能を比較し，術後早期からリハビリテーション治療を行った介入群に比べ，対照群は術後1カ月で機能障害がある上肢機能項目が多かったが，術後3カ月では有意な差がなくなった。

 前述のWingateら[6]は，6項目の質問を用いて上肢機能を比較し，術後早期からリハビリテーション治療が行われた介入群に比べ，対照群は術後5日で3項目，術後3カ月で5項目と問題がある割合が有意に多かった。

 前述のBeurskensら[7]は，介入前後の上肢障害評価表（DASH），握力を比較した。対照群に比べ，外来でリハビリテーション治療を行った介入群は介入後3カ月，6カ月のDASHスコアの変化量は有意に大きかったが，握力の変化に差はなかった。

・統合

 ランダム化比較試験4件で，術直後からの肩関節可動域訓練を含めたリハビリテーション治療による何らかの上肢機能の改善を示しているが，上肢機能を評価する尺度が異なるため，エビデンスの強さはBとした。

③術後のリンパ浮腫，術後合併症の発生・増加（害：重要性7，エビデンスの強さ：A）

・検索

 系統的文献検索を行い，ランダム化比較試験3件を採用した。

・評価

 前述のCinarら[4]は，上肢周径を用いた術後のリンパ浮腫と術後合併症の発症を比較し，対照群と術後早期からリハビリテーション治療を行った介入群で，リンパ浮腫や術後合併症の発症に群間の有意差は

なかった。

　前述のWingateら[6]は，上肢周径と術後合併症を比較し，対照群と術後早期からリハビリテーション治療を行った介入群で，術後3カ月で上肢周径の群間の有意差はあるが0.2cm以上の差は認めず，術後の合併症も群間の有意差はなかった。

　前述のBeurskensら[7]は，介入前後の上肢体積を用いてリンパ浮腫の発症を比較し，対照群と外来でリハビリテーション治療を行った介入群で，介入後3カ月，6カ月どちらも体積変化に群間の差はなかった。

・統合

　ランダム化比較試験3件で，術後早期の肩関節可動域訓練を含めたリハビリテーション治療が術後のリンパ浮腫や術後合併症の発症を増加させる報告はなく，エビデンスの強さはAとした。

> **CQに対するエビデンスの総括**
> 重大なアウトカムに関する全体的なエビデンスの強さ：A（強）

益と害のバランス評価

　益（望ましい効果）として，術後の肩関節可動域の拡大，上肢機能の改善が認められた。一方，害（望ましくない効果）として，術後のリハビリテーション治療によるリンパ浮腫や術後合併症の発生・増加は認められなかった。以上より，益が害を大きく上回っており，その効果の差は大きいと判断した。

患者の価値観・希望

　乳がん術後の患側上肢の運動や日常生活での使用，痛みやしびれなどの症状，リンパ浮腫に対する不安を覚える患者は多い。術後のリハビリテーション治療は害が少なく益が大きいため，多くの患者が行うことを希望すると考えられ，確実性は高く，多様性は低いと考えられる。

コスト評価，臨床適応性

・コスト評価

　腋窩リンパ節郭清を伴う乳房切除術が行われる乳がん患者は，入院中には「がん患者リハビリテーション料」の診療報酬算定により保険診療で実施できる。一方，外来では「がん患者リハビリテーション料」の算定要件を満たさないため，保険診療で実施することはできない。また，センチネルリンパ節生検術後など腋窩リンパ節郭清を伴わない場合は「がん患者リハビリテーション料」の算定対象外となる。

・臨床適応性（外的妥当性）

　多くの医療機関では，腋窩リンパ節郭清を伴う乳がん術後の入院中には保険診療により，リハビリテーション科医，リハビリテーション専門職（理学療法士，作業療法士等）から構成されるリハビリテーションチームの体制のもとで，監督下での肩関節可動域訓練などのリハビリテーション治療を行うことができるため，臨床適応性は高い。一方，外来では保険診療の適用外になるため，監督下での肩関節可動域訓練などのリハビリテーション治療を実施可能な医療機関は少なく現状では臨床適応性は低い。

総合評価

乳がん患者に対して，術後にリハビリテーション治療（肩関節可動域訓練など）を行うことを推奨する。

　重要なアウトカムに対するエビデンスが強く，益と害のバランスが確実である（益の確実性が高い）。患者の価値観は確実性が高く，多様性は低い（一致している）。腋窩リンパ節郭清を伴う乳がん術後患者の場合，入院中は保険診療で実施されるため患者のコスト負担は少なく，多くの医療機関で実施できることから，正味の利益はコストや医療資源に十分に見合っている。一方，外来での実施やセンチネルリンパ節生検術後など腋窩リンパ節郭清を伴わない場合は保険診療の適用外となり，臨床適応性に課題がある。

推奨決定コンセンサス会議において，委員から出された意見の内容

- 参加した委員からは，外来でのリハビリテーション治療を求める声が多くあるとの意見があった。また，早期に退院した場合，実際にリハビリテーション治療を行う必要があるのは外来になり，外来でリハビリテーション治療が実施できる体制が必要であろうとの意見があった。

■投票結果

行うことを推奨 （推奨度1：強い推奨）	行うことを提案 （推奨度2：弱い推奨）	推奨度 決定不能	行わないことを提案 （推奨度2：弱い推奨）	行わないことを推奨 （推奨度1：強い推奨）
100% (16/16)	0% (0/16)	0% (0/16)	0% (0/16)	0% (0/16)

付記

- **乳がんのリハビリテーション治療に関する診療ガイドライン**

　Harris ら[1]は，2001〜2011年に発表された乳がんのリハビリテーション治療に関する診療ガイドラインを統合し，推奨されている内容を整理している。そのなかで，上肢のリハビリテーション治療として，治療前に両側上肢の機能評価を行うことや，術後の運動は6〜8週間または全可動域に到達するまで継続すること，術後評価は術後1年まで定期的に行うことが挙げられている。

- **訓練プログラムの内容**

　De Groef ら[2]は，乳がん術後患者の肩関節可動域に関して，18件のランダム化比較試験のシステマティックレビューで，複合的な理学療法や単一的な運動療法による治療効果を示唆しているが，各試験の質は低く，質の高い臨床試験の計画が望まれると結論づけている。現在，乳がん術後の関節可動域訓練はタオルや壁を用いた運動など各施設で設定しているが，より有効な訓練プログラムの検討が今後の課題となる。

- **センチネルリンパ節生検術後に対するリハビリテーション治療**

　今回採用された文献はすべて腋窩リンパ節郭清術後であり，センチネルリンパ節生検術後の患者に対するリハビリテーション治療の効果は明らかでない。近年では，センチネルリンパ節生検の導入で腋窩リンパ節郭清が省略可能となることが増加している[3]。センチネルリンパ節生検のみでは，腋窩リンパ節郭清に比べて術後の上肢機能障害は少ないとされるが[4]，肩関節可動域制限が生じている場合はリハビリテーション専門職による治療を検討する。

- **腋窩ウェブ症候群（axillary web syndrome；AWS）**

　腋窩ウェブ症候群とは乳がん手術後に腋窩から上腕内側に皮下索状組織（cord）を生じるもので，疼痛を伴い，肩関節（特に外転方向）の可動域を制限する原因となる[5]。リンパ・静脈系の障害が原因とされ，発症頻度は腋窩リンパ節郭清術後で5.2〜36%，センチネルリンパ節生検術後で0.9〜25%と報告されている。多くは術後8週以内に発症し，症状は3カ月以内に自然に軽快する例が多いが，長期化する例や3カ月より晩期に発症することも報告されている。リスク因子として手術侵襲の大きさや若年者，低BMI，術後の合併症が挙げられている。治療として，関節可動域訓練やストレッチ，筋膜リリース手技，用手的リンパドレナージなどが報告されているが，システマティックレビューでも研究の質は低く有効な治療の検討が必要とされており，今回の文献検索でもエビデンスとなる文献は得られなかった。

●乳がん術後の放射線療法中・後のリハビリテーション治療

　乳がん術後の放射線療法では，治療中急性期の皮膚炎による疼痛や運動に対する不安に伴う患側上肢の不使用から筋力低下を生じたり，晩期の有害事象として照射野の皮膚・皮下組織の線維化や萎縮により肩関節の可動域制限が生じることがある．術後にリハビリテーション治療が行われた場合，放射線療法を開始した時点で肩関節可動域は大きな制限がない状態まで改善していると考えられるが，放射線療法中も自主訓練を継続するよう指導したり，放射線療法中に痛みを訴えた際には専門的なリハビリテーション治療を検討することが望ましい．

文献

1) McNeely ML, Campbell K, Ospina M, et al. Exercise interventions for upper-limb dysfunction due to breast cancer treatment. Cochrane Database Syst Rev. 2010；CD005211.
2) 乳癌診療ガイドライン1 治療編 2018年版．金原出版，2018．
3) Testa A, Iannace C, Di Libero L. Strengths of early physical rehabilitation programs in surgical breast cancer patients: results of a randomized controlled study. Eur J Phys Rehabil Med. 2014；50：275-84.
4) Cinar N, Seckin U, Keskin D, et al. The effectiveness of early rehabilitation in patients with modified radical mastectomy. Cancer Nurs. 2008；31：160-5.
5) Box RC, Reul-Hirche HM, Bullock-Saxton JE, et al. Shoulder movement after breast cancer surgery: results of a randomised controlled study of postoperative physiotherapy. Breast Cancer Res Treat. 2002；75：35-50.
6) Wingate L, Croghan I, Natarajan N, et al. Rehabilitation of the mastectomy patient: a randomized, blind, prospective study. Arch Phys Med Rehabil. 1989；70：21-4.
7) Beurskens CH, van Uden CJ, Strobbe LJ, et al. The efficacy of physiotherapy upon shoulder function following axillary dissection in breast cancer, a randomized controlled study. BMC Cancer. 2007；7：166.
8) Torres Lacomba M, Yuste Sánchez MJ, Zapico Goñi A, et al. Effectiveness of early physiotherapy to prevent lymphoedema after surgery for breast cancer: randomised, single blinded, clinical trial. BMJ. 2010；340：b5396.
9) Box RC, Reul-Hirche HM, Bullock-Saxton JE, et al. Physiotherapy after breast cancer surgery: results of a randomised controlled study to minimise lymphoedema. Breast Cancer Res Treat. 2002；75：51-64.

付記文献

1) Harris SR, Schmitz KH, Campbell KL, et al. Clinical practice guidelines for breast cancer rehabilitation: syntheses of guideline recommendations and qualitative appraisals. Cancer. 2012；118（Suppl 8）：2312-24.
2) De Groef A, Van Kampen M, Dieltjens E, et al. Effectiveness of postoperative physical therapy for upper-limb impairments after breast cancer treatment: a systematic review. Arch Phys Med Rehabil. 2015；96：1140-53.
3) Kurebayashi J, Miyoshi Y, Ishikawa T, et al. Clinicopathological characteristics of breast cancer and trends in the management of breast cancer patients in Japan: Based on the Breast Cancer Registry of the Japanese Breast Cancer Society between 2004 and 2011. Breast Cancer. 2015；22：235-44.
4) Langer I, Guller U, Berclaz G, et al. Morbidity of sentinel lymph node biopsy (SLN) alone versus SLN and completion axillary lymph node dissection after breast cancer surgery: a prospective Swiss multicenter study on 659 patients. Ann Surg. 2007；245：452-61.
5) Yeung WM, McPhail SM, Kuys SS. A systematic review of axillary web syndrome (AWS). J Cancer Surviv. 2015；9：576-98.

CQ 02 乳がん術後の患者に対して、積極的な肩関節可動域訓練を術後5～8日目から開始することは、術直後から開始する場合に比べて推奨されるか？

> **推奨** 乳がん術後の患者に対して、積極的な肩関節可動域訓練を術後5～8日目から開始することを推奨する。
>
> グレード **1B**　推奨の強さ **強い推奨**　エビデンスの確実性 **中**

■ 重要臨床課題の確認

　乳がん術後の患者に対し、適切なリハビリテーション治療を行うことは推奨されている。患側肩可動域訓練に関してはどのようなスケジュールで行うべきかについて議論があったが、本ガイドライン初版において「積極的な肩関節可動域訓練は術後5～7日目から開始すること」をグレードAで推奨した。今回の改訂では、手術方法の変化や、知見が増えたことで、この推奨に修正を加える必要があるかを検討した。

■ エビデンス評価

各アウトカムの結果

①感染・漿液腫のリスクの軽減（重要性7、エビデンスの強さ：B）

・検索

　系統的文献検索を行い、システマティックレビューおよびメタアナリシス1件、ランダム化比較試験5件を採用した。

・評価

　McNeelyら[1]は、乳がん術後の患者を対象として、肩関節可動域訓練などを含んだリハビリテーション治療を行った報告をメタアナリシスし、介入開始時期による比較をした。その結果、術後5～7日目から積極的な肩関節可動域訓練を行うことは、術後0～3日目から可動域訓練を開始することに比べて、漿液腫の発生頻度に有意差はないが、ドレナージ量は有意に少ないことを示した。

　Van der Horstら[2]は、腋窩リンパ節郭清を伴う乳がん手術を行った乳がん患者に対し、早期訓練開始群に対しては、術後すぐから積極的な関節可動域訓練を2週間行い、遅延開始群に対しては術後7日目から積極的な関節可動域訓練を1週間行い、創からのドレナージ量は2群で有意差がないことを示した。Abeら[3]は、リンパ節郭清を伴う乳がん手術を行った乳がん患者に対し、早期訓練開始群は術翌日から、遅延開始群は術後8日目から積極的な関節可動域訓練を行い、術後創からのドレナージ量や漿液腫の発生は、遅延開始群で有意に少なかった。Schultzら[4]は、リンパ節郭清を伴う乳がん手術を行った乳がん患者に対し、早期訓練開始群には術翌日から、遅延開始群は術後8日目から積極的な関節可動域訓練を行い、術後創からのドレナージ量は2群で有意差はなかったが、遅延開始群で漿液腫の発生が有意に少なかった。Toddら[5]は、リンパ節郭清を伴う乳がん手術を行った乳がん患者に対し、早期訓練開始群は術後1～2日目から、遅延開始群は術後8日目から積極的な関節可動域訓練を行い、術後創からのドレナージ量は、遅延開始群で有意に少なかった。Petrekら[6]は、リンパ節郭清を伴う乳がん手術を行った乳がん患者に

対し，早期訓練開始群は術後2日目から，遅延開始群は，術後5日目から積極的な関節可動域訓練を行い，術後創からのドレナージ量は2群で有意差がなかった。

・統合

上述のランダム化比較試験5件は，積極的な関節可動域訓練の開始を5～8日目以降に遅らせた方が，ドレナージ量や漿液腫など急性期の感染リスクを高める可能性がある有害事象が少なく，安全であることを示した。これらのリスク軽減においてエビデンスの強さはBとした。

②患側肩可動域の改善（重要性6，エビデンスの強さ：D）

・検索

系統的文献検索を行い，メタアナリシス1件，ランダム化比較試験5件を採用した。

・評価

前述のMcNeelyら[1]のメタアナリシスでは，遅延開始群（術後5～7日目から積極的な肩関節可動域訓練を行う）は，術後1週目，4～6週目，6カ月後の肩関節可動域が，早期開始群（術後0～3日目から開始）に比べて，有意に制限が大きいが，2年後には有意差がないことを示した。Van der Horstら[2]は，前述の介入により，6カ月後の肩関節可動域が「大きく制限されている」，「わずかに制限されている」，「完全に回復している」人数を比較し，2群で有意差がないことを示した。Abeら[3]は，2週後の肩屈曲角度は遅延開始群で有意に制限が大きいが，1カ月後には2群で有意差がなかったとした。Schultzら[4]は，1週後に肩可動域が制限されている人数は遅延開始群で有意に多かったが，4～6カ月後には2群で有意差がなかったことを示した。Toddら[5]は，1年後には2群で肩外転角度に有意差がなかったことを示した。Bendzら[7]は，2週後はすべての可動方向で遅延開始群の可動域制限が大きく，4週後，6カ月後は肩屈曲角度のみ遅延開始群の可動域制限が大きく，2年後にも屈曲と外転は遅延開始群の可動域制限が大きいことを示した。

・統合

上述のランダム化比較試験5件はそれぞれ評価項目や時期が異なるが，メタアナリシスすると術後1週，4～6週ごろ，6カ月までは遅延開始群の方が不利であり，1～2年後には差がなくなっていた。患側肩可動域については，少なくとも術後4～6週後までは，遅延開始群の方が早期開始群に比べて制限が大きく，エビデンスの強さはDとした。

③術後の上肢機能の改善（重要性6，エビデンスの強さ：D）

・検索

系統的文献検索を行い，ランダム化比較試験2件を採用した。

・評価

Toddら[5]は，前述の介入により，1年後には2群で筋力に有意差がないことを示した。Bendzら[7]は，2週，1カ月，6カ月・2年後の筋力は2群で差がないことを示した。

・統合

筋力については，2群間で有意差がなく，エビデンスの強さはDとした。

④入院期間の延長（害：重要性6，エビデンスの強さ：B）

・検索

系統的文献検索を行い，ランダム化比較試験1件を採用した。

・評価

Petrekら[6]は，前述の介入を行い，入院期間は2群で有意差がないことを示した。

・統合

遅延開始群の入院期間の延長はなく，入院期間の延長という害は示されなかった。

CQに対するエビデンスの総括

重大なアウトカムに関する全体的なエビデンスの強さ：B（中）

益と害のバランス評価

　益（望ましい効果）として，ドレナージ量の増加や漿液腫の発生の減少（感染リスクの低下）があり，これに関しては遅延介入群で有利であった。関節可動域の改善については，遅延介入群は不利であった。一方，害（望ましくない効果）として，入院期間の延長は認められなかった。よって，益が害を上回っていると判断した。

患者の価値観・希望

　患者にとっては術後早期の関節可動域よりも，同時期のドレナージ量や漿液腫など感染リスクの増大の方が問題として大きいと考えられ，多くの患者が術後5〜8日目からの開始を希望すると考えられ，確実性は高く，多様性は低い。一方，術後放射線療法が予定される患者などで術後比較的早期の肩関節可動域改善が重要となる例もあり，その場合には希望が異なる可能性がある。

コスト評価，臨床適応性

・コスト評価
　入院中の指導・リハビリテーション治療の方法の差であり，早期からでも遅延しての開始でも患者にとっての経済的負担は変わらない。
・臨床適応性（外的妥当性）
　既に多くの施設で，術後5〜8日目から積極的に関節可動域訓練を行う術後リハビリテーションプログラムが実施されており，臨床適応性は高い。

総合評価

乳がん術後の患者に対して，積極的な肩関節可動域訓練を術後5〜8日目から開始することを推奨する。
　重要なアウトカムに対するエビデンスが強く，益と害のバランスが確実である（益の確実性が高い）。患者の価値観は確実性が高く，多様性は低い（一致している）。治療の開始時期の違いであり，コストや臨床適応性については差がない。

推奨決定コンセンサス会議において，委員から出された意見の内容

・合併症予防という点だけでなく，術後5日目以降の方が患者が精神的に安定しており，落ち着いて指導が受けられるという点でも有利であると考えられる。

■投票結果

行うことを推奨 (推奨度1：強い推奨)	行うことを提案 (推奨度2：弱い推奨)	推奨度 決定不能	行わないことを提案 (推奨度2：弱い推奨)	行わないことを推奨 (推奨度1：強い推奨)
100% (16/16)	0% (0/16)	0% (0/16)	0% (0/16)	0% (0/16)

文献

1) McNeely ML, Campbell K, Ospina M, et al. Exercise interventions for upper-limb dysfunction due to breast cancer treatment. Cochrane Database Syst Rev. 2010：CD005211.
2) van der Horst CM, Kenter JA, de Jong MT, et al. Shoulder function following early mobilization of the shoulder after mastectomy and axillary dissection. Neth J Surg. 1985；37：105-8.
3) Abe M, Iwase T, Takeuchi T, et al. A Randomized Controlled Trial on the Prevention of Seroma after Partial or Total Mastectomy and Axillary Lymph Node Dissection. Breast Cancer. 1998；5：67-9.
4) Schultz I, Barholm M, Grondal S. Delayed shoulder exercises in reducing seroma frequency after modified radical mastectomy: a prospective randomized study. Ann Surg Oncol. 1997；4：293-7.
5) Todd J, Scally A, Dodwell D, et al. A randomised controlled trial of two programmes of shoulder exercise following axillary node dissection for invasive breast cancer. Physiotherapy. 2008；94：265-73.
6) Petrek JA, Peters MM, Nori S, et al. Axillary lymphadenectomy. A prospective, randomized trial of 13 factors influencing drainage, including early or delayed arm mobilization. Arch Surg. 1990；125：378-82.
7) Bendz I, Fagevik Olsen M. Evaluation of immediate versus delayed shoulder exercises after breast cancer surgery including lymph node dissection — a randomised controlled trial. Breast. 2002；11：241-8.

CQ 03 乳房再建術後の患者に対して,リハビリテーション治療(肩関節可動域訓練など)を行うことは,行わない場合に比べて推奨されるか?

> **推奨** 乳房再建術後の患者に対して,リハビリテーション治療(肩関節可動域訓練など)を行うことを提案する。
>
> グレード **2D** 推奨の強さ **弱い推奨** エビデンスの確実性 **とても弱い**

■ 重要臨床課題の確認

　自家組織を使用した乳房再建術に加え,2013年にシリコンインプラントによる乳房再建術が保険適用となり,近年乳がん術後の乳房の整容性や患者のQOL向上のために行われることが増加している。乳房再建術後においても肩関節可動域や日常生活動作の制限が生じ,効率的で安全なリハビリテーション治療が必要となる。今回の改訂では,乳房再建術後の患者を対象としたリハビリテーション治療の有用性や有害反応について検討した。

■ エビデンス評価

各アウトカムの結果

①術後の肩関節可動域の拡大(重要性8,エビデンスの強さ:D)

・検索
　系統的文献検索を行い,前向き観察研究1件を採用した。

・評価
　Scaffidiら[1]は,乳房再建術後の27例を含む乳がん術後患者83名に対し,時期ごとに異なるリハビリテーション治療を行った2群で,術後15〜30日,60日,180日時点での30°以上の可動域制限の有無で肩関節の可動性を比較した。術前に口頭での指導のみ行った11名に比べ,術前の書面での指導に加え入院中に肩関節可動域訓練を含む理学療法を行った16名は,術後180日時点で肩関節可動域制限のある割合が有意に少なかった。

・統合
　観察研究1件で症例数も少数のため,エビデンスの強さはDとした。

②術後の上肢機能の改善(重要性6,エビデンスの強さ:D)

・検索
　系統的文献検索を行い,前向き観察研究1件を採用した。

・評価
　前述のScaffidiら[1]は,時期ごとに異なるリハビリテーション治療を行った2群で術後60日,180日時点での上肢機能をConstant&Murley Scoreで比較した。術前に口頭での指導のみ行った群に比べ,術前の書面での指導と入院中に肩関節可動域訓練を含む理学療法を行った群は術後180日時点で有意な改善がみられた。

・統合

観察研究1件で症例数も少数のため，エビデンスの強さはDとした。

③創離開や治癒遷延などの有害反応の増加（害：重要性7，エビデンスの強さ：D）

・検索

系統的文献検索からは評価に該当する文献は得られず，Scaffidiら[1]の報告では有害反応の記載はなかった。

> **CQに対するエビデンスの総括**
>
> 重大なアウトカムに関する全体的なエビデンスの強さ：D（とても弱い）

益と害のバランス評価

　益（望ましい効果）として，肩関節可動域の拡大，上肢機能の改善が認められたが，その益は小さかった。一方，害（望ましくない効果）としてリハビリテーション治療による創離開や治癒遷延などの有害反応の増加は認められなかった。以上より，益が害を上回っているが，その効果の差は小さいと判断した。

患者の価値観・希望

　乳房再建術後の患側上肢の運動や日常生活での使用，二次的な肩関節拘縮に不安をもつ患者は多い。再建術後の安静や運動開始時期，運動内容の指導を含め，術後のリハビリテーション治療は多くの患者が行うことを希望すると考えられ，確実性は高く，多様性は低いと考えられる。

コスト評価，臨床適応性

・コスト評価

　腋窩リンパ節郭清を伴う同時再建が行われる乳がん患者は，入院中には「がん患者リハビリテーション料」の診療報酬算定により保険診療で実施できる。一方，外来では「がん患者リハビリテーション料」の算定要件を満たさないため，保険診療で実施することはできない。また，腋窩リンパ節郭清を伴わない乳房再建術の場合は入院中においても「がん患者リハビリテーション料」の算定対象外となる。

・臨床適応性（外的妥当性）

　乳房再建術後の患側上肢の安静や運動開始時期，運動内容に関するエビデンスは乏しく，標準的なリハビリテーション治療が存在しない。現状では施設や術者によって術後のリハビリテーション治療の実施状況は異なることから，臨床適応性は低い。

総合評価

乳房再建術後の患者に対して，リハビリテーション治療（肩関節可動域訓練など）を行うことを提案する。

　重要なアウトカムに対するエビデンスは非常に弱く，益と害のバランスは確実とはいえない。患者の価値観は確実性が高く，多様性は低い（一致している）。腋窩リンパ節郭清を伴う同時再建の場合は，入院

中は保険診療で実施されるため患者のコスト負担は少ないが，現状では施設や術者によって術後の安静やリハビリテーション治療の実施状況が異なり，臨床適応性の課題がある。乳房再建術後の標準的なリハビリテーション治療を確立するために，さらなるエビデンスの構築が必要である。

乳房再建術後のリハビリテーション治療は入院中の介入と外来での介入に分けられるが，今回得られたエビデンスは前者のみであった。また，乳房再建術は広背筋皮弁などの自家組織を用いる再建方法と，インプラントを用いる人工物による再建方法があるが，今回再建方法の違いによるリハビリテーション治療の有用性のエビデンスは得られなかった。

推奨決定コンセンサス会議において，委員から出された意見の内容

・乳房再建術後にどの程度動かしてよいかわからない患者も多い。形成外科医と連携を取り合い，今後推奨されることが望ましい。

■投票結果

行うことを推奨 (推奨度1：強い推奨)	行うことを提案 (推奨度2：弱い推奨)	推奨度 決定不能	行わないことを提案 (推奨度2：弱い推奨)	行わないことを推奨 (推奨度1：強い推奨)
6% (1/16)	88% (14/16)	0% (0/16)	6% (1/16)	0% (0/16)

文献

1) Scaffidi M, Vulpiani MC, Vetrano M, et al. Early rehabilitation reduces the onset of complications in the upper limb following breast cancer surgery. Eur J Phys Rehabil Med. 2012; 48: 601-11.

CQ 04 化学療法・放射線療法中の乳がん患者に対して，リハビリテーション治療（運動療法）を行うことは，行わない場合に比べて推奨されるか？

> **推奨** 化学療法・放射線療法中の乳がん患者に対して，リハビリテーション治療（運動療法）を行うことを推奨する。
>
> グレード **1A** 推奨の強さ **強い推奨** エビデンスの確実性 **強**

■ 重要臨床課題の確認

　がん患者は治療中安静にしがちであるが，過度の安静は廃用を招き，心肺機能や普段の生活活動レベルを低下させることが知られている。特に集学的治療を要し，治療による活動性低下を招きやすい乳がん患者においては，心肺機能，活動性を維持，改善させる重要性が指摘され，多くの介入研究がなされてきた。本ガイドライン初版においても，乳がん患者に対する運動療法は，多くのアウトカムに対してグレードAで推奨されている。その後，さらに知見は増え，「どの時期にどのような運動療法を行うか」を分けて論じることが可能となっている。そこで今回の改訂では，治療時期で分けてレビューし，本CQでは「乳がん術後化学療法・放射線療法中の患者」を対象に，治療中の運動療法の有用性について検討することとした。

■ エビデンス評価

各アウトカムの結果
①心肺機能の改善（重要性7，エビデンスの強さ：A）
・検索
　系統的文献検索を行い，メタアナリシス1件，ランダム化比較試験14件を採用した。
・評価
　Furmaniakら[1]は，化学療法・放射線療法中の乳がん患者を対象として，運動療法を行っているランダム化比較試験15件をメタアナリシスし，介入群で，対照群に比し有意に心肺機能の改善があることを示した。
　MacVicarら[2]は，化学療法中のStageⅡ乳がん患者に対し，監督下で，最大酸素摂取量の60～85%のエルゴメーターを20～30分，週3回，10～12週間行い，最高酸素摂取量が，運動プラセボ（ストレッチなどのみ）や対照に比べて有意に改善した。Reisら[3]は，放射線療法を開始するStageⅠ～Ⅲ乳がん患者に対し，監督下で，有酸素運動（Nia exercise；全身運動）を20～60分，週3回，12週間行い，6分間歩行テストは対照群と比べて有意差がなかった。Hornsbyら[4]は，術前化学療法を4クール行う，StageⅢB～ⅢCの乳がん患者に対し，監督下で，最高酸素摂取量の60～100%のエルゴメーターを週3回，12週間行い，最高酸素摂取量が対照群と比して有意に改善した。Van Waartら[5]は，化学療法を行う予定の乳がん患者を3群に分け，監督下での運動療法群では最大酸素摂取量の50～80%の有酸素運動30分と80%1RM 8回の筋力増強訓練を週5回，化学療法が終了するまで（中央値17週）行い，在宅基盤の運

動療法群では低強度（Borg Scale 12～14）の身体活動プログラムを30分，週5日行い，監督下での運動療法群では，在宅基盤の運動療法群や対照群に比べ，Steep Ramp Test での心肺機能の低下が有意に小さかった。監督下での運動療法群でも，在宅基盤の運動療法群でも，対照群に比べ70％予測最大負荷量での運動の耐久時間の低下が有意に小さかった。その他，Campbell ら[6]，Mutrie ら[7]，Hayes ら[8]は，運動療法により，心肺機能が，対照群に比べ有意に改善したと報告した。一方，Segal ら[9]，Kim ら[10]，Courneya ら[11]，Haines ら[12]，Travier ら[13]，Schmidt ら[14]，Cornette ら[15]は，心肺機能の改善は，対照群に比べ有意差がなかったと報告した。

・統合

複数のランダム化比較試験およびメタアナリシスで心肺機能の有意な改善が示され，運動療法の心肺機能改善に対するエビデンスの強さはAとした。

② QOL の改善（重要性8，エビデンスの強さ：A）

・検索

系統的文献検索を行い，メタアナリシス1件，ランダム化比較試験15件を採用した。

・評価

Furmaniak ら[1]は，運動療法を行っているランダム化比較試験11件をメタアナリシスし，介入群で，対照群に比し QOL の改善がよい傾向であることを示した。

Segal ら[9]は，化学療法・ホルモン療法・放射線療法中の Stage I～II 乳がん患者に対し，監督下で予測最高酸素摂取量の50～60％の有酸素運動（歩行プログラム）を週3回，26週間行い，対照群に比べ，SF-36 の physical functioning（身体機能）の改善を認めたが，Functional Assessment of Cancer Therapy（FACT）-General，FACT-Breast では有意差がなかった。Campbell[6]は，化学療法もしくは放射線療法中の乳がん患者に対し，監督下，グループで最大酸素摂取量の60～75％の有酸素運動を10～20分と，筋力増強訓練，行動療法を週2回，12週間行い，対照群に比べ FACT-G の有意な改善を認めた。Courneya ら[11]は，化学療法を開始する乳がん患者に対し，有酸素運動群では監督下で最大酸素摂取量60～80％の有酸素運動15～45分，筋力増強訓練群では60～70％1RM の負荷で8～12回の繰り返しの筋力増強訓練を，それぞれ週3回，化学療法中（中央値17週）行った。FACT-Anemia の改善は，有酸素運動群・筋力増強訓練群とも有意ではなかったが，自己効力感はいずれの介入群でも対照群に比べて有意に改善した。Mutrie ら[7]は，化学療法や放射線療法中の乳がん患者に対し，監督下で中等度の強度の有酸素運動と筋力増強訓練を，45分，週2回，12週間行い，それに加えて週1回在宅での運動も指導し，FACT-G は対照群に比べて有意差を認めなかったが，下位項目では有意な改善がみられた。Cadmus ら[16]は，化学療法・放射線療法を予定されているもしくは始まったばかりの乳がん患者に対し，在宅基盤での，60～80％予測最大心拍数の有酸素運動を30分，週5回と，週1回の電話確認を6カ月実施した。6カ月後，FACT-B や SF-36 での QOL は対照群と有意差がなかった。Haines ら[12]は，化学療法・放射線療法を行っている乳がん患者に対し，在宅基盤の運動療法プログラム〔DVD での教育・筋力訓練（10～15回繰り返し）・20分のウォーキング〕を12カ月実施し，介入群では，3カ月時点での EuroQOL-5D や The European Organization for Research and Treatment of Cancer（EORTC）QLQ-C30 の physical function scale が，対照群に比べ有意に改善していた。Hayes ら[8]は，術後・化学療法を行っている乳がん患者に対し，対面群では対面で，電話群では電話で計16回（8カ月），有酸素運動と筋力増強訓練を組み合わせた週180分の運動を指導した。両群とも，対照群に比べて，FACT-B での QOL が有意に改善していた。前述の van Waart ら[5]の介入では，監督下・在宅基盤のいずれの運動療法群でも，EORTC QLQ-C30 での身体機能の低下や，嘔気（吐き気）や嘔吐，痛みが，対照群に比べ有意に小さかった。また，6カ月後の EORTC QLQ-C30 での social functioning も対照群に比べ有意に良好であった。そのほか，

Steindorfら[17]，Schmidtら[14]，Gokaiら[18]は，運動療法により，QOL全般もしくは一部の項目が対照群に比べ有意に改善したと報告した。Reisら[3]，Hornsbyら[4]，Travierら[13]，Cornetteら[15]は，QOLの改善は対照群に比べ有意でなかったと報告した。

・統合

ランダム化比較試験15件のうち，FACT-BやFACT-Gなどの合計点で有意な改善を認めたのは2件であり，メタアナリシスでも有意な改善は得られていない。しかし，下位尺度，特に自己効力感では有意な改善があり，エビデンスの強さはAとした。

③倦怠感の改善（重要性7，エビデンスの強さ：A）

・検索

系統的文献検索を行い，メタアナリシス1件，ランダム化比較試験10件を採用した。

・評価

Furmaniakら[1]は，運動療法を行っているランダム化比較試験18件をメタアナリシスし，介入群で，対照群に比べ倦怠感が有意に低下することを示した。

Steindorfら[17]は，放射線療法を行っているStage I〜IIIの乳がん患者に対し，監督下，グループでの筋力増強訓練（マシン訓練）60〜80％1RM，8〜12回，3セット，週2回，12週間行い，Fatigue Assessment Questionnaire（FAQ）の全体的倦怠感が対照群と比較し有意に改善した。Schmidtら[14]は，化学療法・放射線療法を行っている乳がん患者に対し，監督下，グループでの筋力増強訓練60〜80％1RM，8〜12回，3セット，週2回，12週間行い，FAQのtotal fatigueは対照群と有意差がなかった。うつ症状がない人に限ると，全体的倦怠感や身体的倦怠感の悪化が，対照群より有意に少なかった。Travierら[13]は，化学療法中の乳がん患者に対し，監督下で25分の有酸素運動と25分の筋力増強訓練を週2回，18週間行い，Multidimensional Fatigue Inventoryで評価される倦怠感は，対照群に比べ有意差はなかった。その他，Campbellら[6]，Courneyaら[11]，Reisら[3]，van Waartら[5]，Gokaiら[18]，Hayesら[8]は，介入群で倦怠感が対照群に比べ有意に改善したと報告した。Hainesら[12]，Hornsbyら[4]は，倦怠感の改善は対照群に比べ有意でなかったと報告した。

・統合

複数のランダム化比較試験およびメタアナリシスで倦怠感の有意な改善が示され，運動療法の倦怠感改善に対するエビデンスの強さはAとした。

④うつ・不安症状の改善（重要性6，エビデンスの強さ：B）

・検索

系統的文献検索を行い，メタアナリシス1件，ランダム化比較試験6件を採用した。

・評価

Furmaniakら[1]は，運動療法を行っているランダム化比較試験5件をメタアナリシスし，介入群で，対照群に比べうつ・不安が軽減する傾向であることを示した。

前述のMutrieら[7]の介入では，Beck Depression Inventoryで評価されたうつ症状は，対照群に比べて有意差を認めなかったが，The Positive and Negative Affect Scheduleのpositive moodでは有意な改善がみられた。Gokaiら[18]は，活動性が低い，化学療法・放射線療法中のStage I〜IIIの乳がん患者に対し，在宅基盤での中強度のウォーキングを10〜30分，週5回，12週間行い，Hospital Anxiety and Depression Scaleでのうつや，Profile of Mood States（POMS）での不安は，対照群と有意差がなかった。

その他，Cadmusら[16]，Courneyaら[11]，Steindorfら[17]，Travierら[13]は，運動療法によるうつ・不安の改善は，対照群に比べ有意でなかったと報告した。

・統合

メタアナリシスでも，それぞれのランダム化比較試験でも，うつや不安尺度の合計点では，対照群に比して有意な改善を認めなかった。下位尺度で有意な改善がみられているものもあり，エビデンスの強さはBとした。

⑤体組成の改善（重要性5，エビデンスの強さ：B）

・検索

系統的文献検索を行い，ランダム化比較試験5件を採用した。

・評価

前述のSegalら[9]の介入では，監督下での運動療法群では，対照群に比べて体重が有意に減少したが，在宅基盤の運動療法群では体重変化は有意ではなかった。Courneyaら[11]は，筋力増強訓練介入群で，除脂肪体重の増加を認めた。Mutrieら[7]，Hainesら[12]，Travierら[13]は，運動療法により，BMIや体脂肪量，体重の改善は有意ではなかったと報告した。

・統合

アウトカムが，体重・BMI減少，徐脂肪体重の増加，体脂肪率の現象などばらつきがあり，メタアナリシスは行っていない。ランダム化比較試験で有意に改善がみられている項目もあり，エビデンスの強さはBとした。

⑥筋力の改善（重要性5，エビデンスの強さ：A）

・検索

系統的文献検索を行い，ランダム化比較試験5件を採用した。

・評価

前述のvan Waartら[5]の介入では，監督下での運動療法群では，在宅基盤の運動療法群・対照群に比べ，上下肢の筋力や握力が有意に改善した。Courneyaら[11]，Travierら[13]は，介入により筋力が対照群に比べ有意に改善したと報告した。Hainesら[12]，Cornetteら[15]は，介入による筋力の改善は対照群に比べ有意でなかったと報告した。

・統合

複数のランダム化比較試験で有意な改善が示され，エビデンスの強さはAとした。

⑦治療の有害反応（重要性6，エビデンスの強さ：B）

・検索

系統的文献検索を行い，ランダム化比較試験3件を採用した。

・評価

前述のCourneyaら[11]の介入では，化学療法の完遂率が対照群に比べ有意によかったとした。Van Waartら[5]は，監督下での運動療法群では，在宅基盤の運動療法群や対照群に比べ，化学療法のレジメを調整する必要性がある患者が有意に少なかったことを報告したが，治療の完遂率に有意差はなかった。Hayesら[8]は，更年期症状や疼痛に有意差はなかったとした。

・統合

化学療法のレジメ調整の必要性や治療の完遂率について，ランダム化比較試験1件では介入により有意に改善がみられたが，メタアナリシスでは介入による改善は有意ではなかった。このためエビデンスの強さはBとした。

⑧就業率の改善（重要性6，エビデンスの強さ：B）

・検索

系統的文献検索を行い，ランダム化比較試験1件を採用した。

・評価

Van Waart ら[5]は，監督下での運動療法群および在宅基盤の運動療法群では，対照群に比べ化学療法終了時，6カ月後の就業率が有意に高かったと報告した。

・統合

介入により「離職率の低下」がみられたが，報告がランダム化比較試験1件でアウトカム指標も間接的な指標であることから，エビデンスの強さはBとした。

⑨リンパ浮腫の出現・悪化（害：重要性7，エビデンスの強さ：B）

・検索

系統的文献検索を行い，ランダム化比較試験3件を採用した。

・評価

Courneya ら[11]，Haines ら[12]，Hayes ら[8]は，運動療法群でも対照群に比べて上腕周径は有意差がなかったと報告した。

・統合

上肢周径を比較している上述のランダム化比較試験3件で，介入により対照群に比べて周径が有意に増大することはなかった。その他のランダム化比較試験でも害として浮腫の出現・悪化を報告しているものはないため，エビデンスの強さはBとした。

CQに対するエビデンスの総括

重大なアウトカムに関する全体的なエビデンスの強さ：A（強）

益と害のバランス評価

益（望ましい効果）として，心肺機能，QOL，倦怠感，うつや不安，体組成，筋力，治療の副反応，就業率の改善がみられた。一方，害（望ましくない効果）として，有害事象の増加は認められなかった。以上より，益が害を大きく上回っており，その効果の差は大きいと判断した。

患者の価値観・希望

リハビリテーション治療（運動療法）は害が少なく益が大きい治療であるため，多くの患者が行うことを希望すると考えられ，確実性は高く，多様性は低い。

コスト評価，臨床適応性

・コスト評価

化学療法・放射線療法中は，運動療法は監督下で行われることが多いが，入院中には「がん患者リハビリテーション料」の診療報酬算定により保険診療で実施できる。一方，外来では「がん患者リハビリテーション料」の算定要件を満たさないため，保険診療で実施することはできない。

・臨床適応性（外的妥当性）

多くのがん専門医療機関では，入院中には保険診療により，リハビリテーション科医，リハビリテーション専門職（理学療法士等）から構成されるリハビリテーションチームの体制のもとで，監督下での運

動療法（supervised exercise）を行うことができるため，臨床適応性は高い。

一方，外来では保険診療の適用外になるため，監督下での運動療法および専門スタッフの監督なしで行う，在宅を基盤とした運動療法（home-based exercise）ともに，実施可能な医療機関は少なく現状では臨床適応性は低い。

総合評価

化学療法中・放射線療法中の乳がん患者に対して，リハビリテーション治療（運動療法）を行うことを推奨する。

重要なアウトカムに対するエビデンスは高く，益と害のバランスは確実である（益の確実性が高い）。患者の価値観も確実性が高く，多様性は低い（一致している）。よって，乳がん患者に対し，リハビリテーション治療（運動療法）を行うことを推奨する（強い推奨）とした。

推奨決定コンセンサス会議において，委員から出された意見の内容

・エビデンスは高いが，保険算定上の問題で外来では十分に行われていないのが現状である。

■投票結果

行うことを推奨 （推奨度1：強い推奨）	行うことを提案 （推奨度2：弱い推奨）	推奨度 決定不能	行わないことを提案 （推奨度2：弱い推奨）	行わないことを推奨 （推奨度1：強い推奨）
88% （14/16）	13% （2/16）	0% （0/16）	0% （0/16）	0% （0/16）

文献

1) Furmaniak AC, Menig M, Markes MH. Exercise for women receiving adjuvant therapy for breast cancer. Cochrane Database Syst Rev. 2016：CD005001.
2) MacVicar MG, Winningham ML, Nickel JL. Effects of aerobic interval training on cancer patients' functional capacity. Nurs Res. 1989；38：348-51.
3) Reis D, Walsh ME, Young-McCaughan S, et al. Effects of Nia exercise in women receiving radiation therapy for breast cancer. Oncol Nurs Forum. 2013；40：e374-81.
4) Hornsby WE, Douglas PS, West MJ, et al. Safety and efficacy of aerobic training in operable breast cancer patients receiving neoadjuvant chemotherapy: a phase II randomized trial. Acta Oncol. 2014；53：65-74.
5) van Waart H, Stuiver MM, van Harten WH, et al. Effect of Low-Intensity Physical Activity and Moderate- to High-Intensity Physical Exercise During Adjuvant Chemotherapy on Physical Fitness, Fatigue, and Chemotherapy Completion Rates: Results of the PACES Randomized Clinical Trial. J Clin Oncol. 2015；33：1918-27.
6) Campbell A, Mutrie N, White F, et al. A pilot study of a supervised group exercise programme as a rehabilitation treatment for women with breast cancer receiving adjuvant treatment. Eur J Oncol Nurs. 2005；9：56-63.
7) Mutrie N, Campbell AM, Whyte F, et al. Benefits of supervised group exercise programme for women being treated for early stage breast cancer: pragmatic randomised controlled trial. BMJ. 2007；334：517.
8) Hayes SC, Rye S, Disipio T, et al. Exercise for health: a randomized, controlled trial evaluating the impact of a pragmatic, translational exercise intervention on the quality of life, function and treatment-related side effects following breast cancer. Breast Cancer Res Treat. 2013；137：175-86.

9) Segal R, Evans W, Johnson D, et al. Structured exercise improves physical functioning in women with stages I and II breast cancer: results of a randomized controlled trial. J Clin Oncol. 2001 ; 19 : 657-65.
10) Kim CJ, Kang DH, Smith BA, et al. Cardiopulmonary responses and adherence to exercise in women newly diagnosed with breast cancer undergoing adjuvant therapy. Cancer Nurs. 2006 ; 29 : 156-65.
11) Courneya KS, Segal RJ, Mackey JR, et al. Effects of aerobic and resistance exercise in breast cancer patients receiving adjuvant chemotherapy: a multicenter randomized controlled trial. J Clin Oncol. 2007 ; 25 : 4396-404.
12) Haines TP, Sinnamon P, Wetzig NG, et al. Multimodal exercise improves quality of life of women being treated for breast cancer, but at what cost? Randomized trial with economic evaluation. Breast Cancer Res Treat. 2010 ; 124 : 163-75.
13) Travier N, Velthuis MJ, Steins Bisschop CN, et al. Effects of an 18-week exercise programme started early during breast cancer treatment: a randomised controlled trial. BMC Med. 2015 ; 13 : 121.
14) Schmidt ME, Wiskemann J, Armbrust P, et al. Effects of resistance exercise on fatigue and quality of life in breast cancer patients undergoing adjuvant chemotherapy: a randomized controlled trial. Int J Cancer. 2015 ; 137 : 471-80.
15) Cornette T, Vincent F, Mandigout S, et al. Effects of home-based exercise training on VO2 in breast cancer patients under adjuvant or neoadjuvant chemotherapy (SAPA) : a randomized controlled trial. Eur J Phys Rehabil Med. 2016 ; 52 : 223-32.
16) Cadmus LA, Salovey P, Yu H, et al. Exercise and quality of life during and after treatment for breast cancer: results of two randomized controlled trials. Psychooncology. 2009 ; 18 : 343-52.
17) Steindorf K, Schmidt ME, Klassen O, et al. Randomized, controlled trial of resistance training in breast cancer patients receiving adjuvant radiotherapy: results on cancer-related fatigue and quality of life. Ann Oncol. 2014 ; 25 : 2237-43.
18) Gokal K, Wallis D, Ahmed S, et al. Effects of a self-managed home-based walking intervention on psychosocial health outcomes for breast cancer patients receiving chemotherapy: a randomised controlled trial. Support Care Cancer. 2016 ; 24 : 1139-66.

CQ 05 治療終了後の乳がん患者（サバイバー）に対して，リハビリテーション治療（運動療法）を行うことは，行わない場合に比べて推奨されるか？

> **推奨** 治療終了後の乳がん患者（サバイバー）に対して，リハビリテーション治療（運動療法）を行うことを提案する。
>
> グレード **2A** 推奨の強さ 弱い推奨　エビデンスの確実性 強

重要臨床課題の確認

本章CQ4で，化学療法・放射線療法中の乳がん患者に対するリハビリテーション治療について検討した。乳がんにおいては，身体活動性の維持や体組成の適性化（肥満防止）は，再発予防やサバイバー期のQOLの維持向上のためにも重要である。本CQでは，乳がん術後，化学療法，放射線療法を終了したサバイバー期の患者を対象に，運動療法の有用性について検討した。

エビデンス評価

各アウトカムの結果

①心肺機能の改善（重要性7，エビデンスの強さ：A）

・検索

系統的文献検索を行い，ランダム化比較試験6件を採用した。

・評価

Pintoら[1]は，治療後（診断後3年以内），身体活動性が低い乳がんサバイバーに対し，監督下で，最高酸素摂取量の60〜70％を目標に漸増させての有酸素運動を週3回と，在宅でも週1回運動を行うよう郵送物や電話でのカウンセリングを行い，さらに最後の1カ月は筋力増強訓練も追加した12週間の介入を行い，1マイル歩行時間は，対照群に比べて有意に改善した。Basenら[2]は，治療後の乳がんサバイバーに対し，6カ月のlifestyle physical activity program（運動指導）を行い，6分間歩行テストが，対照群に比べ有意に改善した。Daleyら[3]は，治療後1〜3年の乳がんサバイバーに対し，監督下での最大心拍数の65〜85％（Borg Scale 12〜13）の有酸素運動50分を週3回，8週間行い，8分間歩行距離が，対照群に比べ有意に改善した。このほか，Courneyaら[4]，Herreroら[5]も，運動療法により心肺機能が対照群に比べ有意に改善したと報告した。Saartoら[6]は，乳がんサバイバーに対し，監督下，グループでの運動療法（骨量増加のためのステップ訓練含む）とその後在宅基盤での運動療法を1年間行い，2km歩行時間は，対照群に比して有意差がなかった。

・統合

上述のランダム化比較試験6件をメタアナリシスすると，介入群で有意に心肺機能の改善がみられ，エビデンスの強さはAとした。

② QOL の改善（重要性 7，エビデンスの強さ：A）
・検索
　系統的文献検索を行い，ランダム化比較試験 14 件を採用した。
・評価
　Milne ら[7]は，治療後（治療終了から 2 年以内）の乳がんサバイバーに対し，監督下で最大心拍数の 75%（Borg Scale 15）の有酸素運動 20 分と筋力増強訓練を週 3 回，12 週間行い，対照群に比べて FACT-G，FACT-B が有意に改善した。Murtezani ら[8]は，乳がんサバイバーに対し，監督下で中強度の有酸素運動 25～40 分，10 週間行い，FACT-G，FACT-B，functional well-being，emotional well-being が対照群に比べて有意に改善した。Galiano ら[9]は，化学療法を終了した乳がんサバイバーに対し，web ベースでの運動療法を 8 週間行い，EORTC QLQ-C30 の global health status や physical functioning, congnitive function, pain で，対照群に比べ有意に改善した。Pinto ら[10]は，前述[1]と同様の 12 週間の介入を行い，body esteem scale におけるボディーイメージや physical condition が，対照群に比して有意に改善した。Ohira ら[11]は，治療後 4 カ月以上経過した乳がんサバイバーに対し，監督下，グループで，9 種類のマシンや重錘を用いての筋力増強訓練を週 2 回，13 週間と，その後在宅で 6 カ月まで継続し，対照群に比し Cancer Rehabilitation Evaluation System の総スコアでは有意差がなかったが，physical global score, psychosocial global score が有意に改善した。Cadmus ら[12]は，治療後の乳がんサバイバーに対し，監督下で，中～高強度の有酸素運動 30 分，週 5 回，6 カ月行い，対照群に比し FACT-G，FACT-B の総スコアは有意差がなかったが，下位項目である社会生活機能について有意な改善がみられた。Speck ら[13]は，治療後 4 カ月以上経過した乳がんサバイバー（リンパ浮腫がある者を含む）に対し，監督下，グループで，9 種類のマシンや重錘を用いての筋力増強訓練を週 2 回，13 週間と，その後在宅で 6 カ月まで継続する介入を行い，対照群に比べ全般的な QOL は有意差がなかったが，ボディーイメージが有意に改善した。その他，Pinto ら[1]，Courneya ら[4]，Herrero ら[5]，Basen ら[2]，Daley ら[3]は，運動療法により全般的 QOL もしくは一部の QOL の項目が対照群に比べ有意に改善したと報告した。
　Fillion ら[14]は，治療後 2 年以上経過し転移がない乳がんサバイバーに対し，監督下，グループでのウォーキング 1 時間（在宅でもウォーキングを促す）と，ストレス・疲労マネージメントのための心理・教育介入を 1 カ月行い，SF-12 での QOL は，対照群に比してよい傾向であったが有意差はなかった。Ligibel ら[15]は，転移のある乳がん患者に対し中等度の運動療法を 16 週間行い，EORTC QLQ-C30 は対照群に比べ有意差がなかった。その他，Saarto ら[6]も，運動療法により QOL の有意な改善はみられなかったと報告した。
・統合
　ランダム化比較試験 14 件のうち，FACT-B や FACT-G などの合計点で有意な改善を認めたのは 6 件であり，メタアナリシスでも効果量はわずかである。ただし，下位尺度，特にボディーイメージでは有意な改善がみられ，エビデンスの強さは A とした。

③ 倦怠感の改善（重要性 6，エビデンスの強さ：A）
・検索
　系統的文献検索を行い，ランダム化比較試験 3 件を採用した。
・評価
　Heim ら[16]は，治療後で Visual Analogue Scale（VAS）4 以上の慢性的な倦怠感がある乳がん患者に対し，入院で構造化された身体トレーニングプログラムと筋力増強訓練，有酸素運動を行い，3 カ月後の FACT-Fatigue は，対照群（対照群も入院して一般的なリハビリテーションを行う）に比し有意に改善した。Pinto ら[1]，Daley ら[3]，Galiano ら[9]も，運動療法により倦怠感が対照群に比べ有意に改善したと

報告した。
・統合

ランダム化比較試験3件で，介入により倦怠感の有意な改善があり，エビデンスの強さはAとした。

④うつ・不安症状の改善（重要性6，エビデンスの強さ：B）
・検索

系統的文献検索を行い，ランダム化比較試験3件を採用した。
・評価

前述のDaleyら[3]の介入では，Beck Depression Inventory（BDI）でのdepression scoreが対照群に比べ有意に改善した。Pintoら[10]，Pintoら[1]は，POMS total moodは有意差がなかったと報告した。
・統合

ランダム化比較試験1件でうつ・不安の改善がみられているが，メタアナリシスで全般的な気分障害については有意差がなく，エビデンスの強さはBとした。

⑤体組成の改善（重要性5，エビデンスの強さ：A）
・検索

系統的文献検索を行い，ランダム化比較試験5件を採用した。
・評価

Schmitzら[17]は，治療後4カ月以上経過した乳がんサバイバーに対し，監督下，グループで，9種類のマシンや重錘を用いての筋力増強訓練を週2回，13週間と，その後在宅で6カ月まで継続する介入を行い，体脂肪とIGFⅡが対照群に比べ有意に低下していた。Irwinら[18]は，治療後，閉経後乳がんサバイバーに対し，監督下で，地域のヘルスセンターか在宅で，最大心拍数の60～80％の有酸素運動を30分，週5回（3回がヘルスセンター，2回が在宅），6カ月行い，体脂肪減少，徐脂肪体重・骨量増加が対照群に比べて有意に認められた。Saartoら[19]は，前述[6]と同様の介入を1年間行い，骨量が対照群に比して有意に増加していた。Pintoら[10]，Mattewsら[20]は，運動療法により対照群に比べて体脂肪やBMIに有意差がなかったと報告した。
・統合

アウトカムにばらつきはあるが，徐脂肪体重，体脂肪率については複数のランダム化比較試験で介入群で有利であったことが示されており，エビデンスの強さはAとした。

⑥筋力の改善（重要性5，エビデンスの強さ：A）
・検索

系統的文献検索を行い，ランダム化比較試験5件を採用した。
・評価

Ahmedら[21]は，治療後4カ月以上経過した乳がんサバイバー（リンパ浮腫がある者を含む）に対し，監督下，グループで，9種類のマシンや重錘を用いての筋力訓練を週2回，13週間と，その後在宅で6カ月まで継続する介入を行い，対照群に比べleg pressやbench pressでの筋力の改善を認めた。Twissら[22]は，治療後6カ月以上経過，閉経後，骨量低下がある乳がんサバイバーに対し，在宅で重錘を用いた筋力増強訓練とバランス訓練を30～45分，週2回，32週間と，32週以降はフィットネスセンターでマシンを用いての筋力増強訓練を24カ月まで継続し，股関節周囲や膝周囲筋の筋力が対照群に比べて有意に改善した。Wintersら[23]は，閉経後の初期乳がんサバイバーに対し，「骨粗鬆症予防のためのハイインパクトな運動を含む筋力増強訓練プログラム」を1年間行い，leg pressやbench pressでの筋力が有意に改善した。Speckら[13]，Galianoら[9]も，介入により対照群に比べ握力や下肢筋力が有意に改善したと報告した。

・統合
　ランダム化比較試験5件で有意な改善がみられており，エビデンスの強さはAとした。

⑦リンパ浮腫の出現・悪化（害：重要性7，エビデンスの強さ：B）
・検索
　系統的文献検索を行い，ランダム化比較試験1件を採用した。
・評価
　Ahmedら[21]は，運動療法により対照群と比して上肢周径の悪化を認めなかったと報告した。
・統合結果
　上肢周径を比較しているランダム化比較試験で，対照群に比べて介入群で周径が有意に増大することはなく，その他のランダム化比較試験でも害として報告されているものもないため，エビデンスの強さはBとした。

> **CQ に対するエビデンスの総括**
> 重大なアウトカムに関する全体的なエビデンスの強さ：A（強）

益と害のバランス評価

　益（望ましい効果）として，心肺機能，QOL，倦怠感，うつや不安，体組成，筋力の改善がみられた。一方，害（望ましくない効果）として，有害事象の増加は認められなかった。以上より，益が害を大きく上回っており，その効果の差は大きいと判断した。

患者の価値観・希望

　リハビリテーション治療（運動療法）は害が少なく益が大きい治療であるため，多くの患者が行うことを希望すると考えられ，確実性は高く，多様性は低い。

コスト評価，臨床適応性

・コスト評価
　サバイバー期でも監督下での実施の方がより高い効果が報告されているが，サバイバー期は一般的には，「がん患者リハビリテーション料」の算定要件を満たさないため，保険診療で実施することはできない。
・臨床適応性（外的妥当性）
　サバイバー期のリハビリテーション治療は，保険診療の適用外になるため，監督下での運動療法（supervised exercise）および専門スタッフの監督なしで行う運動療法（home-based exercise）ともに，実施可能な医療機関は少なく現状では臨床適応性は低い。

総合評価

治療終了後の乳がん患者（サバイバー）に対して，リハビリテーション治療（運動療法）を行うことを提案する。

　重要なアウトカムに対するエビデンスは強く，益と害のバランスは確実である（益の確実性が高い）。患者の価値観も確実性が高く，多様性は低い（一致している）。ただし，現状では医療機関やその他の施設で長期間運動療法を行うことは保険診療上困難であり，提案（弱い推奨）にとどめた。

推奨決定コンセンサス会議において，委員から出された意見の内容

・サバイバー期にグループなどで運動療法を行うことは，メンタル面のケアにもなり有用と考えられるが，人数が多いのでどのような患者を特に優先していくかなどのスクリーニング体制は必要と考えられる。

■投票結果

行うことを推奨 （推奨度1：強い推奨）	行うことを提案 （推奨度2：弱い推奨）	推奨度 決定不能	行わないことを提案 （推奨度2：弱い推奨）	行わないことを推奨 （推奨度1：強い推奨）
69% (11/16)	31% (5/16)	0% (0/16)	0% (0/16)	0% (0/16)

文献

1) Pinto BM, Frierson GM, Rabin C, et al. Home-based physical activity intervention for breast cancer patients. J Clin Oncol. 2005；23：3577-87.
2) Basen-Engquist K, Taylor CL, Rosenblum C, et al. Randomized pilot test of a lifestyle physical activity intervention for breast cancer survivors. Patient Educ Couns. 2006；64：225-34.
3) Daley AJ, Crank H, Saxton JM, et al. Randomized trial of exercise therapy in women treated for breast cancer. J Clin Oncol. 2007；25：1713-21.
4) Courneya KS, Friedenreich CM, Sela RA, et al. The group psychotherapy and home-based physical exercise (group-hope) trial in cancer survivors: physical fitness and quality of life outcomes. Psychooncology. 2003；12：357-74.
5) Herrero F, San Juan AF, Fleck SJ, et al. Combined aerobic and resistance training in breast cancer survivors: a randomized, controlled pilot trial. Int J Sports Med. 2006；27：573-80.
6) Saarto T, Penttinen HM, Sievänen H, et al. Effectiveness of a 12-month exercise program on physical performance and quality of life of breast cancer survivors. Anticancer Res. 2012；32：3875-84.
7) Milne HM, Wallman KE, Gordon S, et al. Effects of a combined aerobic and resistance exercise program in breast cancer survivors: a randomized controlled trial. Breast Cancer Res Treat. 2008；108：279-88.
8) Murtezani A, Ibraimi Z, Bakalli A, et al. The effect of aerobic exercise on quality of life among breast cancer survivors: a randomized controlled trial. J Cancer Res Ther. 2014；10：658-64.
9) Galiano-Castillo N, Cantarero-Villanueva I, Fernández-Lao C, et al. Telehealth system: a randomized controlled trial evaluating the impact of an internet-based exercise intervention on quality of life, pain, muscle strength, and fatigue in breast cancer survivors. Cancer. 2016；122：3166-74.
10) Pinto BM, Clark MM, Maruyama NC, et al. Psychological and fitness changes associated with exercise participation among women with breast cancer. Psychooncology. 2003；12：118-26.
11) Ohira T, Schmitz KH, Ahmed RL, et al. Effects of weight training on quality of life in recent breast cancer survivors: the Weight Training for Breast Cancer Survivors (WTBS) study. Cancer. 2006；106：2076-83.

12) Cadmus LA, Salovey P, Yu H, et al. Exercise and quality of life during and after treatment for breast cancer: results of two randomized controlled trials. Psychooncology. 2009 ; 18 : 343-52.
13) Speck RM, Gross CR, Hormes JM, et al. Changes in the Body Image and Relationship Scale following a one-year strength training trial for breast cancer survivors with or at risk for lymphedema. Breast Cancer Res Treat. 2010 ; 121 : 421-30.
14) Fillion L, Gagnon P, Leblond F, et al. A brief intervention for fatigue management in breast cancer survivors. Cancer Nurs. 2008 ; 31 : 145-59.
15) Ligibel JA, Giobbie-Hurder A, Shockro L, et al. Randomized trial of a physical activity intervention in women with metastatic breast cancer. Cancer. 2016 ; 122 : 1169-77.
16) Heim ME, v d Malsburg ML, Niklas A. Randomized controlled trial of a structured training program in breast cancer patients with tumor-related chronic fatigue. Onkologie. 2007 ; 30 : 429-34.
17) Schmitz KH, Ahmed RL, Hannan PJ, et al. Safety and efficacy of weight training in recent breast cancer survivors to alter body composition, insulin, and insulin-like growth factor axis proteins. Cancer Epidemiol Biomarkers Prev. 2005 ; 14 : 1672-80.
18) Irwin ML, Alvarez-Reeves M, Cadmus L, et al. Exercise improves body fat, lean mass, and bone mass in breast cancer survivors. Obesity (Silver Spring). 2009 ; 17 : 1534-41.
19) Saarto T, Sievänen H, Kellokumpu-Lehtinen P, et al. Effect of supervised and home exercise training on bone mineral density among breast cancer patients. A 12-month randomised controlled trial. Osteoporos Int. 2012 ; 23 : 1601-12.
20) Matthews CE, Wilcox S, Hanby CL, et al. Evaluation of a 12-week home-based walking intervention for breast cancer survivors. Support Care Cancer. 2007 ; 15 : 203-11.
21) Ahmed RL, Thomas W, Yee D, et al. Randomized controlled trial of weight training and lymphedema in breast cancer survivors. J Clin Oncol. 2006 ; 24 : 2765-72.
22) Twiss JJ, Waltman NL, Berg K, et al. An exercise intervention for breast cancer survivors with bone loss. J Nurs Scholarsh. 2009 ; 41 : 20-7.
23) Winters-Stone KM, Dobek J, Bennett JA, et al. The effect of resistance training on muscle strength and physical function in older, postmenopausal breast cancer survivors: a randomized controlled trial. J Cancer Surviv. 2012 ; 6 : 189-99.

CQ 06 乳がんによる慢性疼痛がある患者に対して，リハビリテーション治療（運動療法）を行うことは，行わない場合に比べて推奨されるか？

推奨 乳がんによる慢性疼痛がある患者に対して，リハビリテーション治療（運動療法）を行うことを提案する。

グレード **2B** 推奨の強さ **弱い推奨** エビデンスの確実性 **中**

重要臨床課題の確認

乳がん患者において，疼痛は9〜72％と多くにみられ，5年以上経過した慢性期にも12〜29％にみられるとされる。3分の1の患者では，慢性期に疼痛が悪化することも報告されており[1]，慢性疼痛は重要な臨床課題である。そこで今回の改訂では，慢性期の乳がんサバイバーを対象に，手術や化学療法の影響による慢性疼痛（骨転移による骨痛が中心であるものは除く）に対するリハビリテーション治療（運動療法）の有用性について検討した。

エビデンス評価

各アウトカムの結果

①疼痛の改善（重要性8，エビデンスの強さ：B）

・検索

系統的文献検索を行い，ランダム化比較試験2件を採用した。

・評価

Cantarero-Villanueva ら[2]は，治療終了後3カ月以上経過した乳がんサバイバーに対し，週3回のwater program（35分の軽負荷のプール運動など）を8週間行い，Visual Analogue Scale（VAS）で評価された頸部や肩の疼痛の軽減，疼痛閾値の上昇，トリガーポイントの減少が，対照群に比べて有意に認められた。Fernández ら[3]は，治療終了後3カ月以上経過した乳がんサバイバー対し，週3回，筋力増強訓練やマッサージなどを含んだリハビリテーション治療を行い，VASで評価された頸部や肩の疼痛の軽減，疼痛閾値の上昇，トリガーポイントの減少が，対照群に比べて有意に認められた。

・統合

上述のランダム化比較試験2件の介入内容は異なるが，いずれもVASで示される疼痛の軽減や，疼痛閾値の改善を認めた。ただしランダム化比較試験2件は同じ研究グループからの報告であり，エビデンスの強さはBとした。

②疼痛の悪化（害：重要性8，エビデンスの強さ：C）

・検索

系統的文献検索を行い，ランダム化比較試験2件を採用した。

・評価

ランダム化比較試験2件で，介入群において疼痛の軽減を認め悪化は報告されていない。

・統合
　疼痛の軽減を認め，他の有害事象も報告されていない。

> **CQ に対するエビデンスの総括**
> 重大なアウトカムに関する全体的なエビデンスの強さ：B（中）

益と害のバランス評価

　益（望ましい効果）として，疼痛の改善がみられた。一方，害（望ましくない効果）として，有害事象の増加は認められなかった。以上より，益が害を大きく上回っており，その効果の差は大きいと判断した。

患者の価値観・希望

　リハビリテーション治療（運動療法）は害が少なく益が大きい治療であるため，多くの患者が行うことを希望すると考えられ，確実性は高く，多様性は低い。

コスト評価，臨床適応性

・コスト評価
　サバイバー期の介入であり外来での実施が想定されるが，「がん患者リハビリテーション料」の算定要件を満たさないため保険診療で実施することはできない。
・臨床適応性（外的妥当性）
　外来では保険診療の適用外になるため，リハビリテーション専門職が行う運動療法を実施可能な医療機関は少なく，現状では臨床適応性は低い。

総合評価

乳がんによる慢性疼痛がある患者に対して，リハビリテーション治療（運動療法）を行うことを提案する。

　重要なアウトカムに対するエビデンスは高く，益と害のバランスは確実である（益の確実性が高い）。患者の価値観も確実性が高く，多様性は低い（一致している）。一方，サバイバー期のリハビリテーション治療（運動療法）はコスト，臨床適応性の点で施行が困難であり，提案（弱い推奨）にとどめた。また，慢性痛にはさまざまな発症機序があると考えられており，治療後からの期間によっても疼痛発症機序や性質は異なるとされている。このため，対象を適切に選定しての介入が望まれる。

■投票結果

行うことを推奨 （推奨度1：強い推奨）	行うことを提案 （推奨度2：弱い推奨）	推奨度 決定不能	行わないことを提案 （推奨度2：弱い推奨）	行わないことを推奨 （推奨度1：強い推奨）
50% (8/16)	44% (7/16)	6% (1/16)	0% (0/16)	0% (0/16)

付記

● 経皮的電気神経刺激（TENS）

乳がん治療に伴う慢性痛に対する物理療法の一つである経皮的電気神経刺激（transcutaneous electrical nerve stimulation；TENS）については，対照群と有意な差がないとメタアナリシスで示されている[1]。タキサン系の化学療法を行う予定の患者に，予防的に電気鍼治療を行う試みも報告されているが，12週時点で対照群と疼痛に差がなく，16週時点ではかえって疼痛が強かった[2]。

文献

1) Forsythe LP, Alfano CM, George SM, et al. Pain in long-term breast cancer survivors: the role of body mass index, physical activity, and sedentary behavior. Breast Cancer Res Treat. 2013；137：617-30.
2) Cantarero-Villanueva I, Fernández-Lao C, Fernández-de-Las-Peñas C, et al. Effectiveness of water physical therapy on pain, pressure pain sensitivity, and myofascial trigger points in breast cancer survivors: a randomized, controlled clinical trial. Pain Med. 2012；13：1509-19.
3) Fernández-Lao C, Cantarero-Villanueva I, Fernández-de-Las-Peñas C, et al. Effectiveness of a multidimensional physical therapy program on pain, pressure hypersensitivity, and trigger points in breast cancer survivors: a randomized controlled clinical trial. Clin J Pain. 2012；28：113-21.

付記文献

1) Hurlow A, Bennett MI, Robb KA, et al. Transcutaneous electric nerve stimulation (TENS) for cancer pain in adults. Cochrane Database Syst Rev. 2012：CD006276.
2) Greenlee H, Crew KD, Capodice J, et al. Randomized sham-controlled pilot trial of weekly electro-acupuncture for the prevention of taxane-induced peripheral neuropathy in women with early stage breast cancer. Breast Cancer Res Treat. 2016；156：453-64.

CQ 07　がんやがん治療に関連した認知機能障害がある乳がん患者に対して，リハビリテーション治療（認知機能訓練）を行うことは，行わない場合に比べて推奨されるか？

> **推奨**　がんやがん治療に関連した認知機能障害がある乳がん患者に対して，リハビリテーション治療（認知機能訓練）を行うことを提案する。
>
> グレード **2B**　推奨の強さ **弱い推奨**　エビデンスの確実性 **中**

■ 重要臨床課題の確認

　がんやがんの治療に関係して認知機能障害を認めるがん患者は75％にのぼるという報告もあり[1]，重要な臨床課題である。そこで今回の改訂では，認知機能障害がある乳がんサバイバーを対象とした認知機能訓練の有用性について検討した。

■ エビデンス評価

各アウトカムの結果

①認知機能の改善（重要性7，エビデンスの強さ：B）

・検索
　系統的文献検索を行い，ランダム化比較試験6件を採用した。

・評価
　Ferguson ら[2]は，化学療法後に認知機能障害の自覚がある乳がんがんサバイバーに対し，Memory and Attention Adaptation Training（MAAT）（認知行動療法）を，1回30～50分の通所を2週間に1回，電話でのセッションを2週間に1回，18週間行い，言語性記憶は対照群と比して有意な改善を認めたが，自覚的な認知機能については有意な改善は認めなかった。Ferguson ら[3]は，化学療法後に認知機能障害の自覚がある乳がん患者に対し，MAAT を video conference で行い，自覚的な認知機能と処理速度は対照群に比して有意な改善を認めた。Kesler ら[4]は，乳がんサバイバーに対しオンラインでの遂行機能・認知機能訓練を行い，wisconsin card sorting test（WCST）で評価された遂行機能，言語の流暢性，処理速度は対照群に比して有意な改善を認めた。Ercoli ら[5]は，乳がんサバイバーに対して心理教育や認知訓練を含んだ少人数のグループ訓練を週1回，5週間行い，Symbol Digit テスト，Stroop テスト，自覚的な認知機能（total and memory-specific cognitive complaint）は，対照群に比して有意な改善を認めた。Ercoli ら[6]は，乳がんサバイバーに対して心理教育や認知訓練を含んだ少人数のグループ訓練を行い，Rey Auditory Verbal Learning Test（RAVLT），自覚的な認知機能（patient's assessment of own functioning inventory）の改善を認めた。Von Ah ら[7]は，認知機能障害の自覚がある乳がんサバイバーに対し，記憶訓練（Advanced Cognitive Training for Independent and Vital Eldery に基づく），もしくは処理速度訓練（コンピュータープログラム Insight による）を，1回1時間，10回行った。記憶訓練群では2カ月後の RAVLT などで評価される記憶機能が，処理速度訓練群では介入直後と2カ月後の Useful Field of View（UFOV）などで評価される処理速度および記憶機能検査が，対照群に比べ有意に

改善していた。
・統合

いずれのランダム化比較試験でも，なんらかの客観的な心理検査指標の改善を認めているが，直接的な指標といえる自覚的認知機能の改善については結果にばらつきがあるため，エビデンスの強さはBとした。

②有害事象の出現（害：重要性 6，エビデンスの強さ：C）
・検索

系統的文献検索を行い，ランダム化比較試験 2 件を採用した。
・評価

前述の Ferguson ら[2]の介入では，QOL-Cancer Survivors も評価され，psychological well-being や physical well-being は対照群と有意差はなかった。Von Ah ら[7]の介入でも，倦怠感，うつ傾向，不安が評価され，対照群と比べて悪化は認めなかった。
・統合結果

ランダム化比較試験 2 件において，介入群で倦怠感の悪化がみられないことが確認された。他のランダム化比較試験でも害の報告は認めていない。

CQ に対するエビデンスの総括

重大なアウトカムに関する全体的なエビデンスの強さ：B（中）

益と害のバランス評価

益（望ましい効果）として，認知機能の改善が得られた。一方，害（望ましくない効果）として，有害事象の増加は認められなかった。以上より，益が害を大きく上回っており，その効果の差は大きいと判断した。

患者の価値観・希望

リハビリテーション治療（認知機能訓練）は害が少なく益が大きい治療であるため，多くの患者が行うことを希望すると考えられ，確実性は高く，多様性は低い。

コスト評価，臨床適応性

・コスト評価

外来での実施が中心と考えられるが，外来では「がん患者リハビリテーション料」の算定要件を満たさないため保険診療で実施することはできない。グループ訓練や PC プログラム，ビデオカンファランスなどさまざまな方法が報告されており，それらを用いた患者負担が少ない方法を実施できる可能性はある。
・臨床適応性（外的妥当性）

外来もしくは在宅を基盤とした患者に対して認知機能訓練を提供できる医療機関，その他の施設は少なく，臨床適応性は低いと考えられる。

総合評価

がんやがん治療に関連した認知機能障害がある乳がん患者に対して，リハビリテーション治療（認知機能訓練）を行うことを提案する。

　重要なアウトカムに対するエビデンスは高く，益と害のバランスは確実である（益の確実性が高い）。患者の価値観も確実性が高く，多様性は低い（一致している）。一方，コスト，臨床適応性の点で施行が困難であり，提案（弱い推奨）にとどめた。

推奨決定コンセンサス会議において，委員から出された意見の内容

・認知機能訓練プログラムや評価法に関して，標準化・構造化していくことが今後必要である。

■投票結果

行うことを推奨 （推奨度1：強い推奨）	行うことを提案 （推奨度2：弱い推奨）	推奨度 決定不能	行わないことを提案 （推奨度2：弱い推奨）	行わないことを推奨 （推奨度1：強い推奨）
44%	56%	0%	0%	0%
(7/16)	(9/16)	(0/16)	(0/16)	(0/16)

文献

1) Treanor CJ, McMenamin UC, O'Neill RF, et al. Non-pharmacological interventions for cognitive impairment due to systemic cancer treatment. Cochrane Database Syst Rev. 2016：CD011325.
2) Ferguson RJ, McDonald BC, Rocque MA, et al. Development of CBT for chemotherapy-related cognitive change: results of a waitlist control trial. Psychooncology. 2012；21：176-86.
3) Ferguson RJ, Sigmon ST, Pritchard AJ, et al. A randomized trial of videoconference-delivered cognitive behavioral therapy for survivors of breast cancer with self-reported cognitive dysfunction. Cancer. 2016；122：1782-91.
4) Kesler S, Hadi Hosseini SM, Heckler C, et al. Cognitive training for improving executive function in chemotherapy-treated breast cancer survivors. Clin Breast Cancer. 2013；13：299-306.
5) Ercoli LM, Castellon SA, Hunter AM, et al. Assessment of the feasibility of a rehabilitation intervention program for breast cancer survivors with cognitive complaints. Brain Imaging Behav. 2013；7：543-53.
6) Ercoli LM, Petersen L, Hunter AM, et al. Cognitive rehabilitation group intervention for breast cancer survivors: results of a randomized clinical trial. Psychooncology. 2015；24：1360-7.
7) Von Ah D, Carpenter JS, Saykin A, et al. Advanced cognitive training for breast cancer survivors: a randomized controlled trial. Breast Cancer Res Treat. 2012；135：799-809.

CQ 08　乳がん術後でリンパ浮腫の危険性がある患者に対して，リハビリテーション治療を行うことは，行わない場合に比べて推奨されるか？

> **推奨**　乳がん術後でリンパ浮腫の危険性がある患者に対して，リハビリテーション治療を行うことを提案する。
>
> グレード **2B**　推奨の強さ **弱い推奨**　エビデンスの確実性 **中**

重要臨床課題の確認

腋窩リンパ節郭清を伴う乳がん手術を受けた患者の16%程度に[1]，センチネルリンパ節切除のみでも5～7%に[2]患側上肢のリンパ浮腫が生じるとされ，リンパ浮腫予防への関心は高い。本ガイドライン初版においても，リンパ浮腫の危険性がある乳がん患者に対するリンパ浮腫発症予防のための包括的リハビリテーションの実施はグレードAで推奨されたが，このときには採用された論文数も少なく，検討されたアウトカムも限られていた。そこで今回の改訂では新しい知見を加え，乳がん術後患者を対象とした術後リハビリテーション治療が，リンパ浮腫予防という点で有用かどうかについて検討した。

エビデンス評価

各アウトカムの結果

①リンパ浮腫の発症率低下（重要性8，エビデンスの強さ：B）

・検索

系統的文献検索を行い，ランダム化比較試験4件を採用した。

・評価

Boxら[3]は，腋窩リンパ節郭清後の乳がん患者に対し，術後早期から肩関節可動域訓練や軽負荷の上肢運動などを含んだリハビリテーション治療を行い，2年後の浮腫の発症は，対照群に比べ有意に少なかった。Boccardoら[4]は，乳がん術後患者に対して，術式の工夫やリハビリテーション治療を含んだ「浮腫予防プログラム」を行い，浮腫の発症は対照群に比べ有意に少なかった。Torresら[5]は，腋窩リンパ節郭清後の乳がん患者に対し用手的リンパドレナージ（manual lymph drainage；MLD）を含む早期リハビリテーション治療を行い，対照群に比べて浮腫の発症が有意に少なかった。Castro-Sånchesら[6]は，乳がん術後患者に対して，弾性着衣とMLDを週5回，6カ月行い，浮腫の発症は対照群（患者教育のみ）に比べ有意差がなかった。

・統合

上述のランダム化比較試験4件のメタアナリシスでは，介入群で有意に浮腫の発症が少ない。ただし，介入もそれぞれ異なり，浮腫の発症を確認するフォロー期間も異なっており，エビデンスの強さはBとした。

②リンパ浮腫の出現・悪化（害：重要性8，エビデンスの強さ：C）
・検索
　系統的文献検索を行い，ランダム化比較試験2件を採用した。
・評価
　Sagenら[7]は，腋窩リンパ節郭清後の乳がん患者に対し中等度の筋力増強訓練を含むリハビリテーションプログラムを行い，浮腫の発症は対照群と比べて有意差がなかった。Schmitzら[8]は，乳がんサバイバーに対し，監督下でのウェイトリフティングなどの運動療法13週間と，その後9カ月の在宅基盤での運動を指導し，対照群に比べて浮腫の発症に差がなかった。
・統合
　リンパ浮腫の予防を目的としたアウトカム①のランダム化比較試験4件以外にも，セカンドアウトカムをリンパ浮腫の出現としたランダム化比較試験2件で，介入によってリンパ浮腫の出現や悪化が増えることはないとされ，害はないと考えられた。

> **CQに対するエビデンスの総括**
> 重大なアウトカムに関する全体的なエビデンスの強さ：B（中）

益と害のバランス評価

　益（望ましい効果）として，リンパ浮腫の発症率の低下がみられた。一方，害（望ましくない効果）として，有害事象の増加は認められなかった。以上より，益が害を大きく上回っており，その効果の差は大きいと判断した。

患者の価値観・希望

　術後に浮腫予防教育や関節可動域訓練，上肢運動を行うようなリハビリテーション治療は，害が少なく益が大きい治療であるため，多くの患者が行うことを希望すると考えられ，確実性は高く，多様性は低い。ただし，リハビリテーション治療の内容が文献によって異なり，MLDや弾性着衣の予防的着用のような介入では患者の価値観に合致しない可能性もある。

コスト評価，臨床適応性

・コスト評価
　術後比較的早期に予防介入を行うことは，「リンパ浮腫管理指導料」や「がん患者リハビリテーション料」によって算定可能である。一方，長期間の実施については，外来では「がん患者リハビリテーション料」の算定要件を満たさないため，保険診療で実施することはできない。
・臨床適応性（外的妥当性）
　多くのがん専門医療機関では，入院中には保険診療により，リハビリテーション科医，リハビリテーション専門職（理学療法士・作業療法士）から構成されるリハビリテーションチームの体制のもとで，リンパ浮腫管理や早期のリハビリテーション治療が可能である。一方，外来ではリンパ浮腫の予防のための定期的なリハビリテーション治療を実施可能な医療機関は少ないため，現状では臨床適応性は低い。

総合評価

乳がん術後でリンパ浮腫の危険性がある患者に対して，リハビリテーション治療を行うことを提案する．

重要なアウトカムに対するエビデンスは高く，益と害のバランスは確実である（益の確実性が高い）．患者の価値観も確実性が高く，多様性は低い（一致している）．一方，早期以外の介入についてはコスト・臨床適応性の点で施行が困難であることも多く，提案（弱い推奨）にとどめた．

推奨決定コンセンサス会議において，委員から出された意見の内容

・報告されている介入は，それぞれ内容が異なっており，どの要素が予防に寄与しているのかがまだ明確でなく，今後の検討を要する．

■投票結果

行うことを推奨 (推奨度1：強い推奨)	行うことを提案 (推奨度2：弱い推奨)	推奨度 決定不能	行わないことを提案 (推奨度2：弱い推奨)	行わないことを推奨 (推奨度1：強い推奨)
63%	38%	0%	0%	0%
(10/16)	(6/16)	(0/16)	(0/16)	(0/16)

付記

● 術後のリンパ浮腫予防のためのリハビリテーション治療

術後，リンパ浮腫予防を目指したリハビリテーション治療の内容は，報告によりさまざまである．特に予防的なMLDの有無は，患者への負担（頻回の通院や費用），コスト，実施できる施設の制限などに関わるため関心が高く，すでにMLDを含む治療と含まない治療の比較研究も報告されている．MLDの有無（対照群はMLDのない理学療法）によりアウトカムを比較すると，1件のランダム化比較試験ではMLDがあることにより有意に発症率が低下し[1]，もう1件のランダム化比較試験では有意ではない[2]．付記文献1）に関しては，観察期間が6カ月と短く，不精確性が高い．

文献

1) Li L, Yuan L, Chen X, et al. Current Treatments for Breast Cancer-Related Lymphoedema: A Systematic Review. Asian Pac J Cancer Prev. 2016；17：4875-83.
2) Wilke LG, McCall LM, Posther KE, et al. Surgical complications associated with sentinel lymph node biopsy: results from a prospective international cooperative group trial. Ann Surg Oncol. 2006；13：491-500.
3) Box RC, Reul-Hirche HM, Bullock-Saxton JE, et al. Physiotherapy after breast cancer surgery: results of a randomised controlled study to minimise lymphoedema. Breast Cancer Res Treat. 2002；75：51-64.
4) Boccardo FM, Ansaldi F, Bellini C, et al. Prospective evaluation of a prevention protocol for lymphedema following surgery for breast cancer. Lymphology. 2009；42：1-9.
5) Torres Lacomba M, Yuste Sánchez MJ, Zapico Goñi A, et al. Effectiveness of early physiotherapy to prevent lymphoedema after surgery for breast cancer: randomised, single blinded, clinical trial. BMJ. 2010；340：b5396.
6) Castro-Sánchez AM, Moreno-Lorenzo C, Matarán-Peñarrocha GA, et al. [Preventing lymphoedema after breast cancer surgery by elastic restraint orthotic and manual lymphatic drainage: a randomized clinical trial]. Med Clin (Barc). 2011；137：204-7.
7) Sagen A, Kåresen R, Risberg MA. Physical activity for the affected limb and arm lymphedema after breast cancer surgery. A prospective, randomized controlled trial with two years follow-up. Acta Oncol. 2009；48：

    1102-10.
8) Schmitz KH, Ahmed RL, Troxel AB, et al. Weight lifting for women at risk for breast cancer-related lymphedema: a randomized trial. JAMA. 2010 ; 304 : 2699-705.

付記文献
1) Zimmermann A, Wozniewski M, Szklarska A, et al. Efficacy of manual lymphatic drainage in preventing secondary lymphedema after breast cancer surgery. Lymphology. 2012 ; 45 : 103-12.
2) Devoogdt N, Christiaens MR, Geraerts I, et al. Effect of manual lymph drainage in addition to guidelines and exercise therapy on arm lymphoedema related to breast cancer: randomised controlled trial. BMJ. 2011 ; 343 : d5326.

CQ 09 肥満がある治療終了後の子宮体がん患者（サバイバー）に対して，リハビリテーション治療（運動療法）を行うことは，行わない場合に比べて推奨されるか？

> **推奨** 肥満がある治療終了後の子宮体がん患者（サバイバー）に対して，リハビリテーション治療（運動療法）を行うことを提案する。
>
> グレード **2B** 推奨の強さ 弱い推奨 エビデンスの確実性 中

■ 重要臨床課題の確認

　子宮体がん（内膜がん）は 40 歳代から増加し，50～60 歳代の閉経前後に多いがんであり，近年食生活の欧米化などに伴い増えているとされる。5 年生存率は 80％を超えているものの，子宮体がん患者・サバイバーには肥満が多く身体活動が低下しやすいことが指摘され[1]，治療中・治療後の身体活動や体組成の改善，QOL の維持に対する関心が高い。本ガイドライン初版においても，婦人科がん患者に対する運動療法の実施はグレード B で推奨されたが，採用された論文数も少なく，検討されたアウトカムも限られていた。そこで今回の改訂では，子宮がん患者のなかでもより身体活動が低下しやすい肥満がある患者を対象とし，サバイバー期の運動療法の有用性について検討した。

■ エビデンス評価

各アウトカムの結果

①体組成の改善（重要性 7，エビデンスの強さ：B）

・検索
　系統的文献検索を行い，ランダム化比較試験 4 件を採用した。

・評価
　Von Gruenigen ら[2]は，肥満がある子宮体がんサバイバーに対し，有酸素運動 45 分，週 5 回と食事指導を含んだライフスタイル介入を 6 カ月行い，体重が対照群に比べて有意に減少した。Von Gruenigen ら[3]は，肥満がある子宮体がんサバイバーに対し，上記と同様の介入を 6 カ月行い，6 カ月後だけでなく 12 カ月後も介入群で有意に体重減少を認めた。McCarroll ら[4]は，肥満がある子宮体がんサバイバーに対し上記と同様の介入を 6 カ月行い，6 カ月後の BMI は対照群に比べ有意に低下していた。Rossi ら[1]は，肥満がある（平均 BMI 37）子宮体がんサバイバーに対し，在宅を基盤としたウォーキングなどの運動療法と，生活指導，カウンセリングを 12 週間行い，体重減少については有意差がないものの，腹囲では対照群に比して有意に改善がみられた。

・統合
　上述のランダム化比較試験 4 件のうち，3 件は 1 グループによる対象が重複するランダム化比較試験であり，統合に際しては McCarroll ら[4]の結果のみ採用した。いずれのランダム化比較試験でも，何らかの体組成の指標での改善がみられているが，メインアウトカムの体重減少で有意差がない報告もあり，エビデンスの強さは B とした。

② QOL の改善（重要性 7，エビデンスの強さ：B）

・検索

系統的文献検索を行い，ランダム化比較試験 2 件を採用した。

・評価

Von Gruenigen ら [5] は，肥満がある子宮体がんサバイバーに対し von Gruenigen ら [2] と同様の介入を行い，対照群に比して有意に FACT-G の改善を認めた。前述の Rossi ら [1] の介入では，FACT-G は対照群に比して有意差がなかったが，FACT-Endometrial では有意に改善していた。

・統合

ランダム化比較試験 1 件で有意な改善があり，別のランダム化比較試験でも下位尺度では改善があるため，エビデンスの強さは B とした。

③ 心肺機能の改善（重要性 6，エビデンスの強さ：C）

・検索

系統的文献検索を行い，ランダム化比較試験 1 件を採用した。

・評価

前述の Rossi ら [1] の介入では，6 分間歩行テストの変化量が対照群と比して有意に改善していた。

・統合

ランダム化比較試験 1 件であり，対象者数も少なく，介入後の 6 分間歩行テストの 2 群比較では対照群と有意差がないことから，エビデンスの強さは C とした。

④ リンパ浮腫の出現・悪化（害：重要性 7，エビデンスの強さ：D）

・評価

上述のランダム化比較試験の介入群において，リンパ浮腫の出現や悪化が多いとする報告はない。

・統合

害の増加はないと考えられた。

> **CQ に対するエビデンスの総括**
> 重大なアウトカムに関する全体的なエビデンスの強さ：B（中）

益と害のバランス評価

益（望ましい効果）として，体組成，QOL，心肺機能の改善がみられた。一方，害（望ましくない効果）として，有害事象の増加は認められなかった。以上より，益が害を大きく上回っており，その効果の差は大きいと判断した。

患者の価値観・希望

リハビリテーション治療（運動療法）は害が少なく益が大きい治療であるため，多くの患者が行うことを希望すると考えられ，確実性は高く，多様性は低い。

コスト評価，臨床適応性

・コスト評価

婦人科がんは「がん患者リハビリテーション料」の算定要件を満たさないため，保険診療で実施することはできない。

・臨床適応性（外的妥当性）

婦人科がんは，「がん患者リハビリテーション料」の算定要件を満たさないため，リハビリテーション専門職が関わって実施することは困難で，現状では臨床適応性は低い。

総合評価

肥満がある治療終了後の子宮体がん患者（サバイバー）に対して，リハビリテーション治療（運動療法）を行うことを提案する。

　重要なアウトカムに対するエビデンスは高く，益と害のバランスは確実である（益の確実性が高い）。患者の価値観も確実性が高く，多様性は低い（一致している）。ただしこれらの結果は，肥満のある子宮体がんサバイバーにおけるものであり，肥満がないもの，サバイバー期でないものに関しての見解は確立していない。また，サバイバー期の運動療法はコスト，臨床適応性の点で施行が困難であり，提案（弱い推奨）にとどめた。

■投票結果

行うことを推奨 （推奨度1：強い推奨）	行うことを提案 （推奨度2：弱い推奨）	推奨度 決定不能	行わないことを提案 （推奨度2：弱い推奨）	行わないことを推奨 （推奨度1：強い推奨）
50% (8/16)	50% (8/16)	0% (0/16)	0% (0/16)	0% (0/16)

文献

1) Rossi A, Garber CE, Ortiz M, et al. Feasibility of a physical activity intervention for obese, socioculturally diverse endometrial cancer survivors. Gynecol Oncol. 2016；142：304-10.
2) von Gruenigen VE, Courneya KS, Gibbons HE, et al. Feasibility and effectiveness of a lifestyle intervention program in obese endometrial cancer patients: a randomized trial. Gynecol Oncol. 2008；109：19-26.
3) von Gruenigen V, Frasure H, Kavanagh MB, et al. Survivors of uterine cancer empowered by exercise and healthy diet (SUCCEED)：a randomized controlled trial. Gynecol Oncol. 2012；125：699-704.
4) McCarroll ML, Armbruster S, Frasure HE, et al. Self-efficacy, quality of life, and weight loss in overweight/obese endometrial cancer survivors (SUCCEED)：a randomized controlled trial. Gynecol Oncol. 2014；132：397-402.
5) von Gruenigen VE, Gibbons HE, Kavanagh MB, et al. A randomized trial of a lifestyle intervention in obese endometrial cancer survivors: quality of life outcomes and mediators of behavior change. Health Qual Life Outcomes. 2009；7：17.

CQ 10 化学療法中の卵巣がん患者に対して，リハビリテーション治療（運動療法）を行うことは，行わない場合に比べて推奨されるか？

> **推奨** 化学療法中の卵巣がん患者に対して，リハビリテーション治療（運動療法）を行うことを提案する。
>
> グレード **2C**　推奨の強さ **弱い推奨**　エビデンスの確実性 **弱**

重要臨床課題の確認

　卵巣がんは高齢患者が多く，また進行してからの発見も多く，手術と化学療法など集学的な治療を要することが多い。治療の副作用，身体機能の低下，うつ症状，QOL の低下などを呈することが多いことが報告され[1]，それらへの対処は重要である。そこで今回の改訂では，卵巣がん患者を対象に，治療中の運動療法の有用性について検討した。

エビデンス評価

各アウトカムの結果

①心肺機能の改善（重要性 5，エビデンスの強さ：C）

・検索
　系統的文献検索を行い，前後比較試験 1 件を採用した。
・評価
　Newton ら[1]は，化学療法中の卵巣がん患者に対しウォーキングなどの在宅を基盤とした身体活動介入を行い，介入後に 6 分間歩行テストの改善を認めた。
・統合
　前後比較の 1 件で介入後に心肺機能の改善を認め，エビデンスの強さは C とした。

②倦怠感の改善（重要性 7，エビデンスの強さ：C）

・検索
　系統的文献検索を行い，前後比較試験 1 件を採用した。
・評価
　Mizrahi ら[2]は，化学療法中の再発性卵巣がん患者に対し，監督下での運動療法と在宅での運動指導を 12 週間行い，介入後に倦怠感の改善を認めた。
・統合
　前後比較の 1 件で介入後に倦怠感の改善を認め，エビデンスの強さは C とした。

③QOL の改善（重要性 7，エビデンスの強さ：C）

・検索
　系統的文献検索を行い，前後比較試験 3 件を採用した。

・評価

前述のMizrahiら[2]の介入により，FACT-Ovaryで評価されたQOLの改善を認めた。前述のNewtonら[1]の介入により，介入後にFACT-Ovaryのfunctional well-beingや卵巣がん特有の項目で改善を認めた。Von Gruenigen[3]は，化学療法中の卵巣がん患者に対し身体活動と栄養の質を改善させる介入を行い，介入後にFACT-Gの改善を認めた。

・統合

前後比較の3件で介入後に全般的QOLもしくは一部の項目の改善を認め，エビデンスの強さはCとした。

④うつ・不安症状の改善（重要性6，エビデンスの強さ：D）

・検索

系統的文献検索を行い，前後比較試験2件を採用した。

・評価

前述のMizrahiら[2]の介入により，介入後にメンタルヘルスの改善を認めた。前述のNewton[1]の介入により，介入後のHospital Anxiety and Depression Scale（HADS）の不安やうつ症状は介入前に比べて有意な改善を認めなかった。

・統合

精神心理面をアウトカムとした介入研究は前後比較が2編あり，1編は介入後にメンタルヘルスの改善を認めたが，もう1編では有意な改善を認めなかったため，エビデンスの強さはDとした。

⑤リンパ浮腫の出現・悪化（害：重要性7，エビデンスの強さ：D）

・評価

上述の3編の前後比較試験において，リンパ浮腫の出現・悪化は認められていない。

・統合

運動療法による害はないと考えられた。

CQに対するエビデンスの総括

重大なアウトカムに関する全体的なエビデンスの強さ：C（弱）

益と害のバランス評価

益（望ましい効果）として，介入後に心肺機能，倦怠感，QOL，精神心理面の改善がみられた。一方，害（望ましくない効果）として，有害事象の増加は認められなかった。以上より，益が害を上回っていると判断した。

患者の価値観・希望

リハビリテーション治療（運動療法）は害が少なく益が大きい治療であるため，多くの患者が行うことを希望すると考えられ，確実性は高く，多様性は低い。

コスト評価，臨床適応性

・コスト評価
　婦人科がんは「がん患者リハビリテーション料」の算定要件を満たさないため，保険診療で実施することはできない。

・臨床適応性（外的妥当性）
　婦人科がんは，「がん患者リハビリテーション料」の算定要件を満たさないため，リハビリテーション専門職が関わって実施することは困難で，現状では臨床適応性は低い。

総合評価

化学療法中の卵巣がん患者に対して，リハビリテーション治療（運動療法）を行うことを提案する。

　卵巣がん患者に対してのリハビリテーション治療（運動療法）は，重要なアウトカムに対するエビデンスが低く，コスト，臨床適応性の点でも施行が困難であり，提案（弱い推奨）にとどめた。

■投票結果

行うことを推奨 （推奨度1：強い推奨）	行うことを提案 （推奨度2：弱い推奨）	推奨度 決定不能	行わないことを提案 （推奨度2：弱い推奨）	行わないことを推奨 （推奨度1：強い推奨）
13% (2/16)	88% (14/16)	0% (0/16)	0% (0/16)	0% (0/16)

文献

1) Newton MJ, Hayes SC, Janda M, et al. Safety, feasibility and effects of an individualised walking intervention for women undergoing chemotherapy for ovarian cancer: a pilot study. BMC Cancer. 2011；11：389.
2) Mizrahi D, Broderick C, Friedlander M, et al. An Exercise Intervention During Chemotherapy for Women With Recurrent Ovarian Cancer: A Feasibility Study. Int J Gynecol Cancer. 2015；25：985-92.
3) von Gruenigen VE, Frasure HE, Kavanagh MB, et al. Feasibility of a lifestyle intervention for ovarian cancer patients receiving adjuvant chemotherapy. Gynecol Oncol. 2011；122：328-33.

CQ 11　婦人科がん術後で，尿失禁もしくはその危険性がある患者に対して，リハビリテーション治療（骨盤底筋筋力訓練）を行うことは，行わない場合に比べて推奨されるか？

> **推奨**
> 婦人科がん術後で，尿失禁もしくはその危険性がある患者に対して，リハビリテーション治療（骨盤底筋筋力訓練）を行うことを提案する。
>
> グレード **2C**　推奨の強さ **弱い推奨**　エビデンスの確実性 **弱**

■ 重要臨床課題の確認

婦人科がん術後，骨盤内郭清術を施行した患者の6割以上で，治療後1年経過しても中等度以上の尿失禁がみられるとされ[1]，臨床的に重要な課題である。今回の改訂では，婦人科がん術後で尿失禁やその危険性がある患者を対象にして行う骨盤底筋筋力訓練を中心としたプログラムの有用性について検討した。

■ エビデンス評価

各アウトカムの結果

①尿失禁の改善（重要性8，エビデンスの強さ：C）

・検索

系統的文献検索を行い，ランダム化比較試験2件を採用した。

・評価

Yangら[2]は，婦人科がんサバイバーで尿失禁がある患者に対し，45分の骨盤底筋リハビリテーションプログラム（理学療法士により行われる，バイオフィードバックや体幹筋訓練を含んだリハビリテーションプログラム）と30分のカウンセリング（在宅での訓練指導を含む）を週1回，4週間行い，尿失禁のスコアに有意差を認めなかった。Rutledgeら[3]は，婦人科がんサバイバーで尿失禁がある患者に対し，在宅を基盤とした骨盤底筋筋力訓練15分および電話などでのリマインドを12週間行い，自覚的改善スコア（global impression of improvement scale）は，対照群に比して有意に改善した。

・統合

Yangら[2]は，膀胱機能の間接的な指標である神経根刺激時のmotor evoked potential潜時の短縮での有意な改善は示したが，尿失禁スコアの改善はなく，直接的な指標では改善は有意でなかったと判断した。Rutledgeら[3]は，自覚的スコアの改善が有意であったものの，対象者数が少なく不精確と考えられた。そのため，エビデンスの強さはCとした。

② QOLの改善（重要性6，エビデンスの強さ：D）

・検索

系統的文献検索を行い，ランダム化比較試験1件を採用した。

・評価

前述のYangら[2]の介入により，EORTC QLQ-C30のphysical functioningは対照群と比べて有意差を認めなかったが，臨床的に意味のある差（10ポイント以上）を認めた。

・統合

ランダム化比較試験1件でQOLが評価されていた。介入群ではいくつかのQOLの項目で臨床的に意味のある改善がみられたと報告されているが，統計学的な有意差はなく，エビデンスの強さはDとした。

③リンパ浮腫の悪化（害：重要性7，エビデンスの強さ：C）

・検索

系統的文献検索を行い，ランダム化比較試験1件を採用した。

・評価

前述のYangら[2]はEORTC QLQ-Cervical Cancer24を評価し，そのリンパ浮腫の項において対照群と有意差を認めなかった。

・統合

間接的な評価によるものであり，エビデンスの強さはCとした。他の介入研究においても有害事象は報告されていない。

> **CQに対するエビデンスの総括**
> 重大なアウトカムに関する全体的なエビデンスの強さ：C（弱）

益と害のバランス評価

益（望ましい効果）として，尿失禁の自覚的症状の改善がみられた。一方，害（望ましくない効果）として，有害事象の増加は認められなかった。以上より，益が害を大きく上回っており，その効果の差は大きいと判断した。

患者の価値観・希望

骨盤底筋筋力訓練は害が少なく益が大きい治療であるため，多くの患者が行うことを希望すると考えられ，確実性は高く，多様性は低い。

コスト評価，臨床適応性

・コスト評価

入院中・早期には「排泄自立指導料」の診療報酬算定により保険診療で実施できる。一方，婦人科がんは「がん患者リハビリテーション料」の算定要件を満たさないため，リハビリテーション治療としての算定はできない。

・臨床適応性（外的妥当性）

指導書を用いた骨盤底筋筋力訓練指導はどの施設でも実施でき，臨床適応性は高い。一方，リハビリテーション専門職が関わって繰り返し訓練することは保険診療の適用外になり，実施可能な医療機関は少なく現状では臨床適応性は低い。

総合評価

婦人科がん術後で、尿失禁もしくはその危険性がある患者に対して、リハビリテーション治療（骨盤底筋筋力訓練）を行うことを提案する。

　重要なアウトカムに対するエビデンスは低いが、益と害のバランスは確実である（益の確実性が高い）。患者の価値観も確実性が高く、多様性は低い（一致している）。しかし、早期の指導は臨床適応性も高く実施できるが、定期的な指導や長期的フォローについては臨床適応性が低いと考えられるため、提案（弱い推奨）にとどめた。

推奨決定コンセンサス会議において、委員から出された意見の内容

・尿失禁で悩んでいる患者は多く、運動指導を受けてもうまくできない患者もいる。マンツーマンでの指導が患者にとって望ましい。

■投票結果

行うことを推奨 （推奨度1：強い推奨）	行うことを提案 （推奨度2：弱い推奨）	推奨度 決定不能	行わないことを提案 （推奨度2：弱い推奨）	行わないことを推奨 （推奨度1：強い推奨）
6%	94%	0%	0%	0%
(1/16)	(15/16)	(0/16)	(0/16)	(0/16)

文献

1) Rutledge TL, Heckman SR, Qualls C, et al. Pelvic floor disorders and sexual function in gynecologic cancer survivors: a cohort study. Am J Obstet Gynecol. 2010 ; 203 : 514.e1-7.
2) Yang EJ, Lim JY, Rah UW, et al. Effect of a pelvic floor muscle training program on gynecologic cancer survivors with pelvic floor dysfunction: a randomized controlled trial. Gynecol Oncol. 2012 ; 125 : 705-11.
3) Rutledge TL, Rogers R, Lee SJ, et al. A pilot randomized control trial to evaluate pelvic floor muscle training for urinary incontinence amo ng gynecologic cancer survivors. Gynecol Oncol. 2014 ; 132 : 154-8.

第7章

骨軟部腫瘍

CQ 01　四肢の悪性腫瘍に対して，手術が実施される場合，患肢温存手術を行うことは，四肢切断術を行う場合に比べて推奨されるか？

> **推奨**　四肢の悪性腫瘍に対して，手術が実施される場合，患肢温存手術を行うことを提案する。
> グレード **2C**　推奨の強さ **弱い推奨**　エビデンスの確実性 **弱**

■ 重要臨床課題の確認

　四肢の悪性腫瘍の手術には切断と患肢温存手術がある。腫瘍学的予後に関しては，選択バイアスが大きくエビデンスレベルとしては低いものの，患肢温存手術が劣るものではないとされている[1]。そのため現在では神経血管束が温存できる場合にはほとんどの場合で患肢温存手術が行われている。そして悪性骨腫瘍だけではなく，骨に近接あるいは浸潤している軟部肉腫においても，罹患骨を切除し人工関節等で再建する場合が多い。しかし，腫瘍用人工関節を中心とした患肢温存手術は，周術期の合併症だけではなく長期の耐久性や生活様式の制限に問題があり，5.2～21.2％の症例は二次的に切断となるため[2,3]，患肢温存手術が一次的に切断を行うことに比べて利益が大きいのか明確なエビデンスは確立されていない。四肢の悪性腫瘍手術後のリハビリテーションにおいて，この両術式の特徴，長所や短所を知ることは重要である。

　そこで今回の改訂では，両術式の機能，ADL，QOL，および合併症を比較検討することとした。

■ エビデンス評価

各アウトカムの結果

①機能予後の改善（重要性7，エビデンスの強さ：C）

・検索

　系統的文献検索からはエビデンスとなる文献は5件採用された。

・評価

　機能評価としてはMusculoskeletal Tumor Society Score（MSTSスコア）が最も標準である[4]。これは下肢なら疼痛，機能，自己満足度，支持性，歩行能力，歩容の6項目，上肢なら疼痛，機能，自己満足度，手の移動能力，巧緻性，挙上能力の6項目について，医療者側からの面接法で点数化して総合スコアを求めパーセンテージで表示するものである。

　患肢温存手術と切断の機能比較に関して，患肢温存手術が確立され5年以上の経過観察が可能になった1990年以降における両者を比較した論文は複数ある。Hanらはメタアナリシスを行い，患肢温存手術の方が優っていると報告している[5]。Aksnesらは患肢温存手術ではMSTSスコア80％であるのに対し切断では60％（p<0.001）[6]，またRenardらは患肢温存手術では中央値77％，切断では60％（p<0.0001）と報告し，両者とも患肢温存手術の方が優っていると報告している[7]。長期経過観察した報告でも，Rougraffらは患肢温存手術ではMSTSスコアは77％，膝上切断では63％と患肢温存手術が優っていると報告している[1]。しかし切断レベル別にみると膝上切断や股関節離断では患肢温存手術に比べ有意に劣るものの，膝下切断は患肢温存手術と同等であると述べている[6,8]。

・統合

　疾患と手術の特殊性を考えるとランダム化比較試験はなくすべて後ろ向き研究であり，エビデンスの強さはCと判定した。

② ADLの改善（重要性7，エビデンスの強さ：C）

・検索

　系統的文献検索からはエビデンスとなる文献は5件採用された。

・評価

　ADLの評価としては，日常生活動作を患者自身で評価するToronto Extremity Salvage Score（TESS）で評価することが多い[9]。Davisらは患肢温存手術では85.1，切断では74.5（p=0.15），またRobertらは患肢温存手術で78.7，切断では78.2でいずれも有意差を認めないと報告している[10]。Aksnesらも患肢温存手術で90，切断では88で有意差を認めないと報告している[6]。GinbergらやNagarajanらも両者には差がないとしている[8,11]。Meiは6論文のレビューを行い，機能は同等としている[3]。

・統合

　疾患と手術の特殊性を考えるとランダム化比較試験はなくすべて後ろ向き研究であり，エビデンスの強さはCと判定した。

③ QOLの改善（重要性7，エビデンスの強さ：C）

・検索

　系統的文献検索からはエビデンスとなる文献は11件採用された。

・評価

　Stokke, Meiらは両者ともメタアナリシスの結果QOLは差がないとしている[3,12]。またQOLの評価としてSF-36を使用しているものでは，一部の項目では差があるものの有意差はないとしている[6,8,9,13,14]。むしろ切断の方が良好な傾向があるが有意ではないとしている報告もある[15,16]。それ以外の評価法〔The European Organization for Research and Treatment of Cancer（EORTC）QLQ-C30など〕を用いた報告でも[10,13,15,17]，切断と患肢温存手術についてQOLには有意な差はないとしている。

・統合

　疾患と手術の特殊性を考えるとランダム化比較試験はなくすべて後ろ向き研究であり，エビデンスの強さはCと判定した。

④ 手術部位における早期および晩期性合併症（重要性8，エビデンスの強さ：B）

・検索

　系統的文献検索からはエビデンスとなる文献は4件採用された。またハンドサーチで5件採用された。

・評価

　合併症の定義により発生率はさまざまである。合併症は早期および晩期に分類されるがその区別も単純ではない。しかしいずれの論文でも患肢温存手術に合併症が多いことは一致している[7,18-21]。その結果腫瘍用人工関節で再建したものでは8〜10年でのprosthetic survivalは50〜71%と想定され[22-24]，合併症により後に二次的に切断となる率は小児で5.2%，成人で10%前後とされる[2,24]。

・統合

　疾患と手術の特殊性を考えるとランダム化比較試験はなくすべて後ろ向き研究であるが，患肢温存手術の方が合併症が多いことは一致しており，理論的にも矛盾しないためエビデンスの強さはBと判定した。

> **CQ に対するエビデンスの総括**
> 重大なアウトカムに関する全体的なエビデンスの強さ：C（弱）

益と害のバランス評価

　益（望ましい効果）として，患肢温存手術の方が機能が優れていることが挙げられる。また文献では当然のこととして述べられていないが，幻肢痛がなく，義肢の必要性がないことも挙げられる。一方で，ADL，QOLに関しては有意な差が得られていなかった。

　害（望ましくない効果）として合併症率が高いことが挙げられる。

　しかし患肢温存手術は術後機能や疼痛については益があり，患肢温存手術後に合併症で大きな障害が発生したとしても，そのときに二次的に切断を選択することも可能である。そのため全体としては益があると判断した。

患者の価値観・希望

　切断によるボディーイメージの変化や幻肢痛，移動に常時義肢の着用が必要であることは患者にとって不快感を伴うことがあるため，多くの患者が患肢温存手術を希望すると考えられ，確実性は高い。一方，多様性に関しては，肉体労働やスポーツへの参加には切断が有利であるために，切断を希望する患者も一定の割合で存在する。

コスト評価，臨床適応性

・コスト評価

　患肢温存手術は手術コストが高く，切断では装具（義肢）のコストが高い。しかし手術は両者ともすべて保険診療でまかなわれる。義肢の費用は，初回の義肢（仮義足）は健康保険が適用され高額療養費制度も利用可能であり，本義足は身体障害者手帳が交付されたのち，申請をすることにより助成される。

・臨床適応性

　両術式の特徴を患者に説明し，そのうえで患者自身に選択してもらうことが必要である。現在では患肢温存を希望する場合がほとんどである。患肢温存手術は腫瘍専門整形外科医のみが行える手技であるため，現在では実施可能な施設は限られている。

総合評価

四肢の悪性腫瘍に対して，手術が実施される場合，患肢温存手術を行うことを提案する。

　重要なアウトカムに対するエビデンスの確実性は低く，患者の価値観の多様性が高いため，提案する（弱い推奨）とした。どちらの術式も選択できる場合には両術式の害と益を十分に説明し，最終的には患者自身の希望とライフスタイルに応じて選択をすることが必要である。

■投票結果

行うことを推奨 （推奨度1：強い推奨）	行うことを提案 （推奨度2：弱い推奨）	推奨度 決定不能	行わないことを提案 （推奨度2：弱い推奨）	行わないことを推奨 （推奨度1：強い推奨）
0% (0/16)	100% (16/16)	0% (0/16)	0% (0/16)	0% (0/16)

付記

● Musculoskeletal Tumor Society Score（MSTSスコア）

　四肢の骨軟部腫瘍手術後の機能評価として世界的に標準に使用される評価法である。患肢温存手術だけではなく切断後の評価にも使用される。上肢，下肢各々6項目の評価項目があり，各々医療従事者側が0点から5点までの点数をつけた後，総合点を求め，正常（最大スコア）に対するパーセンテージで表す（表1）[1]。

● Toronto Extremity Salvage Score（TESS）

　Davisらにより骨軟部腫瘍患者の術後の機能を評価するために開発された患者記入式の評価法で，上肢用と下肢用に分かれている。ズボンをはくこと，靴を履くこと，浴槽に入ったり出たりすること，車を運転すること，といった日常生活動作に対する質問が，上肢用は29項目，下肢用では30項目あり，各々が1週でどれくらいできたかを問うものである。質問のうち11項目は上肢下肢に共通である。各々の項目に対して，1不可能である，2非常に困難，3中程度困難，4少し困難，5全く困難はない，6この動作は私には当てはまらない　の中から患者自身に選択して記入してもらう。その後患者にとって関係ない動作（6この動作は私には当てはまらない，を選択した項目）を除いて総合点をもとめ，最大スコアに対するパーセンテージを求め，評価点とするものである。（日本語版については付記文献を参照）

表1　ISOLS／MSTS機能評価法

I. 下肢

	疼痛	機能	自己満足度	支持性	歩行能力	歩容
5	疼痛なし 薬物の必要なし	生活様式に制限なし	たいへん満足している	装具は何も使用していない	何の制限もない	正常な歩容で跛行なし
4						
3	軽度または断続的な疼痛 非麻薬性鎮痛薬を使用	生活様式にわずかな制限	満足している	装具を使用	屋外の歩行に制限がある	軽度の跛行
2						
1	肢の動きに影響を伴うような中等度の疼痛 断続的に麻薬性鎮痛薬を使用	生活様式に重大な影響 仕事の一部に支障あり	受け入れられる	1本の松葉杖または杖を使用	屋内の歩行に制限がある，屋外は歩けない	重大な跛行 軽度の機能上の障害
0	高度の持続性疼痛 継続的に麻薬性鎮痛薬を使用	生活様式に重大な変更 自活の喪失など	受け入れられない	2本の松葉杖または杖を使用	1人で歩けない 車椅子移動	重大な機能上の障害
コメント	薬剤の使用法などを記載しておく	制限の状況を記載しておく	アンケート用紙に記載してもらう	予防的な使用か否かを記録しておく	制限の状況について記録しておく 心肺機能などの他の原因によるものは除外	歩容の変化や障害を記録しておく

Ⅱ．上肢

	疼痛	機能	自己満足度	手の移動能力	指の巧緻性	挙上能力
5	疼痛なし 薬物の必要なし	生活様式に制限なし	たいへん満足している	健常肢と同等	正常な巧緻性あり	正常対側肢とほぼ同等
4						
3	軽度または断続的な疼痛 非麻薬性鎮痛薬を使用	生活様式にわずかな制限	満足している	手を肩より上方にもち上げられない 手を回内／回外できない	繊細な動きを行うことができない	制限がある 対側肢と比較して劣る
2						
1	肢の動きに影響を伴うような中等度の疼痛 断続的に麻薬性鎮痛薬を使用	生活様式に重大な影響 仕事の一部に支障あり	受け入れられる	手を腰より上方にもち上げられない	つまむことができない	もち上げられない 対側肢の手助けのみできる
0	高度の持続性疼痛 継続的に麻薬性鎮痛薬を使用	生活様式に重大な変更 自活の喪失など	受け入れられない	上肢がぶらぶらの状態にあるもの	握ることができない	対側肢の手助けもできない
コメント	薬剤の使用法などを記載しておく	制限の状況を記載しておく	アンケート用紙に記載してもらう	前額面における手の挙上範囲を記載 対側の手や装具を使用しない	手の巧緻性と知覚障害を記載	筋力などを記録しておく

(Enneking WF, Dunham W, Gebhardt MC, et al. A system for the functional evaluation of reconstructive procedures after surgical treatment of tumors of the musculoskeletal system. Clin Orthop Relat Res. 1993；286：241-6. より改変)

文献

1) Rougraff BT, Simon MA, Kneisl JS, et al. Limb salvage compared with amputation for osteosarcoma of the distal end of the femur. A long-term oncological, functional, and quality-of-life study. J Bone Joint Surg Am. 1994；76：649-56.
2) Groundland JS, Ambler SB, Houskamp LD, et al. Surgical and Functional Outcomes After Limb-Preservation Surgery for Tumor in Pediatric Patients：A Systematic Review. JBJS Rev. 2016；4：pii：01874474-201602000-00002.
3) Mei J, Zhu XZ, Wang ZY, et al. Functional outcomes and quality of life in patients with osteosarcoma treated with amputation versus limb-salvage surgery：a systematic review and meta-analysis. Arch Orthop Trauma Surg. 2014；134：1507-16.
4) Enneking WF, Dunham W, Gebhardt MC, et al. A system for the functional evaluation of reconstructive procedures after surgical treatment of tumors of the musculoskeletal system. Clin Orthop Relat Res. 1993；286：241-6.
5) Han G, Bi WZ, Xu M, et al. Amputation Versus Limb-Salvage Surgery in Patients with Osteosarcoma：A Meta-analysis. World J Surg. 2016；40：2016-27.
6) Aksnes LH, Bauer HC, Jebsen NL, et al. Limb-sparing surgery preserves more function than amputation：a Scandinavian sarcoma group study of 118 patients. J Bone Joint Surg Br. 2008；90：786-94.
7) Renard AJ, Veth RP, Schreuder HW, et al. Function and complications after ablative and limb-salvage therapy in lower extremity sarcoma of bone. J Surg Oncol. 2000；73：198-205.
8) Ginsberg JP, Rai SN, Carlson CA, et al. A comparative analysis of functional outcomes in adolescents and young adults with lower-extremity bone sarcoma. Pediatr Blood Cancer. 2007；49：964-9.
9) Davis AM, Devlin M, Griffin AM, et al. Functional outcome in amputation versus limb sparing of patients with

lower extremity sarcoma : a matched case-control study. Arch Phys Med Rehabil. 1999 ; 80 : 615-8.
10) Robert RS, Ottaviani G, Huh WW, et al. Psychosocial and functional outcomes in long-term survivors of osteosarcoma : a comparison of limb-salvage surgery and amputation. Pediatr Blood Cancer. 2010 ; 54 : 990-9.
11) Nagarajan R, Clohisy DR, Neglia JP, et al. Function and quality-of-life of survivors of pelvic and lower extremity osteosarcoma and Ewing's sarcoma : the Childhood Cancer Survivor Study. Br J Cancer. 2004 ; 91 : 1858-65.
12) Stokke J, Sung L, Gupta A, et al. Systematic review and meta-analysis of objective and subjective quality of life among pediatric, adolescent, and young adult bone tumor survivors. Pediatr Blood Cancer. 2015 ; 62 : 1616-29.
13) Malek F, Somerson JS, Mitchel S, et al. Does limb-salvage surgery offer patients better quality of life and functional capacity than amputation? Clin Orthop Relat Res. 2012 ; 470 : 2000-6.
14) Eiser C, Darlington AS, Stride CB, et al. Quality of life implications as a consequence of surgery : limb salvage, primary and secondary amputation. Sarcoma. 2001 ; 5 : 189-95.
15) Barrera M, Teall T, Barr R, et al. Health related quality of life in adolescent and young adult survivors of lower extremity bone tumors. Pediatr Blood Cancer. 2012 ; 58 : 265-73.
16) Bekkering WP, Vliet Vlieland TP, Koopman HM, et al. Functional ability and physical activity in children and young adults after limb-salvage or ablative surgery for lower extremity bone tumors. J Surg Oncol. 2011 ; 103 : 276-82.
17) Zahlten-Hinguranage A, Bernd L, Ewerbeck V, et al. Equal quality of life after limb-sparing or ablative surgery for lower extremity sarcomas. Br J Cancer. 2004 ; 91 : 1012-4.
18) Mavrogenis AF, Abati CN, Romagnoli C, et al. Similar survival but better function for patients after limb salvage versus amputation for distal tibia osteosarcoma. Clin Orthop Relat Res. 2012 ; 470 : 1735-48.
19) Nagarajan R, Neglia JP, Clohisy DR, et al. Limb salvage and amputation in survivors of pediatric lower-extremity bone tumors : what are the long-term implications? J Clin Oncol. 2002 ; 20 : 4493-501.
20) Ruggieri P, De Cristofaro R, Picci P, et al. Complications and surgical indications in 144 cases of nonmetastatic osteosarcoma of the extremities treated with neoadjuvant chemotherapy. Clin Orthop Relat Res. 1993 ; 295 : 226-38.
21) Bacci G, Picci P, Ferrari S, et al. Primary chemotherapy and delayed surgery for nonmetastatic osteosarcoma of the extremities. Results in 164 patients preoperatively treated with high doses of methotrexate followed by cisplatin and doxorubicin. Cancer. 1993 ; 72 : 3227-38.
22) Kawai A, Lin PP, Boland PJ, et al. Relationship between magnitude of resection, complication, and prosthetic survival after prosthetic knee reconstructions for distal femoral tumors. J Surg Oncol. 1999 ; 70 : 109-15.
23) Pala E, Trovarelli G, Calabrò T, et al. Survival of modern knee tumor megaprostheses : failures, functional results, and a comparative statistical analysis. Clin Orthop Relat Res. 2015 ; 473 : 891-9.
24) Tan PX, Yong BC, Wang J, et al. Analysis of the efficacy and prognosis of limb-salvage surgery for osteosarcoma around the knee. Eur J Surg Oncol. 2012 ; 38 : 1171-7.

付記文献
1) Enneking WF, Dunham W, Gebhardt MC, et al. A system for the functional evaluation of reconstructive procedures after surgical treatment of tumors of the musculoskeletal system. Clin Orthop Relat Res. 1993 ; 286 : 241-6.
2) 小倉浩一, 上原浩介, 秋山達, 他. 日本語版 Toronto Extremity Salvage Score 下肢の開発 言語的妥当性を担保した翻訳版の作成. 日整会誌. 2016 ; 67 : 223-7.
3) 秋山達, 上原浩介, 小倉浩一, 他. 日本語版 Toronto Extremity Salvage Score (TESS)-上肢の開発 言語的妥当性を担保した翻訳版の作成. 日整会誌. 2016 ; 67 : 933-7.

CQ 02　四肢原発骨軟部肉腫に対する患肢温存手術を実施する患者に対して，液体窒素または放射線あるいは加温処理骨による再建を行うことは，腫瘍用人工関節を使用する場合に比べて推奨されるか？

推奨

四肢原発骨軟部肉腫に対する患肢温存手術を実施する患者に対して，液体窒素または放射線あるいは加温処理骨による再建を行うことを提案する。

グレード **2C**　推奨の強さ **弱い推奨**　エビデンスの確実性 **弱**

重要臨床課題の確認

　四肢骨軟部原発悪性骨腫瘍に対して患肢温存手術を行う場合，手術後の後療法と長期間経過後の成績は極めて重要である。骨切除後の再建に対しては，世界的には腫瘍用人工関節あるいは同種骨を用いて再建することが最も多く行われており標準といえる。人工関節の場合は手術直後より支持性が獲得され，早期から荷重が可能である。しかし感染や摩耗，人工関節の loosening 等により長期耐久性に問題がある[1]。同種骨はわが国では社会的あるいは宗教的な問題により，適切なサイズの同種骨を入手することは困難である。それらの問題を解決するため，切除した骨をパスツール処理，体外放射線療法，あるいは液体窒素に浸けるなどの処理を行い，骨に残っている悪性細胞を殺処理し，その後体内に戻すという方法が，1990年代からアジア，特に日本を中心に行われている[2-5]。この処理骨による再建が本当に腫瘍用人工関節による再建に比べて利益が大きいのかは明確なエビデンスが確立されていない。患肢温存手術後のリハビリテーションでは，これら2つの再建方法の特徴と長所や短所を理解することが必要である。
　そこで今回の改訂では，両者の機能，ADL，QOL，および合併症を比較検討することとした。

エビデンス評価

各アウトカムの結果

①全荷重可能となるまでの期間（重要性7，エビデンスの強さ：C）

・検索

　系統的文献検索からはエビデンスとなる文献は4件採用され，ハンドサーチで1件（手術手技資料）採用された。

・評価

　人工関節では手術直後より荷重が可能である。文献では当然のこととして具体的な荷重までの期間については言及されていない。1世代前の腫瘍用人工関節であるHMRSシステムの手技書には3カ月で全荷重を許可と書かれている[6]。現状では術後疼痛が軽快し四頭筋の筋力が荷重に耐え得る状態になれば部分荷重を開始し，創が落ち着き筋力が回復する3カ月前後で全荷重に移行する施設がほとんどであると推測する。一方処理骨を用いた再建では，骨癒合が得られた後に全荷重となる。荷重までの期間について言及している論文は少なく，Igarashi らは2カ月で部分荷重，骨癒合し全荷重となるまで平均6.2カ月を要したと[7]，Nakamura らは平均7カ月で[8]，Muramatsu らは平均6.8カ月で全荷重となったと[9]，Mottard らは，平均約4カ月で部分荷重，5.3カ月で全荷重したと報告している[10]。いずれにせよ全荷重まで半年

以上を要することが多いため，全荷重までの期間は人工関節に比べ明らかに長期間を要する．

②機能予後の改善（重要性 7，エビデンスの強さ：C）
・検索
　系統的文献検索からはエビデンスとなる文献は 14 件採用され，ハンドサーチで 1 件採用された．
・評価
　患肢温存手術の機能評価は MSTS スコアで評価することが標準である[11]．自家処理骨による再建術では部位や骨処理方法がさまざまであるが，77〜92％と報告されており，人工関節に比べて劣るものではない[2, 4, 8, 9, 12-20]．2 群を直接比較したものは Liu らが上腕骨に限定した報告があるが，有意差はないと報告している[21]．ほとんどが症例集積研究であり，エビデンスレベルは低いものの，以上より処理骨を用いた再建術の機能予後は人工関節とほぼ同等といえる．
・統合
　疾患と手術の特殊性を考えるとランダム化比較試験はなく，すべて後ろ向き研究であり，エビデンスの強さは C と判定した．

③ ADL の改善（重要性 7，エビデンスの強さ：C）
・検索
　系統的文献検索からはエビデンスとなる文献は 3 件採用された．
・評価
　患肢温存手術後の ADL は TESS を用いて評価することが標準である．しかし処理骨再建後の ADL について言及している文献は少ない．照射処理骨再建後の ADL を TESS を用い評価している論文が 3 件あり，Arpornchayanon らは 81％，Krieg らは骨盤部の再建で 85％，Davidson らは 81％と報告している[13, 16, 19]．いずれも症例集積研究であり，再建部位も統一されていないためエビデンスレベルは低いが，腫瘍用人工関節とほぼ同等である．
・統合
　疾患と手術の特殊性を考えるとランダム化比較試験はなく，すべて後ろ向き研究であり，エビデンスの強さは C と判定した．

④手術部位における感染症および晩期合併症（重要性 8，エビデンスの強さ：C）
・検索
　系統的文献検索からはエビデンスとなる文献は 13 件採用され，ハンドサーチで 3 件採用された．
・評価
　術後感染については部位も処理の方法もさまざまであるため，0〜35％の報告があり文献により差が大きい[2, 4, 7, 8, 15-17, 21-25]．一方，腫瘍用人工関節の場合の感染は 10％前後と報告されており，自家処理骨を使用しても感染率が低下するわけではない[1, 26]．しかし処理骨の graft survival は報告では 67〜100％にわたるが，半数以上が 80％台であり[4, 7-9, 12, 14-17, 20, 22, 25]，また複数の文献で 20〜80 カ月で graft survival は安定に達することが示されている[2, 7, 13, 21, 25]．一方，腫瘍用人工関節の prosthetic survival は 8〜10 年で 50〜71％と報告されており[26-28]，感染や創壊死といった周術期の合併症のみならず，長期間を経過した後でも摩耗や aseptic loosening 等により prosthetic survival の経時的低下は避けられない．処理骨による再建は比較的新しい手術法であり 20 年以上経過後の成績については不明な点があるものの，耐久性という点では腫瘍用人工関節より優れていることが推測される．
・統合
　疾患と手術の特殊性を考えるとランダム化比較試験はなく，すべて後ろ向き研究であり，エビデンスの強さは C と判定した．

CQ に対するエビデンスの総括

重大なアウトカムに関する全体的なエビデンスの強さ：C（弱）

益と害のバランス評価

益（望ましい効果）として，処理骨による再建は長期の耐久性に優れている可能性が高いことが挙げられる。一方で，ADL，QOL に関しては文献からは優位性は確認できない。

害（望ましくない効果）として早期荷重が不可能でリハビリテーション期間が長いことと，手術時間が長くなるため手術侵襲が高くなることが挙げられる。

しかし，骨癒合して一定期間を経過すれば graft survival は安定し，処理骨自身も同化し，生きている骨に置き換わることも期待できるため[29]，益があると判断した。

患者の価値観・希望

処理骨再建の場合は症例が少ないうえ，術式が多様であるため，人工関節ほどの確実なデータを患者に提示できない。また骨癒合を促進させるため，腓骨や腸骨といった健常部からの骨移植を必要とする場合がある。さらに早期の荷重や社会復帰が不可能である。これらの点から処理骨再建を希望する確実性は高くない。一方多様性に関しては，腫瘍用人工関節は長期的にみると耐久性に問題があり，特に若年者では複数回の再置換を要することも稀ではないため，自家処理骨による再建を強く希望する患者もおり，多様性があると考える。

コスト評価，臨床適応性

・コスト評価

処理骨はインプラントが骨接合材料だけであるので手術コストが低く，腫瘍用人工関節ではインプラント費用だけで 100 万円以上の高額になる。しかし両者とも保険診療の範囲であり，特別な自費の負担はない。

・臨床適応性

両術式の特徴を患者に十分説明し，そのうえで患者自身に選択してもらうことが必要である。腫瘍用人工関節は腫瘍専門整形外科医がいる施設でのみ行われており，処理骨による再建を行っている施設はさらに少ないと考えられる。

総合評価

四肢原発骨軟部肉腫に対する患肢温存手術を実施する患者に対して，液体窒素または放射線あるいは加温処理骨による再建を行うことを提案する。

長期の耐久性に関しては自家処理骨による再建の方に益が大きいと考えられるが，再建部位や処理骨の形態により成績はさまざまであるため，エビデンスレベルは高くない。また，良好な成績を得るためには詳細な条件設定が必要であり，患者の年齢や骨質の状態によっては処理骨による再建が適応とならない場合もあるため，提案する（弱い推奨）とした。一方，人工関節置換は術後早期の時点では利益が大きく，

腫瘍専門整形外科医であればどの施設でも行うことが可能で，患者の骨質も選ばないため臨床適応性は高い。どちらの術式も選択できる場合には両術式の益と害を十分に説明し，最終的に患者自身の希望とライフスタイルに応じた選択をすることが望ましい。

■投票結果

行うことを推奨 （推奨度1：強い推奨）	行うことを提案 （推奨度2：弱い推奨）	推奨度 決定不能	行わないことを提案 （推奨度2：弱い推奨）	行わないことを推奨 （推奨度1：強い推奨）
0% (0/16)	94% (15/16)	0% (0/16)	6% (1/16)	0% (0/16)

付記

● 自家処理骨の腫瘍学的安全性

悪性腫瘍が含まれたままの骨をパスツール処理，術中対外放射線療法，あるいは液体窒素による凍結処理を行った場合，それを体内に戻して本当に安全であるのか，という危惧を抱くのは当然である。しかし文献上処理骨で再建を行った場合の局所再発は軟部からの再発のみで，処理後体内に戻した骨そのものからの再発の報告はない。いずれの方法もすでに15年以上の歴史があり，正確に処理を行っている限り，体内に戻した処理骨自身からの再発の危険はないと考える[2-5,7,8,10]。

※本CQのアウトカムとして，QOLの改善も挙げていたが，該当する文献は得られなかった。

文献

1) Henderson ER, Groundland JS, Pala E, et al. Failure mode classification for tumor endoprostheses: retrospective review of five institutions and a literature review. J Bone Joint Surg Am. 2011 ; 93 : 418-29.
2) Hayashi K, Araki N, Koizumi M, et al. Long-term results of intraoperative extracorporeal irradiation of autogenous bone grafts on primary bone and soft tissue malignancies. Acta Oncol. 2015 ; 54 : 138-41.
3) Tsuchiya H, Wan SL, Sakayama K, et al. Reconstruction using an autograft containing tumour treated by liquid nitrogen. J Bone Joint Surg Br. 2005 ; 87 : 218-25.
4) Sugiura H, Nishida Y, Nakashima H, et al. Evaluation of long-term outcomes of pasteurized autografts in limb salvage surgeries for bone and soft tissue sarcomas. Arch Orthop Trauma Surg. 2012 ; 132 : 1685-95.
5) Manabe J, Ahmed AR, Kawaguchi N, et al. Pasteurized autologous bone graft in surgery for bone and soft tissue sarcoma. Clin Orthop Relat Res. 2004 ; 419 : 258-66.
6) Howmedica Modular resection system（HMRS）下肢再建システム手術手技．日本ストライカー株式会社（編），p10．
7) Igarashi K, Yamamoto N, Shirai T, et al. The long-term outcome following the use of frozen autograft treated with liquid nitrogen in the management of bone and soft-tissue sarcomas. Bone Joint J. 2014 ; 96-B : 555-61.
8) Nakamura T, Abudu A, Grimer RJ, et al. The clinical outcomes of extracorporeal irradiated and re-implanted cemented autologous bone graft of femoral diaphysis after tumour resection. Int Orthop. 2013 ; 37 : 647-51.
9) Muramatsu K, Ihara K, Hashimoto T, et al. Combined use of free vascularised bone graft and extracorporeally-irradiated autograft for the reconstruction of massive bone defects after resection of malignant tumour. J Plast Reconstr Aesthet Surg. 2007 ; 60 : 1013-8.
10) Mottard S, Grimer RJ, Abudu A, et al. Biological reconstruction after excision, irradiation and reimplantation of diaphyseal tibial tumours using an ipsilateral vascularised fibular graft. J Bone Joint Surg Br. 2012 ; 94 : 1282-7.
11) Enneking WF, Dunham W, Gebhardt MC, et al. A system for the functional evaluation of reconstructive

procedures after surgical treatment of tumors of the musculoskeletal system. Clin Orthop Relat Res. 1993 ; 286 : 241-6.
12) Liu T, Liu ZY, Zhang Q, et al. Hemicortical resection and reconstruction using pasteurised autograft for parosteal osteosarcoma of the distal femur. Bone Joint J. 2013 ; 95-B : 1275-9.
13) Arpornchayanon O, Leerapun T, Pruksakorn D, et al. Result of extracorporeal irradiation and re-implantation for malignant bone tumors : a review of 30 patients. Asia Pac J Clin Oncol. 2013 ; 9 : 214-9.
14) Puri A, Gulia A, Jambhekar N, et al. The outcome of the treatment of diaphyseal primary bone sarcoma by resection, irradiation and re-implantation of the host bone : extracorporeal irradiation as an option for reconstruction in diaphyseal bone sarcomas. J Bone Joint Surg Br. 2012 ; 94 : 982-8.
15) Abdel Rahman M, Bassiony A, Shalaby H. Reimplantation of the resected tumour-bearing segment after recycling using liquid nitrogen for osteosarcoma. Int Orthop. 2009 ; 33 : 1365-70.
16) Krieg AH, Mani M, Speth BM, et al. Extracorporeal irradiation for pelvic reconstruction in Ewing's sarcoma. J Bone Joint Surg Br. 2009 ; 91 : 395-400.
17) Jeon DG, Kim MS, Cho WH, et al. Reconstruction with pasteurized autograft for distal tibial tumor. Arch Orthop Trauma Surg. 2008 ; 128 : 159-65.
18) Jeon DG, Kim MS, Cho WH, et al. Reconstruction with pasteurized autograft-total hip prosthesis composite for periacetabular tumors. J Surg Oncol. 2007 ; 96 : 493-502.
19) Davidson AW, Hong A, McCarthy SW, et al. En-bloc resection, extracorporeal irradiation, and re-implantation in limb salvage for bony malignancies. J Bone Joint Surg Br. 2005 ; 87 : 851-7.
20) Böhm P, Fritz J, Thiede S, et al. Reimplantation of extracorporeal irradiated bone segments in musculoskeletal tumor surgery : clinical experience in eight patients and review of the literature. Langenbecks Arch Surg. 2003 ; 387 : 355-65.
21) Liu T, Zhang Q, Guo X, et al. Treatment and outcome of malignant bone tumors of the proximal humerus : biological versus endoprosthetic reconstruction. BMC Musculoskelet Disord. 2014 ; 15 : 69.
22) Shimozaki S, Yamamoto N, Shirai T, et al. Pedicle versus free frozen autograft for reconstruction in malignant bone and soft tissue tumors of the lower extremities. J Orthop Sci. 2014 ; 19 : 156-63.
23) Tsuchiya H, Nishida H, Srisawat P, et al. Pedicle frozen autograft reconstruction in malignant bone tumors. J Orthop Sci. 2010 ; 15 : 340-9.
24) Ahmed AR, Manabe J, Kawaguchi N, et al. Radiographic analysis of pasteurized autologous bone graft. Skeletal Radiol. 2003 ; 32 : 454-61.
25) Poffyn B, Sys G, Mulliez A, et al. Extracorporeally irradiated autografts for the treatment of bone tumours : tips and tricks. Int Orthop. 2011 ; 35 : 889-95.
26) Pala E, Trovarelli G, Calabrò T, et al. Survival of modern knee tumor megaprostheses : failures, functional results, and a comparative statistical analysis. Clin Orthop Relat Res. 2015 ; 473 : 891-9.
27) Kawai A, Lin PP, Boland PJ, et al. Relationship between magnitude of resection, complication, and prosthetic survival after prosthetic knee reconstructions for distal femoral tumors. J Surg Oncol. 1999 ; 70 : 109-15.
28) Tan PX, Yong BC, Wang J, et al. Analysis of the efficacy and prognosis of limb-salvage surgery for osteosarcoma around the knee. Eur J Surg Oncol. 2012 ; 38 : 1171-7.
29) Tanzawa Y, Tsuchiya H, Shirai T, et al. Histological examination of frozen autograft treated by liquid nitrogen removed after implantation. J Orthop Sci. 2009 ; 14 : 761-8.

CQ 03 骨転移を有する患者に対して，病的骨折や脊髄圧迫による麻痺などのリスクを予測するための評価を行うことは，行わない場合に比べて推奨されるか？

推奨
骨転移を有する患者に対して，病的骨折や脊髄圧迫による麻痺などのリスクを予測するための評価を行うことを推奨する。

グレード **1C** 推奨の強さ **強い推奨** エビデンスの確実性 **弱**

重要臨床課題の確認

骨はがんの好発部位の一つであり，骨転移は日常診療において頻繁に遭遇する。骨転移では病的骨折や脊髄圧迫による麻痺を生じる危険性がある。しかしながら，これらの有害事象を恐れ，リハビリテーション治療を控えることや必要以上の活動制限を行うことは，患者のADLやQOLを著しく損なうこととなる。このため，骨転移を有する患者においては，その危険性を評価し，リハビリテーション治療を進めることが必要と考えられる。本ガイドライン初版（推奨グレードB）から引き続き今回の改訂でもCQとして採用した。

エビデンス評価

各アウトカムの結果

①予測精度（重要性5，エビデンスの強さ：C）

・検索

系統的文献検索を行い，観察研究9件を採用した。また，ハンドサーチから1件を採用した。

・評価

Fisherらは脊椎転移症例において脊柱の安定性をスコア化する方法として，専門家によるDelphi法によりSpinal Instability Neoplastic Score（SINS）を開発している。これは転移部位，動作時や脊椎への負荷時の疼痛，腫瘍の性状，X線撮影における椎体アライメントの評価，椎体破壊，脊椎の後外側の病変により脊椎の安定性を点数化するものである。18点満点のスコアであり，高得点ほど安定性は不良と判断する。6点以下は不安定性なし，7〜12点は中等度の不安定性，13点以上は不安定性ありと評価する方法である[1]。

Huismanらは脊椎転移症例に対する放射線療法後に追加治療が必要になった38症例の調査を行っている。追加治療が必要になった症例は，対照群（76例）と比較して有意にSINSスコアが高値であった。不安定の可能性がある群（7〜12点）ではオッズ比5.9（95%CI：1.1-31.7），不安定群（13〜18点）ではオッズ比12.8（95%CI：1.6-105.5）であった[2]。

Fisherらは放射線腫瘍医33名を対象として，SINSの信頼性を調査している。そこでは脊椎転移のある30症例についてSINSで評価を行っている。検者間信頼性はκ係数において0.76，検者内信頼性はκ係数において0.80であった[3]。

Fourneyらは脊椎腫瘍医24名を対象として，SINSの信頼性を調査している。そこでは脊椎転移のあ

る30症例についてSINSで評価を行っている。検者間の級内相関係数（intraclass correlation coefficients；ICC）は0.846（95％CI：0.773-0.911），検者内のICCは0.886（95％CI：0.868-0.902）と，信頼性も良好であったとしている。そして予測精度は感度95.7％，特異度79.5％であったとしている[4]。

Camposらも同様にSINSの検者間信頼性を検証している[5]。

Mirelsは長管骨転移に対して放射線療法を実施された38症例，78病変の調査を行い，病的骨折の予測モデルの開発と予測精度の検証を行っている。78病変のうち27病変（35％）で6カ月以内に骨折を生じていた。予測モデルには，転移部位，疼痛，病変の性状，大きさが含まれている。各項目1〜3点が配点され，合計12点の評価である。点数が大きいほど骨折のリスクは大きいと判断する方法である。9点以上の場合には骨折の危険性は33％であったとしている[6]。

DamronらはMirelsスコアの信頼性を検証している。53名の医師により12症例の大腿骨転移患者の骨折リスクをMirelsスコアにより行っている。検者間信頼性をκ係数により求めている。部位のκ係数は0.752で良好であるのに対し，サイズは0.292となっていた。病的骨折を予測する感度は91％，特異度は35％であった[7]。

El-Husseinyらは長管骨転移を生じている47症例を対象としてMirelsスコアの信頼性を検討している。評価は4名の整形外科医が行った。検者内信頼性はκ係数で0.396，検者間信頼性は0.183-0.218であった[8]。

Damronらは大腿骨転移の78症例において，MirelsスコアとCTによる強度分析の予測精度の比較を行っている。7.7％で骨折を生じていた。CTでは感度100.0％，特異度60.6％であったのに対し，Mirelsスコアでは感度66.7％，特異度47.9％であった。Receiver operating characteristic曲線による分析においても，曲線下面積はCTでは0.801（95％CI：0.706-0.876），Mirelsでは0.566（95％CI：0.460-0.668）であり，予測精度はCTが優れていた[9]。

EvansらはMirelスコアの上腕骨転移での予測精度と検者間信頼性を検証している。上腕骨転移のある12症例のうち，3症例で実際に骨折を生じていた。Mirelsスコア9点以上をハイリスクとした場合では感度14.5％，特異度82.9％であった。7点以上をハイリスクとしたところ，感度81.4％，特異度32.1％となった。κ係数は0.443であり，検者間信頼性は中等度としている[10]。

・統合

脊椎の不安定性の評価としてはSINS，長管骨病的骨折の予測方法としてはMirelsの予測モデルが報告されていた。いずれも複数の危険因子を組み合わせスコア化するものである。これらについては再現性を検証した報告が複数みられた。これらはいずれも観察研究であり，エビデンスの強さはCと判断した。

CQに対するエビデンスの総括

重大なアウトカムに関する全体的なエビデンスの強さ：C（弱）

益と害のバランス評価

病的骨折や脊髄圧迫による麻痺の予測をすることにより，これらの有害事象が抑制され，ADLやQOLが向上するという益（望ましい効果）のエビデンスはみられなかった。しかしこれらの有害事象は重大な結果を生じる危険性があるものであり，ハイリスクな患者をスクリーニングすることは重要であると考えられる。害（望ましくない効果）として，予測精度が不十分であることが考えられる。各種評価方法の再現性の検証において，予測精度は確実なものではなかった。偽陽性・偽陰性があるという限界を認識して

使用することにより，重大な害は生じないと考えられる。これらより，病的骨折や脊髄圧迫による麻痺などのリスクを予測するための評価を行うことは，益が大きいと判断した。

患者の価値観・希望

リハビリテーション治療の計画にあたり，有害事象発生の危険性を評価することは患者の負担は少なく，安全な医療を提供する目的であることを考慮すると多くの患者が行うことを希望すると考えられ，確実性は高く，多様性は低いと考えられる。

コスト評価，臨床適応性

・コスト評価

今回検索された評価方法は，病歴や画像，疼痛などから行うものである。これらは通常の診療において実施されているものであると考えられる。追加のコストは発生しないものと想定される。

リハビリテーション治療については，入院中のがん患者では「がん患者リハビリテーション料」が算定できるため，患者のコスト負担は少ない。

・臨床適応性

上述のように，今回検索された評価方法は，通常の診療において実施されているものであると考えられる。特殊な検査機器などは必要としないため，一般的な医療機関で実施可能であると想定される。

総合評価

骨転移を有する患者に対して，病的骨折や脊髄圧迫による麻痺などのリスクを予測するための評価を行うことを推奨する。

重要なアウトカムに対するエビデンスは存在しなかった。これは訓練中に骨折を生じる頻度は必ずしも高くないこと，訓練中の有害事象は医療機関にとって公開しにくいことなどによる情報バイアスの危険性がある。

しかし，骨転移では病的骨折や脊髄圧迫による麻痺などの重大な有害事象の危険性がある。この危険性を評価せずにリハビリテーション治療を実施し，有害事象を生じることで患者の不利益を生じることは回避するべきである。

病的骨折や脊髄圧迫による麻痺のリスクを予測するモデルの予測精度は確実なものではない。しかし，この精度の限界を知って使用することにより，重大な害は生じにくいものと考えられる。

重要なアウトカムに対するエビデンスは十分ではないが，害を生じる可能性は低い。患者の価値観は確実性が高く，多様性は低い（一致している）ものと考えられる。保険診療で実施されるため，患者のコスト負担も少なく，多くの医療機関で実施できることから，正味の利益はコストや医療資源に十分見合っている。

これらのことより，重要なアウトカムに対するエビデンスは強くはないものの，推奨する（強い推奨）とした。

推奨決定コンセンサス会議において，委員から出された意見の内容

・患者の立場から考えても，不安に感じられる点である。適切に情報提供される必要がある。

■投票結果

行うことを推奨 （推奨度1：強い推奨）	行うことを提案 （推奨度2：弱い推奨）	推奨度 決定不能	行わないことを提案 （推奨度2：弱い推奨）	行わないことを推奨 （推奨度1：強い推奨）
88% (14/16)	13% (2/16)	0% (0/16)	0% (0/16)	0% (0/16)

付記

● 大腿骨病的骨折の発生頻度

　文献検索期間対象外の調査であるが，Shimoyama らは，以下の報告をしている。大腿骨転移に対する放射線療法後に，骨折は 7.7％で生じたとされている。Harrington の基準にてハイリスクと判断された症例の 13.9％，Mirels スコアでハイリスク（9点以上）と判断された症例の 11.8％で骨折が生じたとしている。11 点の症例においても骨折は 20.8％であった。骨折は照射後 3 カ月以内に生じることが多かったとしている。Harrington や Mirels の報告した病的骨折発生頻度と比較して低率であったとしている。ここでは明らかな骨破壊がみられる患者に対しては，松葉杖使用による部分荷重が 3 カ月間実施されていた[1]。

　病的骨折のリスクが高い患者を識別し，予防策を実施したことにより病的骨折が抑制されている可能性があると考えられる。既存の予測モデルを適応する際には，その再現性に注意する必要がある。

※本 CQ のアウトカムとして，骨関連事象の抑制，機能予後の改善，ADL の改善，QOL の改善も挙げていたが，該当する文献は得られなかった。

文献

1) Fisher CG, DiPaola CP, Ryken TC, et al. A novel classification system for spinal instability in neoplastic disease : an evidence-based approach and expert consensus from the Spine Oncology Study Group. Spine 2010 ; 35 : e1221-9.

2) Huisman M, van der Velden JM, van Vulpen M, et al. Spinal instability as defined by the spinal instability neoplastic score is associated with radiotherapy failure in metastatic spinal disease. Spine J. 2014 ; 14 : 2835-40.

3) Fisher CG, Schouten R, Versteeg AL, et al. Reliability of the Spinal Instability Neoplastic Score (SINS) among radiation oncologists : an assessment of instability secondary to spinal metastases. Radiat Oncol. 2014 ; 9 : 69.

4) Fourney DR, Frangou EM, Ryken TC, et al. Spinal instability neoplastic score : an analysis of reliability and validity from the spine oncology study group. J Clin Oncol. 2011 ; 29 : 3072-7.

5) Campos M, Urrutia J, Zamora T, et al. The Spine Instability Neoplastic Score : an independent reliability and reproducibility analysis. Spine J. 2014 ; 14 : 1466-9.

6) Mirels H. Metastatic disease in long bones. A proposed scoring system for diagnosing impending pathologic fractures. Clin Orthop Relat Res. 1989 ; 249 : 256-64.2.

7) Damron TA, Morgan H, Prakash D, et al. Critical evaluation of Mirels' rating system for impending pathologic fractures. Clin Orthop Relat Res. 2003 ; (Suppl. 415) : s201-7.

8) El-Husseiny M, Coleman N. Inter- and intra-observer variation in classification systems for impending fractures of bone metastases. Skeletal Radiol. 2010 ; 39 : 155-60.

9) Damron TA, Nazarian A, Entezari V, et al. CT-based Structural Rigidity Analysis Is More Accurate Than Mirels Scoring for Fracture Prediction in Metastatic Femoral Lesions. Clin Orthop Relat Res. 2016 ; 474 : 643-51.

10) Evans AR, Bottros J, Grant W, et al. Mirels' rating for humerus lesions is both reproducible and valid. Clin Orthop Relat Res. 2008 ; 466 : 1279-84.

付記文献
1) Shimoyama T, Katagiri H, Harada H, et al. Fracture after radiation therapy for femoral metastasis : incidence, timing and clinical features. J Radiat Res. 2017 ; 58 : 661-8.

CQ 04 四肢長幹骨に骨転移を有する患者に対して、病的骨折が生じた後に手術を行うことは、行わない場合に比べて推奨されるか？

> **推奨** 四肢長幹骨に骨転移を有する患者に対して、病的骨折が生じた後に手術を行うことを推奨する。
> グレード **1C** 推奨の強さ **強い推奨** エビデンスの確実性 **弱**

重要臨床課題の確認

長管骨への骨転移により病的骨折が生じることは、一般病院でも遭遇することは稀ではない。特に荷重骨である大腿骨に発生して治療を要することが多い。しかし手術によりどのような合併症のリスクがあり、どの程度機能が回復するかはあまり顧みられていない。手術によりどの程度の機能やADLの回復が期待でき、どのような合併症に留意しなければならないかを知ることは、術後のリハビリテーションを進めるうえで重要である。

そこで今回の改訂では、最も頻度が多い大腿骨病的骨折を中心に、手術を行った場合の機能、ADL、QOL、および合併症を比較検討することとした。

エビデンス評価

各アウトカムの結果

①機能予後の改善（重要性8，エビデンスの強さ：C）

・検索

系統的文献検索からはエビデンスとなる文献は14件採用された。

・評価

大腿骨の骨転移手術後の機能評価としては、単純に歩行あるいは荷重が可能となったか否かで評価しているものと、原発性骨腫瘍と同様にMSTSスコア[1]で評価しているものがある。

まず歩行能力について病的骨折に対して行ったさまざまな手術をまとめて解析した場合、術後歩行可能となったのは61～81％であると報告されている[2-7]。術式を分けて検討したものではZacherlらは人工骨頭で63％、骨接合では58％が歩行可能になったと報告している[8]。Van Doornらは100％の症例で機能改善があったとしている[9]。また骨折と切迫骨折を併せた報告ではHattoriらは81％が歩行可能であったと、Edwardsらは全例が全荷重可能になったと報告している[10, 11]。

MSTSスコアによる評価では、病的骨折例と切迫骨折例を併せた報告であるが、TalbotらによるとスコアはTalbot術前26％であったものが経時的に改善し術後12週では58％に[12]、Böhmらは術前21.5％から術後55.9％に[13]、Petersonらは15％から70％にいずれも改善したとしている[14]。Harveyらは術前のデータは提示していないが術後髄内釘で80％、人工骨頭置換で70％と報告している[15]。

比較対象となる下肢病的骨折に手術を行わず経過をみた報告はない。しかし病的骨折のままでは歩行は不可能で、疼痛でギャッチアップや寝返りすら困難であるのでMSTSスコアは0％である。その状態から、手術により60～80％の症例で歩行可能となり、100％近い症例で機能の改善あるいは荷重が可能とな

ると考えられる．MSTS スコアでも手術により 0％から 60～80％に改善すると考えられる．
・統合

1 件を除き [12] すべて後ろ向きの症例集積研究であるが，病態の特殊性を考えると 倫理的にランダム化比較試験はあり得ない．手術をしない場合に比較し手術により機能が回復する可能性は高くエビデンスの強さは B と判定した．

② ADL の改善（重要性 8，エビデンスの強さ：B）
・検索

系統的文献検索からはエビデンスとなる文献は 2 件採用された．

・評価

ADL の評価としては TESS，Eastern Cooperative Oncology Group（ECOG）の Performance Status（PS），Karnofsky Performance Scale Index（KPS）で評価したものがある．Talbot らは病的骨折例と切迫骨折例を併せて解析し TESS は術前 39.7 であったものが手術後 6 週で 53.8 に [12]，12 週で 63.3 と経時的に改善したと，また Peterson らは PS が手術前は 3.5 であったものが手術後 2 に，KPS では 40 から 60 に改善したと報告している [14]．

・統合

1 件は前向き，もう 1 件は後ろ向き研究であるが，両者とも症例集積研究である．しかし病態の特殊性を考えると 倫理的にランダム化比較試験はあり得ない．手術をしない場合に比較し手術により ADL が改善する可能性は高くエビデンスの強さは B と判定した．

③ QOL の改善（重要性 7，エビデンスの強さ：C）
・検索

系統的文献検索からはエビデンスとなる文献は 1 件採用された．

・評価

Talbot らは SF-36 で評価し，術前と術後で有意な変化はなかったとしている．

・統合

1 件の前向きの症例集積研究であるが，ランダム化比較試験ではなくエビデンスの強さは C と判定した．

④ 手術部位における早期および晩期性合併症（重要性 8，エビデンスの強さ：B）
・検索

系統的文献検索からはエビデンスとなる文献は 16 件採用された．ハンドサーチで 1 件採用された．

・評価

合併症の定義によりその発生率はさまざまな値が報告されているが，手術の妥当性を知るために，重篤なあるいは全身的合併症発生率と周術期の死亡率について調べた．

深刻な合併症や死亡例はないとの報告もあるが，症例数が少ない症例集積研究であるため確実性は低い [14]．その他のものをまとめると重篤あるいは全身的合併症は 1～12.1％に発生し，周術期の死亡は 0～13％に発生すると報告されている [3,5,7,9-12,16-23]．最も症例数が多いのは Tsuda らが DPC database を利用して 1,400 例以上を調査したもので，何らかの合併症が 12.1％に発生し，術後 30 日以内の死亡率は 2.6％と述べられている [24]．

・統合

1 件を除きすべて後ろ向き研究であるが，疾患と手術の特殊性を考えるとランダム化比較試験はあり得ず，エビデンスの強さは C と判定した．

CQ に対するエビデンスの総括

重大なアウトカムに関する全体的なエビデンスの強さ：C（弱）

益と害のバランス評価

益（望ましい効果）としては，多くの症例で疼痛が軽快し，機能やADLが改善することがある。

害（望ましくない効果）としては，合併症率が10％を超える可能性があり，周術期の死亡も2％を超える報告が多いことが挙げられる。

しかし，大腿骨病的骨折に手術を行わない場合はギャッチアップどころか側臥位にもなれないため，強い苦痛があるばかりでなく誤嚥性肺炎，褥瘡，深部静脈血栓症，腸閉塞等の重篤な合併症が高率に発生すると考えられる。以上より手術を行うことによる益は大きいと判断した。

患者の価値観・希望

病的骨折を生じると激痛で身動きもできない状態になるため，意識がない患者を除けばほとんどの患者が手術を希望すると考えられ，確実性は高く多様性は低い。

コスト評価，臨床適応性

・コスト評価

手術はコストが高く，特に人工骨頭や人工骨幹に置換する場合はインプラント費用だけで100万円を超える。しかしすべて保険適用であり，高額療養費制度も利用可能である。

・臨床適応性

手術には，①単純な内固定，②内固定に病巣掻爬と骨欠損部のセメント充填を併用するもの，③病巣を切除して人工骨で置換するもの，の3種類がある。単純な内固定は整形外科医が常勤する施設であればほとんどの施設で可能である。一方，骨セメントを併用する術式や，病巣切除後に人工骨で置換する術式は，腫瘍専門整形外科医がいない施設では困難である。

総合評価

四肢長幹骨に骨転移を有する患者に対して，病的骨折が生じた後に手術を行うことを推奨する。

重要なアウトカムに対するエビデンスの確実性は低いが，耐術性がある場合には手術により除痛，移動能力の改善が得られる可能性は高いので益は大きく，手術を検討しないことは現在では許容されず，可能な限り手術を行う必要があるため，推奨する（強い推奨）とした。どの術式が適応になるのかについては腫瘍専門整形外科医にコンサルトすることが望ましい。

■投票結果

行うことを推奨 (推奨度1：強い推奨)	行うことを提案 (推奨度2：弱い推奨)	推奨度 決定不能	行わないことを提案 (推奨度2：弱い推奨)	行わないことを推奨 (推奨度1：強い推奨)
94% (15/16)	6% (1/16)	0% (0/16)	0% (0/16)	0% (0/16)

付記

● 手術後の補助放射線療法

内固定を行った場合や病巣切除が腫瘍内切除であった場合は，腫瘍の局所増悪を防ぐために放射線療法を追加することが必要であり，放射線治療医との協力も必要である。

文献

1) Enneking WF, Dunham W, Gebhardt MC, et al. A system for the functional evaluation of reconstructive procedures after surgical treatment of tumors of the musculoskeletal system. Clin Orthop Relat Res. 1993；286：241-6.
2) Tan JL, Lo NN, Tan SK. Surgical treatment of metastatic long bone disease. Singapore Med J. 1992；33：355-8.
3) Dijstra S, Wiggers T, van Geel BN, et al. Impending and actual pathological fractures in patients with bone metastases of the long bones. A retrospective study of 233 surgically treated fractures. Eur J Surg. 1994；160：535-42.
4) Van Geffen E, Wobbes T, Veth RP, et al. Operative management of impending pathological fractures：a critical analysis of therapy. J Surg Oncol. 1997；64：190-4.
5) Sarahrudi K, Greitbauer M, Platzer P, et al. Surgical treatment of metastatic fractures of the femur：a retrospective analysis of 142 patients. J Trauma. 2009；66：1158-63.
6) Weiss RJ, Ekström W, Hansen BH, et al. Pathological subtrochanteric fractures in 194 patients：a comparison of outcome after surgical treatment of pathological and non-pathological fractures. J Surg Oncol. 2013；107：498-504.
7) Arvinius C, Parra JL, Mateo LS, et al. Benefits of early intramedullary nailing in femoral metastases. Int Orthop. 2014；38：129-32.
8) Zacherl M, Gruber G, Glehr M, et al. Surgery for pathological proximal femoral fractures, excluding femoral head and neck fractures：resection vs. stabilisation. Int Orthop. 2011；35：1537-43.
9) van Doorn R, Stapert JW. Treatment of impending and actual pathological femoral fractures with the long gamma nail in The Netherlands. Eur J Surg. 2000；166：247-54.
10) Hattori H, Mibe J, Yamamoto K. Modular megaprosthesis in metastatic bone disease of the femur. Orthopedics. 2011；34：e871-6.
11) Edwards SA, Pandit HG, Clarke HJ. The treatment of impending and existing pathological femoral fractures using the long gamma nail. Injury. 2001；32：299-306.
12) Talbot M, Turcotte RE, Isler M, et al. Function and health status in surgically treated bone metastases. Clin Orthop Relat Res. 2005；438：215-20.
13) Böhm P, Huber J. The surgical treatment of bony metastases of the spine and limbs. J Bone Joint Surg Br. 2002；84：521-9.
14) Peterson JR, Decilveo AP, O'Connor IT, et al. What are the functional results and complications with long stem hemiarthroplasty in patients with metastases to the proximal femur? Clin Orthop Relat Res. 2017；475：745-56.
15) Harvey N, Ahlmann ER, Allison DC, et al. Endoprostheses last longer than intramedullary devices in proximal

femur metastases. Clin Orthop Relat Res. 2012 ; 470 : 684-91.
16) Wedin R, Bauer HC, Wersäll P. Failures after operation for skeletal metastatic lesions of long bones. Clin Orthop Relat Res. 1999 ; 358 : 128-39.
17) Wedin R. Surgical treatment for pathologic fracture. Acta Orthop Scand Suppl. 2001 ; 72 : 1-29.
18) Wedin R, Bauer HC. Surgical treatment of skeletal metastatic lesions of the proximal femur : endoprosthesis or reconstruction nail? J Bone Joint Surg Br. 2005 ; 87 : 1653-7.
19) Alvi HM, Damron TA. Prophylactic stabilization for bone metastases, myeloma, or lymphoma : do we need to protect the entire bone? Clin Orthop Relat Res. 2013 ; 471 : 706-14.
20) Sørensen MS, Gregersen KG, Grum-Schwensen T, et al. Patient and implant survival following joint replacement because of metastatic bone disease. Acta Orthop. 2013 ; 84 : 301-6.
21) Hwang N, Nandra R, Grimer RJ, et al. Massive endoprosthetic replacement for bone metastases resulting from renal cell carcinoma : factors influencing patient survival. Eur J Surg Oncol. 2014 ; 40 : 429-34.
22) Shallop B, Starks A, Greenbaum S, et al. Thromboembolism after intramedullary nailing for metastatic bone lesions. J Bone Joint Surg Am. 2015 ; 97 : 1503-11.
23) Aneja A, Jiang JJ, Cohen-Rosenblum A, et al.Thromboembolic disease in patients with metastatic femoral lesions : a comparison between prophylactic fixation and fracture fixation. J Bone Joint Surg Am. 2017 ; 99 : 315-23.
24) Tsuda Y, Yasunaga H, Horiguchi H, et al. Complications and postoperative mortality rate after surgery for pathological femur fracture related to bone metastasis : analysis of a nationwide database. Ann Surg Oncol. 2016 ; 23 : 801-10.

CQ 05　四肢長幹骨骨転移による切迫骨折の患者に対して，病的骨折が生じる前に予防的な手術を行うことは，行わない場合に比べて推奨されるか？

> **推奨**　四肢長幹骨骨転移による切迫骨折の患者に対して，病的骨折が生じる前に予防的な手術を行うことを提案する。
>
> グレード **2C**　推奨の強さ **弱い推奨**　エビデンスの確実性 **弱**

重要臨床課題の確認

　長管骨骨転移により下肢荷重骨に病的骨折が生じた場合は，手術を行うことに迷う場合はほとんどない。しかし骨折する前の段階，つまり疼痛があり画像で切迫骨折が疑われる状態で発見されることも少なくない。この場合切迫骨折として手術を推奨する基準は文献上複数ある。最も有名なのは Mirels スコアである[1]。これは，長管骨の骨転移病変を　部位，痛み，骨転移の型，病変のサイズによりスコアリングし，9 点以上を切迫骨折として予防的手術を勧めるものである。次に使われているのが Harrington の基準である[2]。しかしこれらの基準は骨修飾薬（bone modifying agent；BMA）や分子標的薬の登場する前，1980 年代の資料を基に考えられたものであり，近年では骨折のハイリスクの症例であっても放射線療法後に実際に骨折を発症したのは 20％以下であったとの報告もある[3,4]。つまり現在では，放射線療法でも一定の成績は得られることが示唆されている。さらに骨転移は原発巣や内臓転移の状態，推定予後などさまざまな病態の症例が含まれるため手術適応に迷う場合が多く，予防的手術を行うことがよいのかは明確なエビデンスは確立されていない。しかしこの切迫骨折の状態でリハビリテーションを依頼される機会は少なくないと推察する。

　そこで今回の改訂では，切迫骨折で予防的手術を行った場合の機能，ADL，QOL，および合併症を，病的骨折後に手術を行った場合と比較検討することとした。

エビデンス評価

各アウトカムの結果

①機能予後の改善（重要性 8，エビデンスの強さ：C）

・検索

　系統的文献検索からはエビデンスとなる文献は 11 件採用された。

・評価

　病的骨折を生じる前の手術（予防的手術）と病的骨折後の手術について，両者の機能の比較としては，単純に歩行あるいは荷重が可能となったか，自宅退院が可能であったか，という点で評価しているもののみである。

　病的骨折の症例にさまざまな手術を行ったものを解析した場合，術後歩行可能となったのは 61～81％であると報告されている[5-10]。術式を分けて検討したものでは Zacherl らは人工骨頭で 63％，骨接合では 58％が歩行可能になったと報告している[11]。また van Doorn らは 100％の症例で機能改善があったとし

ている[12]。一方，病的骨折と切迫骨折を比較したものでは意見は一致していない。Arviniusらは病的骨折群では75.9%が歩行可能になったのに対して予防的手術群では100%歩行可能になったとし[10]，Wardらも予防的手術では病的骨折に比べて入院期間が3日短く，自宅退院が可能となる率が高く（79% vs. 56%），サポートなしの歩行可能である率もより高い（35% vs. 12%）[13]，さらにDijstraらも，予防的手術では90%は歩行可能となり，病的骨折では69%が歩行可能となったのみで，歩行可能となるまでの時間も予防的手術で12日，病的骨折では18日を要したと報告し[6]，いずれも予防的手術を推奨している。Edwardsらも予防的手術では在院期間が病的骨折に比べて有意に短く，全荷重までの日数は約22日早い（6.75 vs. 29）とし[14]，van Geffenらも予防的手術ではもともと歩行可能であった場合には機能低下をきたしたものはなく，一方病的骨折後では31%で低下があり有意差があったとしている[7]。一方，van Doornらは予防的手術を行った25例中2例は臨床できなかったとして予防的手術には状態を悪化させる可能性もあるとして警鐘を鳴らしている[12]。予防的手術に否定的な意見としてAmpilらは予防的手術では57%が，病的骨折では80%が歩行可能となり，入院期間も予防的手術では中央値で6日長いと報告している[15]。Tanらも予防的手術では60%，病的骨折では60.9%が歩行可能となり病的骨折後の成績が劣ってはいないことを報告している[5]。

　これらから，退院可能となるまでの機能回復に関しては予防的手術が早いが，最終的な機能に関しては明確な差があるとまではいえないと判断する。

・統合

　病態の特殊性を考えると倫理的にランダム化比較試験はあり得ず，すべて後ろ向き研究であり，エビデンスの強さはCと判定した。

②手術侵襲と合併症（重要性8，エビデンスの強さ：C）

・検索

　系統的文献検索からはエビデンスとなる文献は5件採用された。ハンドサーチで1件採用された。

・評価

　予防的手術の優位性を指摘した文献として，Wedinらは上腕骨の症例で，局所のfailureは病的骨折後の症例の方が多い（11% vs. 4%）としている[16]。Wardらも予防的手術の方が有意に出血量が少ないことを指摘している[13]。一方，Anejaらは周術期の死亡，心，肺，脳血管の重篤な合併症，および入院期間について両者に有意差はなく，病的骨折後では輸血を要した頻度が高いが，DVTや肺塞栓については予防的手術で有意に頻度が高かったと注意を促している[17]。また出血量について有意差はないとしている報告や[6,14]，周術期の死亡は両者とも10%で差がないとの報告もある[5]。

　これらからわかることは，予防的手術の場合は出血量が少ない傾向があるが，合併症や周術期死亡率は病的骨折に比べて少ないとはいえないと考えられる。

・統合

　疾患と手術の特殊性を考えるとランダム化比較試験はあり得ず，すべて後ろ向き研究であり，エビデンスの強さはCと判定した。

> **CQに対するエビデンスの総括**
>
> 重大なアウトカムに関する全体的なエビデンスの強さ：C（弱）

益と害のバランス評価

益（望ましい効果）として，手術後の回復が早く，歩行可能となるまでの期間および入院期間が短いことが挙げられる。最終的な機能や ADL が病的骨折後の手術より改善するかについては明確ではない。

害（望ましくない効果）として，予防的手術といえども合併症が軽減できるわけではなく，肺塞栓に関してはより発生しやすい可能性があることである。また冒頭で述べたように，画像で切迫骨折と判断されても現在では骨折に至る率は Mirels の報告ほど高くはなく，切迫骨折に予防的手術を行うことは over treatment となる可能性がある。以上より画像所見を主体とする従来の基準のみで切迫骨折を判断して手術を行うことは害が益を上回る場合があると判断した。

患者の価値観・希望

切迫骨折であっても，疼痛で身動きもできない状態の場合は手術を強く希望する場合もある。一方，疼痛が少ない場合は希望する可能性が低いと考えられ，確実性は低く多様性は高い。

コスト評価，臨床適応性

・コスト評価

手術はコストが高く，特に人工骨に置換する場合はインプラント費用だけで 100 万円を超える。しかしすべて保険適用であり，高額療養費制度も利用可能である。

・臨床適応性

手術には，①単純な内固定，②内固定に病巣掻爬と骨欠損部のセメント充填を併用するもの，③病巣部を切除し人工骨で置換するもの，の 3 種類がある。単純な内固定は整形外科医が常勤する施設であればほとんどの施設で可能である。一方，骨セメントを併用する術式や，病巣部切除後に人工骨で置換する術式は，腫瘍専門整形外科医がいない施設では困難である。

総合評価

四肢長幹骨骨転移による切迫骨折の患者に対して，病的骨折が生じる前に予防的な手術を行うことを提案する。

重要なアウトカムに対するエビデンスの確実性は低く，予防的手術の優位性は高いとはいえないため，提案する（弱い推奨）とした。現在までの報告では予防的手術の優位性は高いとはいえず，さらに予防的手術の適応の判断基準となる切迫骨折の定義も確実性が低い。しかし既に放射線療法を行っているにもかかわらず疼痛が継続する症例や，腎癌，甲状腺癌で放射線療法の効果が期待できない症例，体重が重かったり，年齢や体力から有効な免荷が不可能である場合には，病的骨折に至る可能性が極めて高いと考えられ，症状緩和と治療期間の短縮のために骨折する前の段階での手術が勧められる。どの術式が適応になるのかについては原発巣の種類や予後で判断する必要があり，腫瘍専門整形外科医にコンサルトすることが望ましい。

■投票結果

行うことを推奨 （推奨度1：強い推奨）	行うことを提案 （推奨度2：弱い推奨）	推奨度 決定不能	行わないことを提案 （推奨度2：弱い推奨）	行わないことを推奨 （推奨度1：強い推奨）
0% (0/16)	88% (14/16)	0% (0/16)	6% (1/16)	6% (1/16)

付記

● 切迫骨折の基準

1) Harrington's criteria for impending fracture[2]
    1. 皮質骨の破壊 > 50%
    2. 大腿骨近位病変で ≧2.5cm
    3. 小転子の剥離骨折
    4. 放射線療法後も疼痛が残存
2) Mirels スコア（表1, 2）[1]

表1　Mirelsによる切迫骨折判断のためのスコアリングシステム

スコア	1	2	3
部位	上肢	大腿骨転子部以外の下肢	大腿骨転子部周辺
疼痛	軽度	中等後	functional （移動や活動に際しての疼痛）
骨転移タイプ	骨形成型	混合型	骨融解型
病変のサイズ	<1/3	1/3〜2/3	>2/3

（Mirels H. Metastatic disease in long bones. A proposed scoring system for diagnosing impending pathologic fractures. Clin Orthop Relat Res. 1989；249：256-64. より）

表2　Mirelsによる切迫骨折度と推奨治療

	≦7	8	9≦
切迫骨折度	切迫骨折ではない	ボーダーライン	切迫骨折
推奨される治療	保存的	手術を考慮	予防的手術を推奨

（Mirels H. Metastatic disease in long bones. A proposed scoring system for diagnosing impending pathologic fractures. Clin Orthop Relat Res. 1989；249：256-64. より）

※本CQのアウトカムとして，ADLの改善，QOLの改善も挙げていたが，該当する文献は得られなかった．

文献

1) Mirels H. Metastatic disease in long bones. A proposed scoring system for diagnosing impending pathologic fractures. Clin Orthop Relat Res. 1989 ; 249 : 256-64.
2) Harrington KD. Orthopaedic Management of Metastatic Bone Disease. pp283-308, Mosby, 1988.
3) van der Linden YM, Kroon HM, Dijkstra SP, et al. Simple radiographic parameter predicts fracturing in metastatic femoral bone lesions : results from a randomized trial. Radiother Oncol. 2003 ; 69 : 21-31.
4) Damron TA, Nazarian A, Entezari V, et al. CT-based structural rigidity analysis is more accurate than mirels scoring for fracture prediction in metastatic femoral lesions. Clin Orthop Relat Res. 2016 ; 474 : 643-51.
5) Tan JL, Lo NN, Tan SK. Surgical treatment of metastatic long bone disease. Singapore Med J. 1992 ; 33 : 355-8.
6) Dijstra S, Wiggers T, van Geel BN, et al. Impending and actual pathological fractures in patients with bone metastases of the long bones. A retrospective study of 233 surgically treated fractures. Eur J Surg. 1994 ; 160 : 535-42.
7) van Geffen E, Wobbes T, Veth RP, et al. Operative management of impending pathological fractures : a critical analysis of therapy. J Surg Oncol. 1997 ; 64 : 190-4.
8) Sarahrudi K, Greitbauer M, Platzer P, et al. Surgical treatment of metastatic fractures of the femur : a retrospective analysis of 142 patients. J Trauma. 2009 ; 66 : 1158-63.
9) Weiss RJ, Ekström W, Hansen BH, et al. Pathological subtrochanteric fractures in 194 patients : a comparison of outcome after surgical treatment of pathological and non-pathological fractures. J Surg Oncol. 2013 ; 107 : 498-504.
10) Arvinius C, Parra JL, Mateo LS, et al. Benefits of early intramedullary nailing in femoral metastases. Int Orthop. 2014 ; 38 : 129-32.
11) Zacherl M, Gruber G, Glehr M, et al. Surgery for pathological proximal femoral fractures, excluding femoral head and neck fractures : resection vs. stabilisation. Int Orthop. 2011 ; 35 : 1537-43.
12) van Doorn R, Stapert JW. Treatment of impending and actual pathological femoral fractures with the long gamma nail in The Netherlands. Eur J Surg. 2000 ; 166 : 247-54.
13) Ward WG, Holsenbeck S, Dorey FJ, et al. Metastatic disease of the femur : surgical treatment. Clin Orthop Relat Res. 2003 ; (Suppl. 415) : s230-44.
14) Edwards SA, Pandit HG, Clarke HJ. The treatment of impending and existing pathological femoral fractures using the long gamma nail. Injury. 2001 ; 32 : 299-306.
15) Ampil FL, Sadasivan KK. Prophylactic and therapeutic fixation of weight-bearing long bones with metastatic cancer. South Med J. 2001 ; 94 : 394-6.
16) Wedin R, Hansen BH, Laitinen M, et al. Complications and survival after surgical treatment of 214 metastatic lesions of the humerus. J Shoulder Elbow Surg. 2012 ; 21 : 1049-55.
17) Aneja A, Jiang JJ, Cohen-Rosenblum A, et al. Thromboembolic disease in patients with metastatic femoral lesions : a comparison between prophylactic fixation and fracture fixation. J Bone Joint Surg Am. 2017 ; 99 : 315-23.

付記文献

1) Mirels H. Metastatic disease in long bones. A proposed scoring system for diagnosing impending pathologic fractures. Clin Orthop Relat Res. 1989 ; 249 : 256-64.

CQ 06 脊椎転移による麻痺の症例に対して，手術施行を検討することは，手術施行を検討しない場合に比べて推奨されるか？

> **推奨** 脊椎転移による麻痺の症例に対して，手術施行を検討することを提案する。
>
> グレード **2C** 推奨の強さ **弱い推奨** エビデンスの確実性 **弱**

重要臨床課題の確認

　脊椎転移に対しては，麻痺がなく疼痛のみの症状であれば放射線療法（RT）で良好な除痛を得られる可能性は高く，放射線療法を行うことが標準といえる[1,2]。

　しかし脊髄圧迫による不全麻痺がある場合には，未治療前立腺がんや悪性リンパ腫のように放射線療法に高感受性の腫瘍では照射で麻痺回復が可能であるが[3]，それ以外では麻痺の回復は期待できない場合が多く，手術も考慮に入れる必要がある。しかし骨転移症例は原発巣や内臓転移の状態，推定予後などさまざまな病態の症例が含まれるうえに，脊椎転移では四肢の骨転移に比べると手術侵襲が大きい。加えてすべての症例で麻痺が回復するわけではなく，数カ月後に麻痺が再悪化することもしばしばあるため適応に迷う場合が多く，脊椎転移による麻痺の症例に対し手術を行うことには明確なエビデンスは確立されていない。不全麻痺や対麻痺に対してリハビリテーションを依頼されることもある。そこで今回の改訂では，手術を行った場合の機能，ADL，QOL，および合併症を比較検討することとした。

エビデンス評価

各アウトカムの結果

① ADL の改善（重要性 8，エビデンスの強さ：C）

・検索

　系統的文献検索からはエビデンスとなる文献はなく，ハンドサーチで 6 件採用された。

・評価

　直接に ADL を評価した文献はないために，神経所見や運動機能，歩行能力が手術により改善する度合いを評価した。手術＋RT vs. RT のみの 2 群を直接比較した論文は 2 件ある。Patchell らは 4 歩歩行可能であれば ambulatory と定義し，治療後 ambulatory であったのは手術＋RT 群では 84％，RT のみ群では 57％で有意差を認め[4]，Rades らは運動機能の改善は手術（除圧と固定）群では 28％，RT のみ群は 19％で有意差を認めた（$p=0.024$）と報告している[5]。しかし治療後 ambulatory 率は手術＋RT 群 86％，RT のみ群 67％と手術＋RT 群が高いが，有意差には至っていない（$p=0.3$）。Chen らは 6 論文のメタアナリシスを行い，移動能力の改善は手術±照射で 22％，照射のみでは 12％であり有意差（$p<0.01$）があるとしている[6]。

　しかしこれらは術前に歩行可能であった症例も含まれている。それでは歩行不可能になっている症例の場合はどうであろうか。Patchell らは手術＋RT 群では 62％が，RT 群では 19％が歩行可能となった（$p=0.012$）と，Rades らは手術＋RT 群では 45％が，RT 群では 18％が歩行可能となった（$p=0.29$）と報

告している。Chen らはこの 2 文献についてメタアナリシスを行い，手術＋RT 群が歩行能力の改善に優っているが有意ではないと結論づけている。

しかし前述の文献の症例のなかで 65 歳以上の症例を分析した結果，65 歳以上の場合は手術を行っても運動機能，局所制御，生存率に関して RT 単独と比較して有意差がないと報告されている[7,8]。コクラン・レビューでは，歩行不能，65 歳未満，対麻痺発症後 48 時間以内，圧迫病変が単発，放射線療法に感受性が低い，予後が 3 カ月以上の症例では手術＋RT が有益かもしれないと結論づけている[1]。

・統合

Patchell 論文はランダム化比較試験であり，Rades 論文は 201 例のマッチドペア分析であるが，前者は既照射例を除外，後者は放射線に抵抗性のある腫瘍に限定されており，両者とも推定予後が 3 カ月以上，手術に耐え得ると判断されるなど曖昧な基準で症例選択されている。Patchell 論文の対象症例は脊髄圧迫をきたした症例の 10〜15％にすぎないと想定されており，エビデンスとしては弱い。よって，エビデンスの強さは C と判定した。

② QOL の改善（重要性 7，エビデンスの強さ：C）

・検索

系統的文献検索からはエビデンスとなる文献はなく，ハンドサーチで 9 件採用された。

・評価

手術に関する多くの文献は機能のみを評価しており，QOL を評価しているものはごく少数である[9]。手術群と非手術群の QOL を直接比較した文献は 2 件あり，いずれも患者および家族が治療法を選択した結果を Functional Assessment of Cancer Therapy-General（FACT-G）で評価している[10,11]。両者とも social/family 以外は手術群の方が非手術群よりも優っており，手術では多くの項目で術前より改善した一方，非手術では差がないか低下していると報告している。対照をもたない症例集積研究では EORTC QLQ-C30 を用いたものが 3 件あり，Falicov らは術後 6 カ月で global health status, role functioning, emotional functioning, social functioning は改善し[12]，Bernard らは術後 45 日ではすべての項目で改善したと報告している[13]。Quan らは退院時では social/family 以外は有意に改善し，経時的改善傾向があり 1 年生存者では全項目で改善したと述べている[14]。その他の評価法の結果では，Wai らは Edmonton Symptom Assessment Scale で評価し術後 9 項目中 6 項目で 6 カ月まで改善が維持されていたと[15]，Ruiter らは EQ5D で評価しいずれの術式でも術前より改善し効果は 1 年まで持続したと[16]，Fehlings らは手術により疼痛は有意に改善し，SF-36 では 8 項目中 6 項目で改善したと述べている[17]。一方，ECOG の PS で評価すると有意差はないという結果もあり[12]，手術を行うことが QOL の改善に寄与する可能性が高いが，評価法により結果が安定しないことが推測される。

・統合

症例対照研究と後ろ向き症例集積研究のみであり，エビデンスレベルとしては低くエビデンスの強さは C と判定した。

③ 手術の合併症（重要性 8，エビデンスの強さ：B）

・検索

系統的文献検索からはエビデンスとなる文献は採用されたものはなく，ハンドサーチで 9 件採用された。

・評価

合併症の定義によりその発生率はさまざまな値が報告されている。一般に合併症は早期および晩期に分類されるがその区別も単純ではない。周術期の合併症は 10〜27％程度と報告されている[8,17-23]。内容としては，感染，血腫，肺炎，DVT 等がある。既往症や高齢が合併症のリスク因子とされ[22]，年齢が 1 歳上

がるごとに死亡率が1%上がるという報告もある[20]。また周術期死亡を術後1カ月以内の死亡と定義すると，Patilらは5.6%，Fehlingsらは9%が周術期に死亡したと報告している。Janssonらは13%が周術期に死亡し，そのうち3%は合併症によると報告している[21]。しかし手術により生存期間に悪影響を与えていることはないとも報告されている[7,8]。近年，最小侵襲脊椎固定術（MISTs）といわれる小侵襲の手術により出血や合併症の減少が報告されているため今後の報告に期待したい[24]。

・統合

厳密な前向きランダム化比較試験はないのでエビデンスとしては弱い。しかし当然であるが放射線療法のみでは感染や近位型DVT，血腫といった重篤な合併症はほとんど発生しないため，手術に重篤な合併症が多いと考えられ，エビデンスの強さはBと判定した。

> **CQに対するエビデンスの総括**
> 重大なアウトカムに関する全体的なエビデンスの強さ：C（弱）

益と害のバランス評価

手術そのものについての益（望ましい効果）として，麻痺や移動能力の改善が優れていることが挙げられる。また疼痛の改善が放射線療法単独に比べて優れている可能性があることも挙げられる。特に骨折による脊椎不安定性から生じる疼痛の場合は，手術による固定が優れている。

害（望ましくない効果）として合併症率が比較的高いことが挙げられる。

一定の条件を満たしたもとでは，手術を行うことは機能や疼痛改善には益があり，合併症の可能性があるものの生存期間には悪影響を与えていない可能性が高く，そのため益が害を上回る場合もあると判断した。手術施行を検討すること自体は害がないため，手術施行を検討することは益が害を上回ると判断した。

患者の価値観・希望

脊椎転移に対する手術の目的は病気の治癒ではなく一定期間疼痛や移動能力を改善することであり，麻痺の改善は放射線療法に比べて優っている可能性が高いが確実ではないこと，さらに生命に関わる合併症のリスクがあることなどの特徴を患者に十分説明した場合，手術を選択する確実性は高くはない。一方，多様性に関しては，手術ではなく薬物による緩和医療や除痛目的の放射線療法のみを希望する患者も一定の割合で存在する。

コスト評価，臨床適応性

・コスト評価

脊椎転移に対する固定手術は放射線療法単独より圧倒的にコストが高い。固定に用いるインプラント費用だけで100万円以上を要するが，すべて保険適用であり高額療養費制度も利用が可能である。

・臨床適応性

慎重な除圧操作や大出血に対する対応が必要になり，脊椎手術に習熟した医師が必要となるため，現在では手術を行うことができる施設は限られている。

総合評価

脊椎転移による麻痺の症例に対して，手術施行を検討することを提案する。

　重要なアウトカムに対するエビデンスの確実性は低く，提案する（弱い推奨）とした。しかし，手術の適応となる一定の条件を満たした場合には手術で利点がある可能性があるため，遅滞なく脊椎専門医と相談し手術の適応があるか否かを検討し，患者と話し合うことは重要である。手術適応があると判断される場合には手術の益と害を十分に説明し，患者自身の希望に応じた選択をすることが望まれる。

■投票結果

行うことを推奨 （推奨度1：強い推奨）	行うことを提案 （推奨度2：弱い推奨）	推奨度 決定不能	行わないことを提案 （推奨度2：弱い推奨）	行わないことを推奨 （推奨度1：強い推奨）
6% (1/16)	94% (15/16)	0% (0/16)	0% (0/16)	0% (0/16)

付記

● 脊椎転移の手術適応

　手術適応としては必ずしも統一されたものはない。一般的にいわれている適応の基準は，
- 完全麻痺になってから72時間以内
- 予後が3（～6）カ月以上
- 耐術性がある
- 脊椎手術既往がない
- 脊椎の不安定性がある
- 保存的治療に抵抗性の強い疼痛がある，あるいは不全麻痺がある
- 病変が1カ所に限局している

といったものである[1-6]。原発巣の種類について放射線に感受性の高い悪性リンパ腫と骨髄腫を除外しているものもある[7]。高感受性の腫瘍だけでなく放射線療法抵抗性のものも除外している報告もある[8]。コクラン・レビューではさらに手術適応を限定して，
- 完全麻痺になってから48時間以内
- 65歳未満
- 歩行不能
- 単発圧迫病変
- 予後＞3カ月
- 放射線療法抵抗性腫瘍

の場合には手術により利益があるかもしれないと記述している。

文献

1) George R, Jeba J, Ramkumar G, et al. Interventions for the treatment of metastatic extradural spinal cord compression in adults. Cochrane Database Syst Rev. 2015：CD006716.
2) Maranzano E, Latini P. Effectiveness of radiation therapy without surgery in metastatic spinal cord compression：final results from a prospective trial. Int J Radiat Oncol Biol Phys. 1995；32：959-67.
3) Kato S, Hozumi T, Yamakawa K, et al. Hormonal therapy with external radiation therapy for metastatic spinal cord compression from newly diagnosed prostate cancer. J Orthop Sci. 2013；18：819-25.
4) Patchell RA, Tibbs PA, Regine WF, et al. Direct decompressive surgical resection in the treatment of spinal cord compression caused by metastatic cancer：a randomised trial. Lancet. 2005；366：643-8.
5) Rades D, Huttenlocher S, Bajrovic A, et al. Surgery followed by radiotherapy versus radiotherapy alone for

付記文献

metastatic spinal cord compression from unfavorable tumors. Int J Radiat Oncol Biol Phys. 2011 ; 81 : e861-8.
6) Chen B, Xiao S, Tong X, et al. Comparison of the therapeutic efficacy of surgery with or without adjuvant radiotherapy versus radiotherapy alone for metastatic spinal cord compression : a meta-analysis. World Neurosurg. 2015 ; 83 : 1066-73.
7) Chi JH, Gokaslan Z, McCormick P, et al. Selecting treatment for patients with malignant epidural spinal cord compression-does age matter? : results from a randomized clinical trial. Spine. 2009 ; 34 : 431-5.
8) Rades D, Huttenlocher S, Evers JN, et al. Do elderly patients benefit from surgery in addition to radiotherapy for treatment of metastatic spinal cord compression? Strahlenther Onkol. 2012 ; 188 : 424-30.
9) Street J, Berven S, Fisher C, et al. Health related quality of life assessment in metastatic disease of the spine : a systematic review. Spine. 2009 ; 34 (Suppl. 22) : s128-34.
10) Tang Y, Qu J, Wu J, et al. Effect of surgery on quality of life of patients with spinal metastasis from non-small-cell lung cancer. J Bone Joint Surg Am. 2016 ; 98 : 396-402.
11) Wu J, Zheng W, Xiao JR, et al. Health-related quality of life in patients with spinal metastases treated with or without spinal surgery : a prospective, longitudinal study. Cancer. 2010 ; 116 : 3875-82.
12) Falicov A, Fisher CG, Sparkes J, et al. Impact of surgical intervention on quality of life in patients with spinal metastases. Spine. 2006 ; 31 : 2849-56.
13) Bernard F, Lemée JM, Lucas O, et al. Postoperative quality-of-life assessment in patients with spine metastases treated with long-segment pedicle-screw fixation. J Neurosurg Spine. 2017 ; 26 : 725-35.
14) Quan GM, Vital JM, Aurouer N, et al. Surgery improves pain, function and quality of life in patients with spinal metastases : a prospective study on 118 patients. Eur Spine J. 2011 ; 20 : 1970-8.
15) Wai EK, Finkelstein JA, Tangente RP, et al. Quality of life in surgical treatment of metastatic spine disease. Spine. 2003 ; 28 : 508-12.
16) de Ruiter GC, Nogarede CO, Wolfs JF, et al. Quality of life after different surgical procedures for the treatment of spinal metastases : results of a single-center prospective case series. Neurosurg Focus. 2017 ; 42 : e17.
17) Fehlings MG, Nater A, Tetreault L, et al. Survival and clinical outcomes in surgically treated patients with metastatic epidural spinal cord compression : results of the prospective multicenter AOSpine study. J Clin Oncol. 2016 ; 34 : 268-76.
18) Hirabayashi H, Ebara S, Kinoshita T, et al. Clinical outcome and survival after palliative surgery for spinal metastases : palliative surgery in spinal metastases. Cancer. 2003 ; 97 : 476-84.
19) Rompe JD, Hopf CG, Eysel P. Outcome after palliative posterior surgery for metastatic disease of the spine-evaluation of 106 consecutive patients after decompression and stabilisation with the Cotrel-Dubousset instrumentation. Arch Orthop Trauma Surg. 1999 ; 119 : 394-400.
20) Finkelstein JA, Zaveri G, Wai E, et al. A population-based study of surgery for spinal metastases. Survival rates and complications. J Bone Joint Surg Br. 2003 ; 85 : 1045-50.
21) Jansson KA, Bauer HC. Survival, complications and outcome in 282 patients operated for neurological deficit due to thoracic or lumbar spinal metastases. Eur Spine J. 2006 ; 15 : 196-202.
22) Patil CG, Lad SP, Santarelli J, et al. National inpatient complications and outcomes after surgery for spinal metastasis from 1993-2002. Cancer. 2007 ; 110 : 625-30.
23) Kondo T, Hozumi T, Goto T, et al. Intraoperative radiotherapy combined with posterior decompression and stabilization for non-ambulant paralytic patients due to spinal metastasis. Spine. 2008 ; 33 : 1898-904.
24) Hansen-Algenstaedt N, Kwan MK, Algenstaedt P, et al. Comparison between minimally invasive surgery and conventional open surgery for patients with spinal metastasis : a prospective propensity score-matched study. Spine. 2017 ; 42 : 789-97.

付記文献

1) Tang Y, Qu J, Wu J, et al. Effect of surgery on quality of life of patients with spinal metastasis from non-

small-cell lung cancer. J Bone Joint Surg Am. 2016 ; 98 : 396-402.
2) Wu J, Zheng W, Xiao JR, et al. Health-related quality of life in patients with spinal metastases treated with or without spinal surgery : a prospective, longitudinal study. Cancer. 2010 ; 116 : 3875-82.
3) Bernard F, Lemée JM, Lucas O, et al. Postoperative quality-of-life assessment in patients with spine metastases treated with long-segment pedicle-screw fixation. J Neurosurg Spine. 2017 ; 26 : 725-35.
4) Quan GM, Vital JM, Aurouer N, et al. Surgery improves pain, function and quality of life in patients with spinal metastases : a prospective study on 118 patients. Eur Spine J. 2011 ; 20 : 1970-8.
5) Wai EK, Finkelstein JA, Tangente RP, et al. Quality of life in surgical treatment of metastatic spine disease. Spine. 2003 ; 28 : 508-12.
6) de Ruiter GC, Nogarede CO, Wolfs JF, et al. Quality of life after different surgical procedures for the treatment of spinal metastases : results of a single-center prospective case series. Neurosurg Focus. 2017 ; 42 : e17.
7) Ibrahim A, Crockard A, Antonietti P, et al. Does spinal surgery improve the quality of life for those with extradural (spinal) osseous metastases? An international multicenter prospective observational study of 223 patients. Invited submission from the Joint Section Meeting on Disorders of the Spine and Peripheral Nerves, March 2007. J Neurosurg Spine. 2008 ; 8 : 271-8.
8) Fehlings MG, Nater A, Tetreault L, et al. Survival and clinical outcomes in surgically treated patients with metastatic epidural spinal cord compression : results of the prospective multicenter AOSpine study. J Clin Oncol. 2016 ; 34 : 268-76.

CQ 07 骨転移によりADLやQOLが障害されている患者に対して，リハビリテーション治療（運動療法）を行うことは，行わない場合に比べて推奨されるか？

推奨 骨転移によりADLやQOLが障害されている患者に対して，リハビリテーション治療（運動療法）を行うことを提案する。

グレード **2C** 推奨の強さ **弱い推奨** エビデンスの確実性 **弱**

重要臨床課題の確認

American Cancer Society（ACS），American College of Sports Medicine（ACSM）のガイドラインでは，いずれにおいても，がん治療中・後の運動を実施する際には特別のリスク管理を要するが，運動の実施は安全であり，体力，筋力，QOL，疲労の改善に有効である，と総括されている。しかし，骨転移を有する患者においては，病的骨折や脊髄圧迫による麻痺を生じる危険性があり，特別な配慮が必要であると考えられる。本ガイドライン初版（推奨グレードB）から引き続き，今回の改訂でもCQとして採用した。

エビデンス評価

各アウトカムの結果

①機能予後の改善（重要性7，エビデンスの強さ：C）

・検索

系統的文献検索を行い，ランダム化比較試験1件と，観察研究5件を採用した。ハンドサーチからランダム化比較試験1件と，観察研究2件を採用した。

・評価

Riefらは，放射線療法を実施された脊椎転移患者に対する，傍脊柱筋の筋力増強訓練に関するRCTの実行可能性について検討している。介入群に割り振られた30症例中の25症例（83.3％）で訓練は実施可能であった。介入は週に5回，2週間の個別に設定された筋力増強訓練を実施された。対照群に対しては呼吸訓練および物理療法などが実施された。筋力増強訓練を実施した群において，椅子からの立ち上がりテストで有意な改善を得たとしている。また疼痛も有意に改善したとしている[1]。

McKinleyらは，脊椎転移を生じリハビリテーション治療の実施が可能であった32症例の調査を行っている。入院時と比較して退院時には移乗などの介助量が有意に軽減したとしている。また84％で自宅退院が可能であった[2]。

Ruffらは，脊椎転移により歩行困難となった症例に対してリハビリテーション治療を実施した介入群と，リハビリテーション治療が実施されなかった対照群とで比較を行っている。リハビリテーション治療が実施された群の67％で移乗が可能となったが，リハビリテーション治療非実施群では移乗が可能となった症例はなかった。また，リハビリテーション治療実施群の75％で自宅退院が可能であったのに対して，リハビリテーション治療非実施群では20％にとどまった[3]。

Tang らは，脊椎転移により脊髄圧迫を生じリハビリテーション病棟に入院した63症例の調査を行った。FIM の中央値は入院時に83であったものが退院時には102まで改善し，有意差がみられていた。FIM 効率は0.38／日であったとしている[4]。

　Parsch らは，脊椎転移により脊髄圧迫を生じ脊髄損傷ユニットに入院した68症例の調査を行った。リハビリテーション治療を遂行できたのは51症例であった。FIM の中央値は入院時に62であったものが退院時には84まで改善し，有意差がみられていた。FIM 効率は0.33／日であったとしている[5]。

　Fattal らは，脊椎転移により対麻痺を呈した症例を対象とし，アウトカムとして機能的状態，疼痛，膀胱機能を報告している研究のレビューを行っている。47件の研究が対象となった。リハビリテーション治療前に歩行可能であった3,050症例は治療後に11%が歩行能力を喪失していた。その一方で，治療前に歩行不能であった2,352症例は治療後に50%が歩行能力を再獲得していた[6]。

　Cormie らは，骨転移のある前立腺がん患者20症例に対して12週間の筋力増強訓練を実施したランダム化比較試験を実施している。12週間の訓練終了後，通常のケア群と比較して，筋力増強訓練を実施した群において，筋力，歩行能力，活動性で有意な改善が得られたとしている[7]。

　Cormie らの追加の報告によると，6カ月後のフォローアップにおいて，身体機能と活動性，QOL の向上が得られたとしている[8]。

　王谷らは，骨転移のある34症例にリハビリテーション治療を実施し，その効果について報告している。リハビリテーション治療開始前の Barthel 指数（BI）は中央値70であったものが，終了時の中央値は95と改善していた。生命予後予測が短期の患者13症例においても，11例で BI の改善が得られていた[9]。

　Bunting らは，骨転移による病的骨折でリハビリテーション病院に入院した58症例の調査を行っている。入院時には全症例で移乗や歩行を行うことができなかったが，退院時には45%で移乗が可能となり，40%で歩行が可能となった。また59%の症例が自宅退院可能であった。Kenny score においても入院時と比較して退院時には有意な改善が得られていた[10]。

・統合

　ランダム化比較試験があり，立ち上がりテストで有意差が得られていた。しかし立ち上がりテストはセカンダリーエンドポイントであった。その他にも複数の文献が抽出されているが，いずれも観察研究であった。このため，エビデンスの強さは C と判定した。

②病的骨折や脊髄圧迫による麻痺の発生（害：重要性9，エビデンスの強さ：C）

・検索

　系統的文献検索を行い，ランダム化比較試験1件を採用した。

・評価

　Rief らは，放射線療法を実施された脊椎転移患者に対して，傍脊柱筋の筋力増強訓練に関する RCT の実行可能性について検討している。介入は週に5回，2週間の個別に設定された筋力増強訓練を実施された。介入群，対照群ともに病的骨折や麻痺の増悪は生じていなかった[1]。

・統合

　骨折や麻痺の増悪についてはセカンダリーエンドポイントであった。また，対象となっている症例数が60例と少ないため，有害事象の発生が観察されなかった可能性がある。ランダム化比較試験ではあるものの，エビデンスの強さは C と判定した。

> **CQ に対するエビデンスの総括**
>
> 重大なアウトカムに関する全体的なエビデンスの強さ：C（弱）

益と害のバランス評価

益（望ましい効果）として，歩行能力向上などのADL改善がみられていた。またQOL改善が得られたとしているものもみられた。害としては，運動負荷による病的骨折や脊髄圧迫による麻痺が考えられるが，リハビリテーション治療によりこれらの有害事象が増加するとしたエビデンスはみられなかった。有害事象の危険性を評価し，適切な訓練処方をすることで，益が害を上回ると考えられる。しかし，訓練中にこれらの有害事象を生じる頻度は高くはないと想定されるため，十分なサンプル数を有する報告が待たれるところである。

患者の価値観・希望

骨転移を有する患者においても，移動や排泄などの活動を希望することはあると想定される。その際，安全に苦痛なく動作ができるよう，リハビリテーション治療を実施されることを患者が希望する可能性は高いと考えられる。その一方で，リハビリテーション治療において疼痛を伴うこともあり，症状によっては患者が訓練の実施を希望しない可能性もあり得る。

コスト評価，臨床適応性

・コスト評価
「がん患者リハビリテーション科」が算定できる患者では，保険診療の対象となるため，患者のコスト負担は少ない。

・臨床適応性
骨転移を有する患者では，病的骨折や脊髄圧迫による麻痺などの有害事象のリスクを考慮してリハビリテーション治療を実施する必要がある。この判断のもと，高い専門性をもつ医師により訓練処方が行われる必要がある。

総合評価

骨転移によりADLやQOLが障害されている患者に対して，リハビリテーション治療（運動療法）を行うことを提案する。

骨転移を有する患者のリハビリテーションでは有害事象に注意が必要であるが，害に関する報告はなく，益の確実性はあるものと考えられる。しかし，有害事象に関する報告は少なく，情報バイアスが存在する可能性がある。

重要なアウトカムに対するエビデンスは十分ではないが，患者の価値観は確実性が高く，多様性は低い（一致している）。保険診療で実施されるため，患者のコスト負担も少なく，多くの医療機関で実施できることから，正味の利益はコストや医療資源に十分に見合っている。以上より，提案する（弱い推奨）とした。

推奨決定コンセンサス会議において，委員から出された意見の内容

・転移性骨腫瘍を有する患者においても，歩行ができるということはQOL向上につながると考えられる。

- 有害事象の報告はあまりないが，バイアスの問題もある。特に溶骨性の病変である場合には，訓練中のリスク管理や適応基準が重要となる。そのためにも骨転移のカンファレンスやキャンサーボードを行い，治療内容を多職種で考え，運動療法を行っていくことが重要である。

■投票結果

行うことを推奨 （推奨度1：強い推奨）	行うことを提案 （推奨度2：弱い推奨）	推奨度 決定不能	行わないことを提案 （推奨度2：弱い推奨）	行わないことを推奨 （推奨度1：強い推奨）
25% (4/16)	75% (12/16)	0% (0/16)	0% (0/16)	0% (0/16)

付記

● 骨転移における活動制限

骨転移を有する患者において，病的骨折や脊髄圧迫による麻痺を恐れるあまり，過度な活動制限を実施され，廃用症候群を生じる危険性が想定される。がん患者は深部静脈血栓症やせん妄のリスク因子ももっていることから，活動制限を実施することはこれらの合併症を生じるリスクも高くなる危険性があることに配慮する必要がある。また，活動制限は患者のQOLを低下させるものとなるため，必要最低限とするべきである。

実際のリハビリテーション治療においては，有害事象のリスクを評価し，十分に安全に配慮したうえで，可能な限り活動を促していくことが望ましいと考えられる。

※本CQのアウトカムとして，QOLの改善も挙げていたが，該当する文献は得られなかった。

文献

1) Rief H, Omlor G, Akbar M, et al. Feasibility of isometric spinal muscle training in patients with bone metastases under radiation therapy – first results of a randomized pilot trial. BMC Cancer. 2014；14：67.
2) McKinley WO, Conti-Wyneken AR, Vokac CW, et al. Rehabilitative functional outcome of patients with neoplastic spinal cord compressions. Arch Phys Med Rehabil. 1996；77：892-5.
3) Ruff RL, Adamson VW, Ruff SS, et al. Directed rehabilitation reduces pain and depression while increasing independence and satisfaction with life for patients with paraplegia due to epidural metastatic spinal cord compression. J Rehabil Res Dev. 2007；44：1-10.
4) Tang V, Harvey D, Park Dorsay J, et al. Prognostic indicators in metastatic spinal cord compression：using functional independence measure and Tokuhashi scale to optimize rehabilitation planning. Spinal Cord. 2007；45：671-7.
5) Parsch D, Mikut R, Abel R. Postacute management of patients with spinal cord injury due to metastatic tumour disease：survival and efficacy of rehabilitation. Spinal Cord. 2003；41：205-10.
6) Fattal C, Fabbro M, Rouays-Mabit H, et al. Metastatic paraplegia and functional outcomes：perspectives and limitations for rehabilitation care. Part 2. Arch Phys Med Rehabil. 2011；92：134-45.
7) Cormie P, Newton RU, Spry N, et al. Safety and efficacy of resistance exercise in prostate cancer patients with bone metastases. Prostate Cancer Prostatic Dis. 2013；16：328-35.
8) Cormie P, Galvão DA, Spry N, et al. Functional benefits are sustained after a program of supervised resistance exercise in cancer patients with bone metastases：longitudinal results of a pilot study. Support Care Cancer. 2014；22：1537-48.
9) 王谷英達, 濱田健一郎, 坂井孝司, 他. 骨転移治療戦略とがんのリハビリテーション 転移性骨腫瘍患者へのがんリハビリテーションの現状. 日整会誌. 2015；89：786-9.
10) Bunting RW, Boublik M, Blevins FT, et al. Functional outcome of pathologic fracture secondary to malignant disease in a rehabilitation hospital. Cancer. 1992；69：98-102.

CQ 08

骨転移を有し病的骨折や脊髄圧迫による麻痺の危険性がある患者に対して，装具を使用することは，使用しない場合に比べて推奨されるか？

> **推奨**
> 骨転移を有し病的骨折や脊髄圧迫による麻痺の危険性がある患者に対して，装具を使用することを提案する。
>
> グレード **2C**　推奨の強さ **弱い推奨**　エビデンスの確実性 **弱**

重要臨床課題の確認

椎体圧迫骨折や長管骨骨折などに対する保存的治療や後療法として装具を使用される機会は多くみられる。同様に，骨転移においても病的骨折や脊髄圧迫による麻痺を予防する目的で装具が使用されている。装具の使用により病的骨折や脊髄圧迫による麻痺の予防が可能かを検討する目的で，本ガイドライン初版（推奨グレード C1）から引き続き，今回の改訂でも CQ として採用した。

エビデンス評価

各アウトカムの結果

①骨関連事象の抑制（重要性 9，エビデンスの強さ：C）

・検索

系統的文献検索からはエビデンスとなる文献は得られなかった。ハンドサーチにより，脊椎転移患者における装具療法に関する観察研究 2 件を採用した。

・評価

Rief らは，胸腰推の脊椎転移に対する放射線療法後に体幹装具を使用することの効果について後方視的コホート調査を行っている。915 症例が対象となり，放射線療法後 6 カ月の時点で 82 症例（9.0％）に病的骨折が発生していた。病的骨折の発生頻度は体幹装具群で 8.6％，体幹装具を使用されなかった群で 9.3％に生じていた。これらの間に有意差はなかった。この調査の限界は，後方視的コホート調査であり，放射線照射前に椎体の不安定性がある症例は体幹装具群 68.3％，体幹装具を使用しなかった群 32.3％で有意差を認めている。この点が体幹装具の効果の減弱を生じている可能性がある[1]。

中田らは，脊椎転移に対して保存的加療を行った 58 例を対象として，SINS による評価を実施し，SINS が中等度あるいは重度の不安定性があると判断される症例に対して装具を（カラー，コルセット等）着用して離床させた。これらの装具の着用期間は 3 カ月としている。6 カ月間のフォローが行われた。初診時に麻痺を認めなかった症例において全例で麻痺の出現はなかった。初診時麻痺を認めた 6 症例では，改善 3 症例，不変 2 症例，増悪 1 症例であった[2]。

・統合

観察研究であるため，エビデンスの強さは C と判定した。Rief らの研究については，体幹装具を使用した群に椎体の不安定性がある症例が多く含まれている。この交絡因子により，装具の効果が過小評価されている可能性がある。

②機能予後の改善（重要性 7，エビデンスの強さ：C）
・検索
　系統的文献検索からランダム化比較試験 1 件を採用した。
・評価
　Bailey らは，後彎が軽度かつ神経学的異常のない胸腰椎破裂骨折に対する体幹装具の効果について，RCT を実施している。体幹装具を着用した 47 症例と，装具を着用しなかった 49 症例の比較において，受傷後 3 カ月時の Roland Morris Disability Questionnaire Score（RMDQ）や後彎変形に有意な差を認めなかったとしている[3]。
・統合
　ランダム化比較試験のデザインではあるが，対象患者は胸腰椎破裂骨折となっており，非直接性が存在する。また，評価は RMDQ で実施されており，患者自身の主観的評価が含まれている。実際の患者の ADL を反映しているかは不明である。これらより，エビデンスの強さは C と判定した。

CQ に対するエビデンスの総括
重大なアウトカムに関する全体的なエビデンスの強さ：C（弱）

益と害のバランス評価
　益（望ましい効果）として，麻痺の予防効果がみられた。一方で，病的骨折の発生に関しては有意差が得られていなかった。害（望ましくない効果）として装具による褥瘡が想定されるが，今回採用された文献にはこの発生に関する記述はみられなかった。脊髄圧迫による麻痺の発生を抑制することは益が大きいと判断した。

患者の価値観・希望
　装具の着用は患者にとって圧迫感などの不快感を伴うことがある。また，体幹装具の使用は，起き上がりなどの基本動作の妨げとなる可能性がある。患者の希望については多様性を伴うと考えられる。

コスト評価，臨床適応性
・コスト評価
　装具の作製は医療保険の適用になるが，療養費払いとして，作製費用を患者に一時負担してもらう必要がある。
・臨床適応性
　装具は侵襲を伴う治療ではないが，着用による不快感や作製時の費用負担を生じる。適応にあたっては，装具の必要性を個別に考慮し，患者に十分説明することが必要である。
　装具は義肢装具士により作製される。義肢装具士が常勤，あるいは訪問している医療機関において作製が可能である。

総合評価

骨転移を有し病的骨折や脊髄圧迫による麻痺の危険性がある患者に対して，装具を使用することを提案する。

　重要なアウトカムに対するエビデンスは十分ではないが，重大な害を生じる可能性は低い。患者の価値観は確実性があるが，多様性も存在するものと考えられる。保険診療で実施されるため，患者のコスト負担は少なく，多くの医療機関で実施できることから，正味の利益はコストや医療資源に見合うものと考えられる。以上より，提案する（弱い推奨）とした。

　装具の主な対象は，脊椎転移と四肢の骨転移になると考えられるが，今回得られたエビデンスは前者のみであった。

推奨決定コンセンサス会議において，委員から出された意見の内容

・装具を作製することで，義肢装具士からも着脱方法の指導などが行われる。患者の知識が増えることはQOL向上につながる可能性もある。

■投票結果

行うことを推奨 （推奨度1：強い推奨）	行うことを提案 （推奨度2：弱い推奨）	推奨度 決定不能	行わないことを提案 （推奨度2：弱い推奨）	行わないことを推奨 （推奨度1：強い推奨）
13% (2/16)	88% (14/16)	0% (0/16)	0% (0/16)	0% (0/16)

付記

● 放射線療法との併用

　骨転移に対して放射線療法を施行される機会は多く，良好な除痛効果が報告されている。しかし手術による固定術とは異なり，転移部の病的骨折のリスクはすぐには解決されない点に注意が必要である。照射後，骨の強度が回復するまでには数カ月を要するものと考えられる。このため，装具を補助的に使用することも考慮するべきである。

● 骨転移診療ガイドライン

　日本臨床腫瘍学会から，2015年に骨転移診療ガイドラインが刊行された。このなかで，装具療法のエビデンスは不十分ながらも，装具を使用することを強く推奨している。専門家による投票結果に基づいており，質の高いエキスパートコンセンサスとして，参考にするべきである。

※本CQのアウトカムとして，QOLの改善，装具による褥瘡も挙げていたが，該当する文献は得られなかった。

文献

1) Rief H, Förster R, Rieken S, et al. The influence of orthopedic corsets on the incidence of pathological fractures in patients with spinal bone metastases after radiotherapy. BMC Cancer. 2015；15：745.
2) 中田英二，杉原進介，尾崎敏文．脊椎SRE（skeletal related events）の保存的治療の治療成績．中四整外会誌．2014；26：279-83.
3) Bailey CS, Urquhart JC, Dvorak MF, et al. Orthosis versus no orthosis for the treatment of thoracolumbar burst fractures without neurologic injury：a multicenter prospective randomized equivalence trial. Spine J. 2014；14：2557-64.

CQ 09 骨転移を有する患者に対して，ADL向上のために放射線療法を行うことは，行わない場合に比べて推奨されるか？

> **推奨** 骨転移を有する患者に対して，ADL向上のために放射線療法を行うことを提案する。
> グレード **2C** 推奨の強さ **弱い推奨** エビデンスの確実性 **弱**

重要臨床課題の確認

　骨転移では，疼痛や脊髄圧迫による麻痺などによりADLの低下をきたすことがある。このような症例に対して，骨折や麻痺の予防目的に放射線療法が選択されることもある。これらの有害事象のリスクが軽減されることでADLが改善する可能性もあると考えられる。本ガイドライン初版のCQとしては，骨関連事象の予防効果としていたが，今回の改訂では放射線療法のADL向上に関する効果について検討することとした。

エビデンス評価

各アウトカムの結果

①機能予後の改善（重要性 7，エビデンスの強さ：C）

・検索

　系統的文献検索を行い，観察研究2件を採用した。また，ハンドサーチから系統的レビュー1件，観察研究6件を採用した。

・評価

　Georgeらは，コクラン・レビューにおいて脊椎転移に対する放射線療法の効果についてレビューしている。そこでは照射回数による効果の比較，手術やステロイド併用による効果の比較などが検討されている。照射回数と歩行能力の比較が行われているが，有意差は得られなかった。放射線療法前に歩行不能であった症例では，放射線療法後に歩行が再獲得できる可能性は16〜29％であったとしている[1]。

　Radesらは，脊椎転移に対して放射線療法のみを実施された216症例と，手術および放射線療法を実施された108症例の症例対照研究を実施している。運動機能の改善が放射線単独では27％，放射線に手術を追加した群では26％で得られたとしている。そして治療前に歩行不能であった患者のそれぞれ30％と26％で歩行能力が再獲得されたとしている。また，運動機能の改善が得られやすい原発巣は骨髄腫・リンパ腫（63％），乳がん（29％）であった[2]。

　Radesらは，脊椎転移に対して放射線療法を実施した2,096症例の調査を行っている。放射線療法後に68％で歩行が可能であったとしている。歩行能力の予測因子としては，ECOGのPS（RR 14.28, 95％CI：4.38-46.54），原発巣（RR 7.75, 95％CI：3.48-16.06），腫瘍の診断から脊髄圧迫までの期間（RR 1.81, 95％CI：1.29-2.54），内臓転移（RR 1.58, 95％CI：1.14-2.20），放射線療法前の運動機能（RR 21.41, 95％CI：7.72-59.40），運動障害発生に至った期間（RR 8.20, 95％CI：5.59-12.05）であった。骨髄腫・リンパ腫89％，乳がん81％，前立腺がん68％で放射線療法後に歩行可能である症例が多くみられた[3]。

Radesらは，放射線療法後に歩行が可能となるかを予測するモデルを構築している。予測因子は，原発巣のタイプ（5～9点），腫瘍の診断から脊髄圧迫を生じるまでの期間（6～8点），放射線療法時の内臓転移の有無（5～8点），放射線療法前の運動機能（1～10点），放射線療法前の運動障害の進行期間（4～9点）の5項目（合計21～44点）である。点数により3群に分けたところ，放射線療法後に歩行可能であったのは，21～28点の群では6.2～10.6％，29～37点の群では68.4～70.9％，38～44点の群では98.5～98.7％であった[4]。

　Kidaらは，脊椎転移に対する放射線療法の効果について調査を行っている。放射線療法後には神経学的障害のある28症例のうち7症例（25％）で改善が得られていた。そのうちFrankel分類Aの患者で改善が得られたのは15％，Frankel分類Cの患者で改善が得られたのは46％であった[5]。

　Townsendらは，大腿骨，寛骨臼，上腕骨の病的骨折や切迫骨折を生じた60症例の調査を行っている。手術に放射線療法を加えた群と，手術のみの群を比較する症例対照研究が報告されている。そこでは手術に放射線療法を加えた群では53％，手術のみの群では11.5％で良好な上肢または下肢機能を獲得できていたとしている[6]。

　中田らは，脊椎転移に対して保存的加療を行った58症例を対象として，SINSによる評価を行った。53症例で放射線療法が実施されていた。SINSが中等度あるいは不安定と判断される症例に対してフィラデルフィアカラーやハローベスト固定として離床させた。これらの装具の着用期間は3カ月としている。6カ月間のフォローが行われた。初診時に麻痺を認めなかった症例において全例で麻痺の出現はなかった。初診時麻痺を認めた6症例では，改善3症例，不変2症例，増悪1症例であった。平均Barthel指数（BI）は開始時71で経時的に改善し，最終観察時は82であった[7]。

　Haradaらは，大腿骨転移に対する放射線療法の効果に関する72症例84病変の調査を行った。照射後3カ月の時点で画像所見において改善がみられたのは42％（35／84病変）であった。23％（19／84病変）では画像所見で増悪がみられていた。13％（11／84病変）で追加の手術が必要になった。画像所見において増悪がみられた症例は42％（8／19病変）で手術が必要となった。全身療法（化学療法やホルモン療法），ビスフォスフォネート製剤を使用されている症例において画像所見の改善がみられる傾向にあり，原発巣としては，肺がん（65％），乳がん（47％），前立腺がん（42％）で画像所見の改善が得られていた[8]。

　片桐らは，大腿骨転移に対する放射線療法の効果について調査を行った。放射線療法により85％（60／71症例）の症例で生存期間中に骨折が回避されていた。そして歩行機能が維持または再獲得された症例は65％であった[9]。

・統合

　システマティックレビューが1件あるものの，放射線照射の回数の比較であった。介入の非直接性があり，その他の報告は観察研究であったことから，エビデンスの強さはCと判定した。

②急性有害反応の出現（害：重要性7，エビデンスの強さ：A）

・検索

　系統的文献検索から採用された文献はなかった。ハンドサーチからランダム化比較試験1件を採用した。

・評価

　Howellらは，有痛性の脊椎転移に対する放射線療法に関するランダム化比較試験を実施している。ここでは8Gy単回照射を実施された124症例と30Gy複数回照射を実施された111症例とを比較している。疼痛改善効果は両群間で有意差を認めなかった。放射線療法による副作用としては，Common Terminology Criteria for Adverse Events（CTCAE）グレード2～4の有害事象は，8Gy単回照射では10％，30Gy複数回照射では20％生じ，有意差を認めていた。グレード4の有害事象は8Gy単回照射群で

は発生しなかったのに対し，30Gy 複数回照射では 2 例の有害事象を生じていた[10]。
・統合
　質の高いランダム化比較試験が含まれており，エビデンスの強さは A と判定した。

> **CQ に対するエビデンスの総括**
> 重大なアウトカムに関する全体的なエビデンスの強さ：C（弱）

益と害のバランス評価

　益（望ましい効果）として，歩行能力などの ADL が改善したとする報告が複数みられた。エビデンスの確実性は高くないものの，歩行能力の再獲得による益は大きいと考えられる。害（望ましくない効果）として，放射線療法による有害事象の頻度は低く，CTCAE グレード 4 以上の重大な有害事象は稀であった。このことより，益が害を上回ると判断した。

患者の価値観・希望

　骨転移は疼痛を伴うことも多く，放射線療法の疼痛抑制効果は確実性の高いものとなっている。疼痛が改善し，ADL の改善が期待できることは多くの患者が行うことを希望すると考えられる。

コスト評価，臨床適応性

・コスト評価
　骨転移に対する放射線療法は医療保険の適用となり，そのコストも高いものではない。
・臨床適応性
　放射線療法には，照射装置が必要である。治療可能な施設はがん治療を実施している大規模医療機関に限られる。

総合評価

骨転移を有する患者に対して，ADL 向上のために放射線療法を行うことを提案する。
　重要なアウトカムに対するエビデンスは十分ではないが，重大な害を生じる可能性は低い。患者の価値観は確実性が高く，多様性は低い（一致している）ものと考えられる。保険診療で実施されるため，患者のコスト負担も少なく，正味の利益はコストや医療資源に見合っている。以上より，提案する（弱い推奨）とした。

推奨決定コンセンサス会議において，委員から出された意見の内容

・放射線療法による疼痛改善により ADL が向上している可能性があると考えられる。
・ADL が低下している場合は，疼痛や麻痺のいずれかがあると思われる。禁忌事項がなければ放射線療法を行わないことは倫理的な問題もあると考えられる。

■投票結果

行うことを推奨 (推奨度1：強い推奨)	行うことを提案 (推奨度2：弱い推奨)	推奨度 決定不能	行わないことを提案 (推奨度2：弱い推奨)	行わないことを推奨 (推奨度1：強い推奨)
25% (4/16)	69% (11/16)	0% (0/16)	0% (0/16)	6% (1/16)

付記

※本CQのアウトカムとして，QOLの改善も挙げていたが，該当する文献は得られなかった。

文献

1) George R, Jeba J, Ramkumar G, et al. Interventions for the treatment of metastatic extradural spinal cord compression in adults. Cochrane Database Syst Rev. 2015：CD006716.
2) Rades D, Huttenlocher S, Dunst J, et al. Matched pair analysis comparing surgery followed by radiotherapy and radiotherapy alone for metastatic spinal cord compression. J Clin Oncol. 2010；28：3597-604.
3) Rades D, Rudat V, Veninga T, et al. A score predicting posttreatment ambulatory status in patients irradiated for metastatic spinal cord compression. Int J Radiat Oncol Biol Phys. 2008；72：905-8.
4) Rades D, Douglas S, Huttenlocher S, et al. Validation of a score predicting post-treatment ambulatory status after radiotherapy for metastatic spinal cord compression. Int J Radiat Oncol Biol Phys. 2011；79：1503-6.
5) Kida A, Taniguchi S, Fukuda H, et al. Radiation therapy for metastatic spinal tumors. Radiat Med. 2000；18：15-20.
6) Townsend PW, Rosenthal HG, Smalley SR, et al. Impact of postoperative radiation therapy and other perioperative factors on outcome after orthopedic stabilization of impending or pathologic fractures due to metastatic disease. J Clin Oncol. 1994；12：2345-50.
7) 中田英二，杉原進介，尾崎敏文．脊椎SRE（skeletal related events）の保存的治療の治療成績．中四整外会誌．2014；26：279-83.
8) Harada H, Katagiri H, Kamata M, et al. Radiological response and clinical outcome in patients with femoral bone metastases after radiotherapy. J Radiat Res. 2010；51：131-6.
9) 片桐浩久，高橋満，高木辰哉，他．転移性腫瘍による病的骨折の治療 大腿骨骨転移に対する治療．日整会誌．2007；81：354-62.
10) Howell DD, James JL, Hartsell WF, et al. Single-fraction radiotherapy versus multifraction radiotherapy for palliation of painful vertebral bone metastases-equivalent efficacy, less toxicity, more convenient：a subset analysis of Radiation Therapy Oncology Group trial 97-14. Cancer. 2013；119：888-96.

CQ 10 骨転移を有する患者に対して，リハビリテーションゴール設定のために生命予後の予測評価法を用いることは，用いない場合に比べて推奨されるか？

> **推奨**
> 骨転移を有する患者に対して，リハビリテーションゴール設定のために，生命予後の予測評価法を用いることを推奨する。
>
> グレード **1C** 推奨の強さ **強い推奨** エビデンスの確実性 **弱**

重要臨床課題の確認

リハビリテーション治療の実施にあたっては，その目的とゴール設定を明確にすることが必要である。がんにより遠隔転移を生じている状態では，生命予後は不良であることも少なくない。生命予後はリハビリテーションのゴール設定に与える影響は大きいものと考えられる。

そこで今回の改訂ではCQを新規に追加し，生命予後予測の有用性について検討することとした。

エビデンス評価

各アウトカムの結果

①予測精度（害：重要性5，エビデンスの強さ：C）

・検索

系統的文献検索を行い，観察研究8件を採用した。ハンドサーチから観察研究5件を採用した。

・評価

Fattalらは，脊椎転移により脊髄圧迫をきたした症例の生命予後の報告に関するレビューを行っている。対象となった38件の報告では，生存期間の中央値は2.4～30カ月であり，12カ月後の生存率は12～58％であったとしている[1]。

Katagiriらは，350症例の前向きコホート調査により骨転移患者の生命予後の調査を行った。そこでは原発巣（0～3点），内臓・脳転移（0～2点），PS不良（0～1点），化学療法の既往（0～1点），多発骨転移（0～1点）の5つが予測因子として挙げられている。合計8点のスコアであり，高得点ほど生命予後は不良と予測する方法である。6点以上の予後不良と予測される群では，6カ月時の生存率は31.3％（95％CI：22.4-40.1），12カ月時の生存率は10.9％（95％CI：4.9-16.9）であった[2]。

Katagiriらは，808例の前向きコホート調査により骨転移患者の生命予後を調査し，2005年のKatagiriらのスコアの改訂を行った。そこでは原発巣（0～3点），内臓・脳転移（0～2点），血液検査異常（0～2点），PS不良（0～1点），化学療法の既往（0～1点），多発骨転移（0～1点）の6つが予測因子として挙げられている。合計10点のスコアであり，高得点ほど生命予後は不良と予測する方法である。7点以上の予後不良と予測される群では6カ月時の生存率は26.9％（95％CI：22.2-31.6），12カ月時の生存率は6.0％（95％CI：3.5-8.5）であった。2005年のKatagiriの方法では予後不良と予測される群の12カ月時の生存率は44％であり，改訂版では予測精度が向上したとしている[3]。

片桐らは，下肢・体幹の手術を行った骨転移症例53症例を対象とし，生命予後予測スコア（新片桐ス

コア）と達成された移動能力の関連を調査している。0～3点の低リスク群，4～6点の中リスク群，7～10点の高リスク群と分類して分析が行われた。低・中リスク群では79％で歩行が可能となっていた。それに対して高リスク群で歩行可能となったのは58％であり，25％で自宅退院が不可能であった[4]。

Tokuhashiらは，246症例の準前向きコホート調査により脊椎転移患者の生命予後を予測する方法を構築している。そこではPS（0～2点），脊椎以外の他の骨転移数（0～2点），脊椎転移の数（0～2点），原発巣の種類（0～5点），主要臓器転移の有無（0～2点），麻痺の状態（0～2点）の6つが予測因子として挙げられている。合計15点のスコアであり，高得点ほど生命予後は良好と予測する方法である。0～8点は予後6カ月未満，12～15点は1年以上の予後と予測する。0～8点の予後不良群では85.3％，12～15点の予後良好群では95.4％で予測が的中したとしている[5]。

徳橋らは，脊椎転移のある246症例の調査では，予後判定点数12～15点（予想予後1年以上）では，手術，保存療法のいずれにおいてもBarthel指数（BI）90以上が期待でき，80％以上が自宅退院となるとしている。その一方で，判定点数8点以下（予想予後6カ月以内）はBIが不良であり，自宅退院も困難であったとしている[6]。

Tangらは，脊椎転移により脊髄圧迫を生じ，リハビリテーション病棟に入院した63症例の調査を行った。FIMの中央値は入院時に83であったものが，退院時には102まで改善し，有意差がみられていた。多変量解析の結果，FIM改善を予測する因子はTokuhashiスコアとリハビリテーション実施期間の長さであった。それぞれのオッズ比は1.30（95％CI：1.04-1.62），1.04（95％CI：1.01-1.07）であった[7]。

Tomitaらは，67症例の後ろ向きコホート調査により，脊椎転移患者の生命予後を予測する方法を構築している。そこでは原発巣（1～4点），内臓転移（0～4点），骨転移数（1～2点）の3つが予測因子として挙げられている。合計10点（最低点2点）のスコアであり，高得点ほど生命予後は不良と予測する方法である。スコアにより脊椎転移に対する手術適応や術式を示している。61症例に対してそのスコアに応じた治療を実施している。予後良好と予測される群（2～5点）の生存期間は6～84カ月（平均38.2カ月）であったとしている[8]。

Bauerらは，241症例の手術を実施された骨転移患者における生命予後の調査を行っている。重回帰分析により抽出された予測因子は，病的骨折，内臓または脳転移，肺がんであった。この結果をもとに3つの予測因子からなる予測モデルを構築している。予後良好と予測される群では1年後の生存率は50％であったとしている[9]。

Kimらは，112症例の脊椎転移症例においてTomitaスコアとTokuhashiスコアの再現性を検証している。Tomitaスコアの予後良好群（2～3点）では平均生存期間53.6カ月（95％CI：36.3-70.8），予後不良群（8～10点）では平均生存期間4.6カ月（95％CI：3.2-6.0）であった。Tokuhashiスコアの予後良好群（12～15点）では平均生存期間37.1カ月（95％CI：18.9-55.3），予後不良群（0～8点）では平均生存期間9.4カ月（95％CI：6.6-12.3）であった。スコアと生存期間の相関係数はそれぞれ-0.994と0.790であり，Tomitaスコアが生存期間との関連がより強くみられていた[10]。

Dardicらは，196症例の脊椎転移症例において生命予後予測スコアの再現性を検証している。Tokuhashiスコアでは予後良好群（12～15点）と予後不良群（0～8点）ではハザード比3.72（95％CI：2.17-6.39）であった。Tomitaスコアでは予後良好群（2～3点）と予後不良群（8～10点）ではハザード比5.65（95％CI：3.81-9.01）であった。Bauerスコアでは予後良好群と予後不良群ではハザード比6.90（95％CI：4.16-11.44）であった[11]。

Ogiharaらは，肺がんによる脊椎転移症例114症例の生命予後を調査している。多変量解析において，PS，血清Ca，Alb値が生命予後と関連していたとしている。そしてTokuhashiスコアで予後良好とされる症例において，必ずしもその生命予後は良好ではなかったとしている[12]。

Ulmarらは，乳がんによる脊椎転移のある55症例の生命予後を調査している。Tokuhashiスコアを改訂することで予測精度は向上したとしている[13]。Ulmarらは，乳がん以外の原発巣の脊椎転移症例217症例における生命予後の調査でも同様の結果を得たとしている[14]。

・統合

骨転移を有する患者における生命予後予測モデルの報告は複数みられた。複数の予測因子を組み合わせることによりスコア化するモデルであった。それらの一部は再現性の検証も行われている。いずれの研究デザインも観察研究であった。エビデンスの強さはCと判定した。

CQに対するエビデンスの総括

重大なアウトカムに関する全体的なエビデンスの強さ：C（弱）

益と害のバランス評価

益（望ましい効果）に関するエビデンスはみられなかった。しかしリハビリテーション治療を開始する際には，その目的を明確にすることは一般的である。特にがん患者では生命予後がさまざまであり，リハビリテーション治療の目的を明確にするためには，生命予後の予測が重要となる。害（望ましくない効果）として想定されるものはなく，益と害のバランスでは益が上回ると予想される。

患者の価値観・希望

生命予後を予測することで患者の負担となることはなく，大多数の患者がそれを拒むことはないと考えられる。

コスト評価，臨床適応性

・コスト評価

今回抽出された予測モデルは，病歴や画像，疼痛などから行うものである。これらは通常の診療において実施されているものであり，追加のコストは発生しないものと考えられる。

リハビリテーション治療については，入院中のがん患者では「がん患者リハビリテーション料」が算定できるため，患者のコスト負担は少ない。

・臨床適応性

上述のように，今回検索された評価方法は，通常の診療において実施されているものであると考えられる。特殊な検査機器などは必要としないため，一般的な医療機関で実施可能であると考えられる。

総合評価

骨転移を有する患者に対して，リハビリテーションゴール設定のために，生命予後の予測評価法を用いることを推奨する。

リハビリテーション治療を実施するにあたり，ゴール設定を行い，治療目的を明確にすることは一般的である。

重要なアウトカムに対するエビデンスは十分ではないが，害を生じる可能性は低い。患者の価値観は確実性が高く，多様性は低い（一致している）ものと考えられる。保険診療で実施されるため，患者のコスト負担も少なく，多くの医療機関で実施できることから，正味の利益はコストや医療資源に十分見合っている。以上より，推奨する（強い推奨）とした。

■投票結果

行うことを推奨 （推奨度1：強い推奨）	行うことを提案 （推奨度2：弱い推奨）	推奨度 決定不能	行わないことを提案 （推奨度2：弱い推奨）	行わないことを推奨 （推奨度1：強い推奨）
88% (14/16)	6% (1/16)	0% (0/16)	6% (1/16)	0% (0/16)

付記

● 生命予後予測の必要性

リハビリテーション治療においては，将来の機能予後を予測し，治療計画を行うことが一般的である。特にがん患者では予後がさまざまであり，リハビリテーションの目的も多様となる。Dietzはがん患者のリハビリテーション治療の目的として予防的・回復的・維持的・緩和的を挙げている。これを明確にするためには，生命予後を予測することが必要となる。

● がん治療の進歩

がん治療の進歩により，がん患者の生命予後は改善している。このため，生命予後予測評価を用いる際には，最新のものを用いることが望ましいと考えられる。

※本CQのアウトカムとして，機能予後の改善，QOLの改善，治療期間の適正化も挙げていたが，該当する文献は得られなかった。

文献

1) Fattal C, Fabbro M, Gelis A, et al. Metastatic paraplegia and vital prognosis : perspectives and limitations for rehabilitation care. Part 1. Arch Phys Med Rehabil. 2011 ; 92 : 125-33.
2) Katagiri H, Takahashi M, Wakai K, et al. Prognostic factors and a scoring system for patients with skeletal metastasis. J Bone Joint Surg Br. 2005 ; 87 : 698-703.
3) Katagiri H, Okada R, Takagi T, et al. New prognostic factors and scoring system for patients with skeletal metastasis. Cancer Med. 2014 ; 3 : 1359-67.
4) 片桐浩久，田沼明，高橋満，他．骨転移治療戦略とがんのリハビリテーション 骨転移手術のリハビリテーション 予後スコアとリハビリテーションのゴールについて．日整会誌．2015；89：790-7.
5) Tokuhashi Y, Matsuzaki H, Oda H, et al. A revised scoring system for preoperative evaluation of metastatic spine tumor prognosis. Spine. 2005 ; 30 : 2186-91.
6) 徳橋泰明，上井浩，大島正史，他．転移性骨腫瘍への治療戦略（脊椎・骨盤・四肢）転移性脊椎腫瘍に対する手術療法．日整会誌．2013；87：903-8.
7) Tang V, Harvey D, Park Dorsay J, et al. Prognostic indicators in metastatic spinal cord compression : using functional independence measure and Tokuhashi scale to optimize rehabilitation planning. Spinal Cord. 2007 ; 45 : 671-7.
8) Tomita K, Kawahara N, Kobayashi T, et al. Surgical strategy for spinal metastases. Spine. 2001 ; 26 : 298-306.
9) Bauer HC, Wedin R. Survival after surgery for spinal and extremity metastases. Prognostication in 241 patients. Acta Orthop Scand. 1995 ; 66 : 143-6.
10) Kim J, Lee SH, Park SJ, et al. Analysis of the predictive role and new proposal for surgical strategies based on the modified Tomita and Tokuhashi scoring systems for spinal metastasis. World J Surg Oncol. 2014 ;

12 : 245.
11) Dardic M, Wibmer C, Berghold A, et al. Evaluation of prognostic scoring systems for spinal metastases in 196 patients treated during 2005-2010. Eur Spine J. 2015 ; 24 : 2133-41.
12) Ogihara S, Seichi A, Hozumi T, et al. Prognostic factors for patients with spinal metastases from lung cancer. Spine. 2006 ; 31 : 1585-90.
13) Ulmar B, Richter M, Cakir B, et al. The Tokuhashi score : significant predictive value for the life expectancy of patients with breast cancer with spinal metastases. Spine. 2005 ; 30 : 2222-6.
14) Ulmar B, Huch K, Naumann U, et al. Evaluation of the Tokuhashi prognosis score and its modifications in 217 patients with vertebral metastases. Eur J Surg Oncol. 2007 ; 33 : 914-9.

第 8 章

脳腫瘍

CQ 01　脳腫瘍患者に対して，リハビリテーション治療を行った場合に，その治療効果を確認する評価の方法は？

■ 解説

リハビリテーション医療においては，リハビリテーション治療の効果を確認するための評価を行うことは重要である。本ガイドライン初版では脳腫瘍領域の系統的なリハビリテーション評価に関しては，独自性のあるものこそ多くはないが，他の領域でも用いられている適切な評価を行いながらリハビリテーション医療を行うことが推奨された（グレードB）。今回のガイドライン改訂においては，本ガイドライン初版掲載の評価項目に，2011年以降の文献において新たに加えられた評価法や前回は未掲載であった評価法を追記し，項目および参照文献のみの記述とした。

◎評価の方法

脳腫瘍患者は，運動障害，感覚障害，高次脳機能障害，摂食・嚥下障害を抱える。脳腫瘍のリハビリテーション評価は，同様の障害を抱える脳卒中のリハビリテーションの評価法を使用することができると考える。しかし，病状の進行による全身状態や症状の変化は脳卒中とは異なるため，評価のタイミング，評価法の変更や追加などを検討する必要がある。リハビリテーション治療を行うにあたり，全般的身体機能，日常生活動作，生活の質，高次脳機能障害を患者の状態に応じて系統的に評価するために，以下の尺度を用いることが勧められる。

①全般的身体機能：KPS（Karnofsky Performance Scale）
②日常生活動作：機能的自立度評価法（Functional Independence Measure；FIM），Barthel指数
③生活の質：FACT-Br（Functional Assessment of Cancer Therapy-Brain），EORTC QLQ-BN20（The European Organization for Research and Treatment of Cancer Quality of Life Questionnaire BN20 module），SF-36（MOS 36-Item Short-Form Health Survey）
④高次脳機能障害の総合的評価：MMSE（Mini-Mental State Examination），改訂版長谷川式簡易知能評価スケール（Hasegawa Dementia Rating Scale-Revised；HDS-R）

がんの全般的な身体機能の評価としてKPSがあり，脳腫瘍の場合でも用いられる[1-3]。

脳腫瘍に対してリハビリテーション治療を行うとき，日常生活動作（activities of daily living；ADL）の評価として機能的自立度評価法（FIM）[1,4-8]やBarthel指数[2,9-12]がよく用いられる。Barthel指数はKPSと相関し[2]，また，生存期間とも関連性が認められる[2]。FIMもKPSとの相関がみられる[1]。

生活の質（quality of life；QOL）の評価では，脳腫瘍に特化したものとしてFACT-Br[1,11,13]，EORTC QLQ-BN20[14]がある。リハビリテーション治療によりQOLが改善し，また，QOLの改善はADLの改善より遅れることが指摘されている[1]。一般的なQOL尺度であるSF-36が用いられることもある[15]。

脳腫瘍では高次脳機能障害が高率にみられ，20～80%と報告されており[9,16]，スクリーニング検査は重要である。高次脳機能障害の評価には多くの種類の神経心理学的検査があり，記憶，注意，遂行機能などが評価されるが[17]，スクリーニング検査として有用なのはMMSE[3]である。MMSEはKPSおよび神経

学的所見と相関し[3]，病状の変化を捉えることができる．わが国では改訂版長谷川式簡易知能評価スケールも用いられる．病状が進行するとき，ADL，QOL の悪化に先行して神経心理学的検査による結果が悪化し[11]，注意の低下が ADL の低下を招く[18]ことが指摘されている．

　脳腫瘍患者に対して，リハビリテーション治療を行った場合にその治療効果を確認する評価の方法について紹介した．今回のガイドライン改訂では，脳腫瘍のリハビリテーション治療領域における機能障害の多様性や評価項目の幅広さから，重要臨床課題としては扱うが個々の評価の詳細記載や集積した論文の総体的なエビデンス評価は行わず，推奨も決定しないこととし，項目および参照文献のみ掲載した．

文献

1) Huang ME, Wartella JE, Kreutzer JS. Functional outcomes and quality of life in patients with brain tumors: a preliminary report. Arch Phys Med Rehabil. 2001；82：1540-6.
2) Brazil L, Thomas R, Laing R, et al. Verbally administered Barthel Index as functional assessment in brain tumour patients. J Neurooncol. 1997；34：187-92.
3) Choucair AK, Scott C, Urtasun R, et al. Quality of life and neuropsychological evaluation for patients with malignant astrocytomas: RTOG 91-14. Radiation Therapy Oncology Group. Int J Radiat Oncol Biol Phys. 1997；38：9-20.
4) Fu JB, Parsons HA, Shin KY, et al. Comparison of functional outcomes in low-and high-grade astrocytoma rehabilitation inpatients. Am J Phys Med Rehabil. 2010；89：205-12.
5) Greenberg E, Treger I, Ring H. Rehabilitation outcomes in patients with brain tumors and acute stroke: comparative study of inpatient rehabilitation. Am J Phys Med Rehabil. 2006；85：568-73.
6) 和田勇治, 赤星和人, 永田雅章. 脳腫瘍開頭術後患者の入院リハビリテーションの機能的帰結. 総合リハ. 2010；38：275-80.
7) Marciniak CM, Sliwa JA, Heinemann AW, et al. Functional outcomes of persons with brain tumors after inpatient rehabilitation. Arch Phys Med Rehabil. 2001；82：457-63.
8) Khan F, Amatya B, Drummond K, et al. Effectiveness of integrated multidisciplinary rehabilitation in primary brain cancer survivors in an Australian community cohort: a controlled clinical trial. J Rehabil Med. 2014；46：754-60.
9) 百瀬由佳, 小林一成. 脳腫瘍入院患者に対する早期リハビリテーションの効果. Jpn J Rehabil Med. 2007；44：745-50.
10) 水落和也, 小野恵子. 悪性腫瘍による脊髄障害と脳腫瘍による麻痺への対応. J Clin Rehabil. 2001；10：604-9.
11) Li J, Bentzen SM, Renschler M, et al. Relationship between neurocognitive function and quality of life after whole-brain radiotherapy in patients with brain metastasis. Int J Radiat Oncol Biol Phys. 2008；71：64-70.
12) Yoon J, Chun MH, Lee SJ, et al. Effect of virtual reality-based rehabilitation on upper-extremity function in patients with brain tumor: controlled trial. Am J Phys Med Rehabil. 2015；94：449-59.
13) Huang ME, Wartella JE, Kreutzer JS. Functional outcomes and quality of life in patients with brain tumors: a preliminary report. Arch Phys Med Rehabil. 2001；82：1540-6.
14) Pace A, Parisi C, Di Lelio M, et al. Home rehabilitation for brain tumor patients. J Exp Clin Cancer Res. 2007；26：297-300.
15) Neil-Dwyer G, Lang D, Garfield J. The realities of postoperative disability and the carer's burden. Ann R Coll Surg Engl. 2001；83：215-8.
16) Mukand JA, Blackinton DD, Crincoli MG, et al. Incidence of neurologic deficits and rehabilitation of patients with brain tumors. Am J Phys Med Rehabil. 2001；80：346-50.
17) Gehring K, Sitskoorn MM, Gundy CM, et al. Cognitive rehabilitation in patients with gliomas: a randomized, controlled trial. J Clin Oncol. 2009；27：3712-22.
18) Papazoglou A, King TZ, Morris RD, et al. Attention mediates radiation's impact on daily living skills in children treated for brain tumors. Pediatr Blood Cancer. 2008；50：1253-7.

CQ 02 運動障害を有する脳腫瘍患者に対して，リハビリテーション治療を行うことは，行わない場合に比べて推奨されるか？

> **推奨**
> 運動障害を有する脳腫瘍患者に対して，リハビリテーション治療を行うことを提案する。
> グレード **2C** 推奨の強さ**弱い推奨** エビデンスの確実性**弱**

重要臨床課題の確認

　脳腫瘍患者は，腫瘍そのものによる運動麻痺や感覚障害，協調性障害などに加え，手術療法や化学療法，放射線療法など治療の副作用の影響も受けるため，リハビリテーション治療のニーズが高い症例が多い。しかし，本ガイドライン初版においては，運動障害を有する脳腫瘍患者へのリハビリテーション治療の効果を明確に示した介入研究がなく，その臨床的な重要性を高いエビデンスで示すことができなかった。そこで，今回の改訂でもCQとして取り上げ，エビデンスを検証することとした。

エビデンス評価

各アウトカムの結果

① ADLの改善（重要性8，エビデンスの強さ：B）

・検索

　系統的文献検索を行い，システマティックレビュー1件，比較対照研究2件，前後比較研究1件を採用した。

・評価

　脳腫瘍患者に対する多職種によるリハビリテーション治療の効果についてのシステマティックレビュー[1]では，症例対照研究を1件採用しており，エビデンスは低いがADLの改善に有効であると結論づけている。この症例対照研究において，Khanら[2]は治療後の脳腫瘍患者106名を対象に，多職種の外来リハビリテーション介入群と，対照群（リハビリテーション治療は行わず，地域で通常の活動を続けた）で機能的自立度評価法（FIM）を評価した。介入3カ月後において，介入群は対照群と比較して複数のFIM下位項目（セルフケア，排泄コントロール，移乗，移動，コミュニケーション）で有意差を認めた。さらに介入6カ月後においても，介入群は対照群と比較して複数のFIM下位項目（排泄コントロール，コミュニケーション，社会的認知）の改善が維持されていた。

　介入内容に関しては，介入群では理学療法，作業療法，心理カウンセリング，ソーシャルワークを組み合わせた外来リハビリテーション治療が30分間，週2〜3回，6〜8週間行われた。

　Yoonら[3]は40名の脳腫瘍患者を対象に，介入群〔virtual reality-based（以下VR）リハビリテーション治療と作業療法との組み合わせ〕と対照群（作業療法のみ）でKorean-version of the Modified Barthel指数（BI）を評価した。両群間に有意な差は認めなかったが，両群ともにADLの改善を認めた。

　Sarahら[4]は，術後入院中の脳腫瘍患者に対して個別的な有酸素運動によるリハビリテーション治療を行い，治療後の持久力（6分間歩行テスト），ADL（FIMの運動項目）の評価を行った。前後比較において，

介入群では 6 分間歩行テスト，FIM の運動項目ともに，有意な改善を認めた．
・統合

システマティックレビューは Khan ら[2] の症例対照研究のみを採用しており，本アウトカムにおいても同じ研究を採用した．この研究はランダム化比較試験ではないが，検査者や治療者に対する盲検化や割り付けの際には腫瘍の進行に応じた matching が行われており，バイアスリスクへの配慮がなされていた．この Khan ら[2] の症例対照研究，Yoon ら[3] の研究，Sarah ら[4] の研究，すべてにおいてリハビリテーション治療による ADL の改善を支持する結果であったため，エビデンスの強さは B と判定した．

② QOL の改善（重要性 8，エビデンスの強さ：C）

・検索

系統的文献検索を行い，比較対照研究 1 件，前後比較研究 3 件を採用した．

・評価

Khan ら[2] は治療後の脳腫瘍患者 106 名を対象に，多職種の外来リハビリテーション介入群とコントロール群（リハビリテーション治療は行わず，地域で通常の活動を続けた）で，Cancer Rehabilitation Evaluation System-Short Form（CARES-SF）を評価した．両群間において有意な差は認めなかった．

Ayotte ら[4] は，術後入院中の脳腫瘍患者に対して個別的な有酸素運動によるリハビリテーション治療を行い，QOL を FACIT-F（Functional Assessment of Chronic Illness Therapy-Fatigue）により評価した．前後比較において，介入後では FACIT-F の有意な改善を認めた．

Huang ら[5] は原発性脳腫瘍術後の入院患者 10 名を対象に，多職種リハビリテーション治療（理学療法，作業療法，言語療法，レクリエーション療法，看護，ケースワーク）を 7〜35 日間行い，QOL の評価指標である FACT-Br（Functional Assessment Of Cancer Therapy-Brain）を調査した．ベースラインと比較して，退院時，退院 1 カ月後，退院 3 カ月後は改善傾向であった．

Pace ら[6] は脳腫瘍手術を受けた患者 121 名に自宅退院後 3 カ月間のリハビリテーションプログラムを行い，脳腫瘍患者の QOL の指標である EORTC QLQ-C30，EORTC QLQ-BN20 を評価した．治療前と治療後に QOL アンケートを完了したのは 54 名であったが，その 72％ではベースラインと比較して少なくとも 1 つのドメインスコアの改善がみられた．

・統合

採用論文においては，一致した見解は得られなかった．しかしながら，リハビリテーション治療により QOL は維持または改善傾向を示す報告が多いため，エビデンスの強さは C と判定した．

③ 精神機能の改善（重要性 6，エビデンスの強さ：D）

・検索

系統的文献検索を行い，比較対照研究 1 件を採用した．

・評価

Khan ら[2] は治療後の脳腫瘍患者 106 名を対象に，多職種の外来リハビリテーション介入群と対照群（リハビリテーション治療は行わず，地域で通常の活動を続けた）で，Depression Anxiety Stress Scale-21 を評価した．両群間において有意な差は認めなかった．

・統合

本論文はバイアスリスクへの配慮がなされているが，症例対照研究 1 件のみであり，エビデンスの強さは D とした．

④ 運動療法による有害事象の頻度の増加（害：重要性 6，エビデンスの強さ：C）

・検索

系統的文献検索を行い，比較対照研究 2 件を採用した．

・評価

　Khan ら[2]は治療後の脳腫瘍患者106名を対象に，多職種の外来リハビリテーション介入群と対照群（リハビリテーション治療は行わず，地域で通常の活動を続けた）で，臨床的必要性に応じて割り付けた。介入群，対照群ともに，治療中の転倒やけがはみられなかった。また，脳腫瘍関連症状（疼痛／頭痛）の報告は，介入群と対照群において差を認めなかったが，両群とも半数の症例が症状を報告した。

　Yoonら[3]は40名の脳腫瘍患者を対象に，VRリハビリテーション治療と作業療法とを組み合わせた介入群と作業療法のみの対照群を比較したが，両群において有害事象は認めなかった。

・統合

　比較対照研究2件のみの結果であることから，エビデンスの強さはCと判定した。

> **CQに対するエビデンスの総括**
> 重大なアウトカムに関する全体的なエビデンスの強さ：C（弱）

益と害のバランス評価

　益（望ましい効果）として，ADLの改善，一部のQOLの改善は認められたが，その益は小さかった。一方，害（望ましくない効果）として，有害事象の増加は認められなかった。以上より，益が害を上回ってはいるが，その効果の差は小さいと判断した。

患者の価値観・希望

　害が少なく益が大きい治療であるため，多くの患者が行うことを希望すると考えられ，確実性は高く，多様性は低い。

コスト評価，臨床適応性

・コスト評価

　入院中には，「がん患者リハビリテーション料」の診療報酬算定により保険診療で実施できる。一方，外来では「がん患者リハビリテーション料」の算定要件を満たさないため（入院中に限定される），保険診療で実施することはできない。

・臨床適応性（外的妥当性）

　多くのがん専門医療機関では，入院中には保険診療により，リハビリテーション科医，リハビリテーション専門職（理学療法士等）から構成されるリハビリテーションチームの体制のもとで，監督下での運動療法（supervised exercise）を行うことができるため，臨床適応性は高い。

　一方，外来では保険診療の適用外になるため，監督下での運動療法および専門スタッフの監督なしで行う，在宅を基盤とした運動療法（home-based exercise）ともに，実施可能な医療機関は少なく現状では臨床適応性は低い。

総合評価

運動障害を有する脳腫瘍患者に対して，リハビリテーション治療を行うことを提案する。

　重要なアウトカムに対するエビデンスの確実性は低いが，害を生じる可能性は低く，症例の価値観は確実性が高く，多様性は低い（一致している）。保険診療で実施されるため患者のコスト負担は少なく，多くの医療機関で実施できることから，正味の利益はコストや医療資源に十分に見合っており，提案する（弱い推奨）とした。しかし，膠芽腫など悪性度の高い種類の脳腫瘍は，病状が急速に悪化する可能性がありアドヒアランスが得られない場合があるため，腫瘍の種類や部位，生命予後により，リハビリテーション治療の内容を調整する必要がある。

　本CQでは，2017年のシステマティックレビュー1件を採用したが，ランダム化比較試験の報告はなく，比較対照研究2件，前後比較研究3件を採用することとなった。今後，研究報告のさらなる蓄積が待たれる。

推奨決定コンセンサス会議において，委員から出された意見の内容

・脳腫瘍自体は不安が大きい。何かをできるということ自体が希望となるので，リハビリテーション治療を行う意味は大きい。

■投票結果

行うことを推奨 （推奨度1：強い推奨）	行うことを提案 （推奨度2：弱い推奨）	推奨度 決定不能	行わないことを提案 （推奨度2：弱い推奨）	行わないことを推奨 （推奨度1：強い推奨）
13% (2/16)	88% (14/16)	0% (0/16)	0% (0/16)	0% (0/16)

付記

●脳腫瘍患者に対するリハビリテーション治療

　脳腫瘍のリハビリテーション治療の効果に関する質の高い研究は依然少ないが，多くの症例で脳卒中のリハビリテーション治療の技法を使用することができる。周術期には片麻痺，失調症などの運動障害，高次脳機能障害，摂食嚥下障害等に対して，機能回復，社会復帰を目的としてリハビリテーション治療を行う。一方，再発や腫瘍の増大に伴い神経症状が悪化しつつある症例は，全身状態や症状に応じた維持的もしくは緩和的リハビリテーション治療の適応となる。その際には，脳浮腫の悪化，腫瘍からの出血，痙攣発作，水頭症などで意識状態や神経症状の変動がしばしばみられるため，リハビリテーション治療を行う際には注意が必要である。

●化学療法，放射線療法中の脳腫瘍患者に対するリハビリテーション治療の有効性について

　化学療法，放射線療法中の脳腫瘍患者に対するリハビリテーション治療は重要であるが，研究論文はいまだ少ない。

　Bigatãoら[1]のランダム化比較試験では，化学放射線療法中の高悪性度の成人神経膠腫患者23名を介入群（倦怠感に対する予防教育プログラム：教育用リーフレットとADL指導による患者教育）と対照群（通常のケア）へ無作為に割り付け，Functional Assessment of Chronic Illness Therapy-Fatigue（FACIT-F）とBeck Depression Inventory（BDI）を用いてQOLと抑うつ，倦怠感を評価した。その結果，両群間に有意な差は認めなかったが，介入群においてのみ介入後のQOLと抑うつ，倦怠感が有意に改善した。また，Rudenら[2]の前方視的観察研究では，サルベージ治療または薬物療法中の悪性の神経膠腫再発患者243名を対象に，運動習慣（Godin Leisure-Time Exercise Questionnaire）とその後の生存率の関係性が調査された。その結果，運動習慣は生存の独立した予測因子であったことを報告している。

　これらの報告から，治療中の脳腫瘍患者においても，QOLや抑うつ，倦怠感，治療後の生存期間に対してリハビリテーション治療が有効である可能性が示されたが，これらの研究のみでエビデンスを検討することは困難であり，今後さらなる研究の蓄積が必要である。

文献

1) Khan F, Amatya B, Ng L, et al. Multidisciplinary rehabilitation after primary brain tumour treatment. Cochrane Database Syst Rev. 2015 ; CD009509.
2) Khan F, Amatya B, Drummond K, et al. Effectiveness of integrated multidisciplinary rehabilitation in primary brain cancer survivors in an Australian community cohort : a controlled clinical trial. J Rehabil Med. 2014 ; 46 : 754-60.
3) Yoon J, Chun MH, Lee SJ, et al. Effect of virtual reality-based rehabilitation on upper-extremity function in patients with brain tumor : controlled trial. Am J Phys Med Rehabil. 2015 ; 94 : 449-59.
4) Ayotte S, Harro C. Effects of an Individualized Aerobic Exercise Program in Individuals With a Brain Tumor Undergoing Inpatient Rehabilitation : A Feasibility Study. Rehabilitation Oncology. 2017 ; 35 : 163-71.
5) Huang ME, Wartella JE, Kreutzer JS. Functional outcomes and quality of life in patients with brain tumors : a preliminary report. Arch Phys Med Rehabil. 2001 ; 82 : 1540-6.
6) Pace A, Parisi C, Di Lelio M, et al. Home rehabilitation for brain tumor patients. J Exp Clin Cancer Res. 2007 ; 26 : 297-300.

付記文献

1) Bigatão Mdos R, Peria FM, Tirapelli DP, et al. Educational program on fatigue for brain tumor patients : possibility strategy? Arq Neuropsiquiatr. 2016 ; 74 : 155-60.
2) Ruden E, Reardon DA, Coan AD, et al. Exercise behavior, functional capacity, and survival in adults with malignant recurrent glioma. J Clin Oncol. 2011 ; 29 : 2918-23.

CQ 03 脳腫瘍の高次脳機能障害に対して，リハビリテーション治療を行うことは，行わない場合に比べて推奨されるか？

> **推奨**
> 脳腫瘍の高次脳機能障害に対して，リハビリテーション治療を行うことを推奨する。
> グレード **1A** 推奨の強さ **強い推奨** エビデンスの確実性 **強**

重要臨床課題の確認

脳腫瘍の高次脳機能障害は，注意障害，記憶障害，遂行機能障害，社会行動障害などを主症状とする認知障害をいう。失語，失認，失行とは区別して扱われることが多い。脳腫瘍患者の20～80％に高次脳機能障害，14～24％に失語がみられるとの報告がある。高次脳機能障害により，日常生活，社会生活が妨げられることが多く，リハビリテーションアプローチの重要課題となる。

本ガイドライン初版においては，「脳腫瘍の高次脳機能障害に対して，リハビリテーションを行うことは，行わない場合に比べて，認知機能を改善させるか？」というCQを取り上げ，グレードBで推奨した。

今回の改訂でも新たなエビデンスを加えて有用性を示すため，CQとして採用し検証することとした。

エビデンス評価

各アウトカムの結果

①認知機能の改善（重要性8，エビデンスの強さ：A）

・検索

系統的文献検索を用い，ランダム化比較試験2件を採用した。

・評価

Zucchellaら[1]は，原発性脳腫瘍患者53名を対象に，介入群25名（コンピュータ演習とメタ認知訓練）と対照群28名（認知訓練なしの通常のケア）へ無作為に割り付け，神経心理学的尺度を調査した。言語記憶の評価指標であるRey Auditory Verbal Learning Test（RAVLT）の遅延再生，logical memory for verbal memoryの即時再生と遅延再生，視覚注意の評価指標であるTrail Making Test A（TMTA），Trail Making Test B（TMTB），Attentive Matrices for visual selective attentionにおいて介入群に優位な改善を示した。介入群は，リハビリテーション療法士による個別指導の認知訓練を4週間にわたり16時間実施した。

Gehringら[2]は，低悪性度および退形成性神経膠腫患者140名を対象に，介入群70名（臨床心理士による多面的な認知リハビリテーションプログラム）と対照群70名（通常ケア）に無作為に割り付け，認知機能を評価した。短期（介入直後）では，主観的認知症状の改善を認め，長期（6カ月後）では神経心理的検査と精神疲労の改善を認めた。介入群は，注意，記憶，遂行機能に対する教育と，実践的な代償的訓練を7週間実施した。プログラムは週6回，各2時間の個別指導と数時間の宿題，およびコンピューターベースでの再訓練から構成されていた。

・統合

2つのランダム化比較試験において，介入群で複数の評価項目で認知機能の有意な改善を認めたことから，エビデンスの強さはAと判定した。

② QOLの改善（重要性6，エビデンスの強さ：D）

・検索

系統的文献検索を用い，ランダム化比較試験1件を採用した。

・評価

Gehringら[2]は，神経膠腫患者140名を対象に，介入群70名（臨床心理士による多面的な認知リハビリテーションプログラム）と対照群70名（通常ケア）に無作為に割り付け，QOLの評価指標であるSF-36を評価した結果，介入直後，6カ月後の評価でも統計学的に有意な改善は認められなかった。

・統合

採用論文においては，リハビリテーション治療によるQOLの改善を認めなかったため，エビデンスの強さはDと判定した。

③ 有害事象の増加（害：重要性6，エビデンスの強さ：C）

・検索

系統的文献検索を用い，ランダム化比較試験2件を採用した。

・評価

Zucchellaら[1]は，原発性脳腫瘍患者53名を対象に，介入群25名（コンピュータ演習とメタ認知訓練）と対照群28名（認知訓練なしの通常のケア）へ無作為に割り付け，神経心理学的尺度を調査した。両群において脱落の理由は原疾患に起因するものであり，認知訓練による有害事象の増加は認めなかった。

Gehringら[2]は，神経膠腫患者140名を対象に，介入群70名（臨床心理士による多面的な認知リハビリテーションプログラム）と対照群70名（通常ケア）に無作為に割り付け，認知機能を評価した。認知リハビリテーションプログラムによる有害事象の増加は認めなかった。

・統合

採用文献においては，リハビリテーション治療による有害事象の増加を認めなかったため，エビデンスの強さはCと判定した。

> **CQに対するエビデンスの総括**
>
> 重大なアウトカムに関する全体的なエビデンスの強さ：A（強）

益と害のバランス評価

益（望ましい効果）として，認知機能の改善が認められた。一方，害（望ましくない効果）として，有害事象の増加（病状悪化，疲労の増加など）は認められなかった。以上より，益が害を上回っており，その効果の差は大きいと判断した。

患者の価値観・希望

害が少なく益が大きい治療であるため，社会復帰，学力向上プログラムとして多くの患者が行うことを希望すると考えられ，確実性は高く，多様性は低い。

コスト評価，臨床適応性

・コスト評価

入院中には，「がん患者リハビリテーション料」の診療報酬算定により保険診療で実施できる。一方，外来では「がん患者リハビリテーション料」の算定要件を満たさないため（入院中に限定される），保険診療で実施することはできない。退院時指導を受けたうえで自主訓練および介護者の介助による訓練を行うことは，コスト負担が少なく実施できる。

・臨床適応性（外的妥当性）

多くのがん専門医療機関では，入院中には保険診療により，リハビリテーション科医，リハビリテーション専門職（理学療法士，作業療法士等）から構成されるリハビリテーションチームの体制のもとで，認知機能訓練を行うことができるため，臨床適応性は高い。しかし，アドヒアランスには注意が必要であり，生命予後を考慮したうえで介入内容を調整する必要がある。

一方，外来では保険診療の適用外になるため，監督下での認知機能訓練は実施可能な医療機関は少なく，現状では臨床適応性は低い。

総合評価

脳腫瘍の高次脳機能障害に対して，リハビリテーション治療を行うことを推奨する。

重要なアウトカムに対するエビデンスの確実性は高く，益と害のバランスが確実である（益の確実性が高い）。患者の価値観は確実性が高く，多様性は低い（一致している）。保険診療で実施されるため患者のコスト負担は少なく，多くの医療機関で実施できることから，正味の利益はコストや医療資源に十分に見合っており，推奨する（強い推奨）とした。障害の内容に応じて，適切なリハビリテーション介入を行うことが求められる。

■投票結果

行うことを推奨 （推奨度1：強い推奨）	行うことを提案 （推奨度2：弱い推奨）	推奨度 決定不能	行わないことを提案 （推奨度2：弱い推奨）	行わないことを推奨 （推奨度1：強い推奨）
88% （14/16）	13% （2/16）	0% （0/16）	0% （0/16）	0% （0/16）

付記

● 脳腫瘍と高次脳機能障害について

高次脳機能障害とは，「注意障害，記憶障害，遂行機能障害，社会的行動障害などを主症状とする認知障害」であり，脳腫瘍患者の20〜80％にみられるという報告がある[1,2]。失語，失認，失行も高次脳機能障害に分類される症状であるが，区別して扱われることが多い。脳腫瘍患者においては，失語は14〜24％にみられるとの報告がある[1,2]。

注意障害では，集中できない，ミスが多い，ものをみつけるのに時間がかかる，同時に複数のことができないなどの症状，記憶障害では，新しいことが覚えられない，以前覚えていたことを思い出せない，などの症状，遂行機能障害では，計画を立てて要領よく行動できない，時間に遅れる，などの症状がみられる。欲求コントロール低下，感情爆発，対人技能拙劣，固執性などは，社会的行動障害とよばれる。高次脳機能障害に対する病識が欠如していることも多い。高次脳機能障害により日常生活および社会生活が妨げられることが多く，リハビリテーションアプローチが重要になる。

● 放射線療法による高次脳機能障害

高次脳機能障害は脳腫瘍そのものにより発症するだけでなく，放射線療法によっても起こり得る。脳腫瘍が消失していても，放射線療法の数年後に晩期反応として，高次脳機能障害が発症することもある。放射線療法が認知機能に及ぼす影響は，放射線療法の適用時期や線量（分割線量，総線量），照射方法（全脳照射，局所照射など）のみならず，患者

要素(年齢,併存症など),脳腫瘍の性状と症状(組織,部位,大きさ,神経所見,てんかんの有無など),治療内容(手術,化学療法,抗てんかん剤の有無など)などにより変化し得ると考えられ,一律に論じることはできないが,脳腫瘍では常に高次脳機能障害が出現し得ることを念頭に,障害評価を行う必要がある。

文献

1) Zucchella C, Capone A, Codella V, et al. Cognitive rehabilitation for early post-surgery inpatients affected by primary brain tumor : a randomized, controlled trial. J Neurooncol. 2013 ; 114 : 93-100.
2) Gehring K, Sitskoorn MM, Gundy CM, et al. Cognitive rehabilitation in patients with gliomas : a randomized, controlled trial. J Clin Oncol. 2009 ; 27 : 3712-22.

付記文献

1) 百瀬由佳,小林一成.脳腫瘍入院患者に対する早期リハビリテーションの効果. Jpn J Rehabil Med. 2007 ; 44 : 745-50.
2) Mukand JA, Blackinton DD, Crincoli MG, et al. Incidence of neurologic deficits and rehabilitation of patients with brain tumors. Am J Phys Med Rehabil. 2001 ; 80 : 346-50.

第9章

血液腫瘍・造血幹細胞移植

CQ 01　血液腫瘍に対して造血幹細胞移植が行われた患者に対して，造血幹細胞移植中・後にリハビリテーション治療（運動療法）を行うことは，行わない場合に比べて推奨されるか？

> **推奨**　血液腫瘍に対して造血幹細胞移植が行われた患者に対して，造血幹細胞移植中・後にリハビリテーション治療（運動療法）を行うことを推奨する。
>
> グレード **1A**　推奨の強さ **強い推奨**　エビデンスの確実性 **強**

重要臨床課題の確認

　造血幹細胞移植患者では，移植治療中より身体活動性が低下し，筋力や運動耐容能などの身体機能低下，不安・抑うつなどの精神機能の低下，心理面への影響が生じる。そして，これらは健康関連QOLやADL低下の原因となる。また，全身倦怠感をはじめとする身体症状も移植治療中に頻回に出現し，患者のQOLを低下させる。このような機能低下や身体症状に対してリハビリテーション治療（運動療法）が有効であることが示されており，その適応や効果に関するエビデンスを十分に検討し臨床応用する必要がある。本ガイドライン初版では，造血幹細胞移植中・後のリハビリテーション治療（運動療法）の有用性がCQとして検討され，推奨グレードAもしくはBと判断されている。そこで，今回の改訂でもCQとして採用し，リハビリテーション治療（運動療法）の有用性を検討することにした。

エビデンス評価

各アウトカムの結果

①身体活動性の改善（重要性8，エビデンスの強さ：A）

・検索

　系統的文献検索を行い，ランダム化比較試験2件を採用した。

・評価

　身体活動性に対する運動療法の有効性を示した研究はランダム化比較試験が2件あり[1,2]，両研究とも有用性が認められた。

　Hackerら[1,2]は，造血幹細胞移植患者に自重やレジスタンスバンドを用いた上下肢・体幹筋に対する筋力増強訓練（運動強度：Borg Scale 13）を入院中から退院後6週まで週3回実施することで，リストウォッチ型加速度計で評価した身体活動性が向上したと報告している。

・統合

　ランダム化比較試験の報告が2件あり，運動療法の身体活動性に対する有用性が認められたことから，エビデンスの強さはAとした。

②運動機能の改善（重要性8，エビデンスの強さ：A）

・検索

　系統的文献検索を行い，メタアナリシス/システマティックレビュー1件，ランダム化比較試験2件を採用した。

・評価

運動機能に対する運動療法の有用性を示した研究は，ランダム化比較試験が2件あり[2,3]，両研究とも有用性が認められた。

Hackerら[2]の研究では，造血幹細胞移植患者に運動療法を実施することで，段差昇降テストおよびTimed Up & Goテストで評価した運動機能が向上したと報告している。また，Sheltonら[3]は，同種造血幹細胞移植患者に年齢予測最大心拍予備能の60～75％の運動強度での有酸素運動（エルゴメーター，トレッドミル），筋力増強訓練（マシントレーニング）を20～30分/セッション，3セッション/週を4週実施することで50-foot walk testで評価した歩行速度が改善したと報告している。Bergenthalら[4]によるコクラン・ライブラリーのメタアナリシス/システマティックレビューでも，運動療法は運動機能の改善に有用であると報告されている。

・統合

メタアナリシス/システマティックレビューが1件，ランダム化比較試験の報告が2件あり，運動機能に対する運動療法の有用性が認められたことから，エビデンスの強さはAとした。

③筋力の改善（重要性8，エビデンスの強さ：A）

・検索

系統的文献検索を行い，メタアナリシス/システマティックレビュー1件，ランダム化比較試験8件，準ランダム化比較試験1件を採用した。

・評価

筋力に対する運動療法の有用性を示した研究は，メタアナリシス/システマティックレビューが1件[5]，ランダム化比較試験が8件[1,2,6-11]，準ランダム化比較試験が1件[12]あり，準ランダム化比較試験1件[12]の研究では有用性が認められなかった。

造血幹細胞移植後の患者にトレッドミルやエルゴメーターによる有酸素運動，ストレッチおよび筋力増強訓練を組み合わせた運動療法を行うことにより，運動を実施しない群やストレッチのみ実施した群と比べて筋力が改善した[1,2,5-11]。Melloらの報告[7]では，同種造血幹細胞移植患者にストレッチ，上下肢筋力増強訓練，トレッドミルでのウォーキング（年齢予測最大心拍予備能の70％）を40分/セッション，週5日を6週実施することで上下肢筋力が改善した。Baumannら[9]は，同種/自家造血幹細胞移植患者に移植前6日から退院まで，監督下のエルゴメーターによる有酸素運動とADL訓練を1日2回，7週実施することで，筋力が維持できたと報告している。Persoonらのメタアナリシス/システマティックレビュー[5]でも有酸素運動と筋力増強訓練は上下肢筋力の改善に有用であると報告されている。

・統合

メタアナリシス/システマティックレビューで1件，ランダム化比較試験で8件，準ランダム化比較試験で1件の報告があり，準ランダム化比較試験の1件では有用性は認められなかったものの，多くの試験で筋力に対する運動療法の有用性が認められたことから，エビデンスの強さはAとした。

④運動耐容能の改善（重要性8，エビデンスの強さ：A）

・検索

系統的文献検索を行い，メタアナリシス/システマティックレビュー1件，ランダム化比較試験7件，準ランダム化比較試験1件を採用した。

・評価

運動耐容能に対する運動療法の有用性を示した研究はメタアナリシス/システマティックレビューが1件[5]，ランダム化比較試験が7件[3,8,9,11,13-15]，準ランダム化比較試験が1件[12]あり，準ランダム化比較試験1件[12]の研究では有用性が認められなかった。

造血幹細胞移植後の患者にトレッドミルやエルゴメーターを用いた有酸素運動を実施することにより，運動を実施しない群や自主トレーニングのみを実施する群と比べて，運動耐容能が改善した[3, 5, 8, 9, 11, 13-15]。Shelton ら[3]は同種造血幹細胞移植患者に有酸素運動（エルゴメーター，トレッドミル）と筋力増強訓練（マシントレーニング）を実施することにより，6分間歩行テストで評価した運動耐容能が改善したと報告している。Jarden ら[11]は，同種造血幹細胞移植患者に入院中に有酸素運動，筋力増強訓練やリラクゼーションなどから構成される4～6週の運動療法プログラムを行うことで運動耐容能（最大酸素摂取量）が改善したと報告している。Persoon らのメタアナリシス/システマティックレビュー[5]でも有酸素運動と筋力増強訓練は運動耐容能の改善に有用であると報告されている。

・統合

　メタアナリシス/システマティックレビューで1件，ランダム化比較試験で7件，準ランダム化比較試験で1件の報告があり，準ランダム化比較試験1件の研究では有用性は認められなかったものの，多くの試験で運動耐容能に対する運動療法の有用性が認められことから，エビデンスの強さはAとした。

⑤倦怠感の改善（重要性8，エビデンスの強さ：A）

・検索

　系統的文献検索を行い，メタアナリシス/システマティックレビュー3件，ランダム化比較試験5件，準ランダム化比較試験1件を採用した。

・評価

　倦怠感に対する運動療法の有用性を示した研究は，メタアナリシス/システマティックレビューが3件[4, 5, 16]，ランダム化比較試験が5件[1-3, 8, 17]，準ランダム化比較試験が1件[12]あり，ランダム化比較試験1件[3]および準ランダム化比較試験1件[12]の研究では有用性が認められなかった。

　Kim ら[17]は，入院中の同種造血幹細胞移植患者に毎日30分，6週，監督下の運動療法とリラクゼーションプログラムを行うことで，Piper Fatigue Scale（PFS）で評価した倦怠感が改善したと報告している。メタアナリシス/システマティックレビュー3件[4, 5, 16]でも有酸素運動や筋力増強訓練などから構成される運動療法を行うことで倦怠感が改善したと報告されている。

・統合

　メタアナリシス/システマティックレビュー3件，ランダム化比較試験5件，準ランダム化比較試験1件の報告があり，ランダム化比較試験1件および準ランダム化比較試験1件では有用性が認められなかったものの，倦怠感に対する運動療法の有用性が認められたことから，エビデンスの強さはAとした。

⑥QOLの改善（重要性8，エビデンスの強さ：A）

・検索

　系統的文献検索を行い，メタアナリシス/システマティックレビュー3件，ランダム化比較試験6件を採用した。

・評価

　QOLに対する運動療法の有用性を示した研究はメタアナリシス/システマティックレビューが3件[4, 5, 16]，ランダム化比較試験が6件[1, 2, 8, 10, 14, 18]あり，ランダム化比較試験3件[1, 2, 18]の研究で有用性が認められなかった。

　Knols ら[10]は，同種もしくは自家造血幹細胞移植患者に対して，監督下の歩行トレーニングプログラムを12週実施することで，The European Organization for Research and Treatment of Cancer（EORTC）QLQ-C30で評価したQOLが改善したと報告している。メタアナリシス/システマティックレビュー3件[4, 5, 16]においても，有酸素運動や筋力増強訓練などにより構成される運動療法を行うことでQOLが改善したと報告されている。

・統合

メタアナリシス/システマティックレビュー3件，ランダム化比較試験6件の報告があり，ランダム化比較試験3件で有用性は認められなかったものの，多くの試験でQOLに対する運動療法の効果が認められたことから，エビデンスの強さはAとした。

⑦精神機能・心理面の改善（重要性6，エビデンスの強さ：B）

・検索

系統的文献検索を行い，メタアナリシス/システマティックレビュー1件，ランダム化比較試験3件を採用した。

・評価

精神機能・心理面に対する運動療法の有用性を示した研究はメタアナリシス/システマティックレビューが1件[4]，ランダム化比較試験が3件[8,15,18]あり，ランダム化比較試験1件[18]では有用性は認められなかった。

DeForら[15]は，同種造血幹細胞移植治療中の入院時から退院後にかけて100日間，入院中は監督下にて1回15分，1日2回のトレッドミルによる有酸素運動，退院後は非監督下にて1回30分以上，1日1回のウォーキングにより，精神的well-beingや不安が改善したと報告している。Bergenthalらによるコクラン・ライブラリーのメタアナリシス/システマティックレビュー[4]でも，運動療法は精神機能・心理面の改善に有用であると報告されている。

・統合

メタアナリシス/システマティックレビュー1件，ランダム化比較試験3件の報告があり，ランダム化比較試験1件で有用性が認められなかったものの，半数以上の研究で精神機能・心理面に対する運動療法の有用性が認められた。しかしながら，効果判定のためのアウトカム評価法に論文によるばらつきを認めたため，エビデンスの強さはBとした。

⑧身体症状の改善（重要性6，エビデンスの強さ：C）

・検索

系統的文献検索を行い，ランダム化比較試験3件を採用した。

・評価

身体症状に対する運動療法の有用性を示した研究はランダム化比較試験が3件[1,18,19]あり，そのうち2件の研究[1,18]では有用性は認められなかった。

Jardenら[19]は，入院中の同種造血幹細胞移植患者に有酸素運動，筋力増強訓練やリラクゼーションなどから構成される4〜6週の運動療法プログラムを行うことで，身体症状や下痢の重症度が軽減したと報告している。一方，Jacobsenら[18]やHackerら[1]の報告では，運動療法は同種移植患者の睡眠障害や疼痛を改善しなかったと報告している。

・統合

ランダム化比較試験1件により身体症状や下痢の重症度における運動療法の有用性が示されているが，他のランダム化比較試験2件では睡眠障害や疼痛などの症状に対する運動療法の有用性は認めなかった。効果判定のためのアウトカム評価法も論文によりばらつきを認めることから，エビデンスの強さはCとした。

⑨体組成の改善（重要性6，エビデンスの強さ：C）

・検索

系統的文献検索を行い，準ランダム化比較試験1件[12]を採用した。

・評価

　Coleman ら[12]は，自家造血幹細胞移植を受ける多発性骨髄腫患者に，移植前3カ月から移植後3カ月にわたり，非監督下の有酸素運動と筋力増強訓練を1回20分，週3回実施することで，平均体重が対照群では減少したが介入群では増加したと報告している。

・統合

　準ランダム化比較試験1件にて，運動療法により平均体重が増加することが示された。しかし，サンプル数が少なく確実性が低いことから，エビデンスの強さはCとした。

⑩有害事象の増加（害：重要性6，エビデンスの強さ：C）

・検索

　系統的文献検索を行い，ランダム化比較試験2件を採用した。

・評価

　Hacker ら[1]は，造血幹細胞移植患者に筋力増強訓練を入院中から退院後6週まで週3回実施したが，運動療法開始前と退院後6週の運動療法実施後のEORTC QLQ-C30で評価した疼痛や嘔気（吐き気）・嘔吐の増加は認めなかった。また，Jacobsen らの報告[18]でも，運動療法による睡眠障害や疼痛，嘔気の増加は認めなかった。

・統合

　ランダム化比較試験2件のいずれも運動療法による有害事象の増加を示してはいないが，有害事象自体を統計学的手法を用いて検討したものではないため，エビデンスの強さはCとした。

CQに対するエビデンスの総括

重大なアウトカムに関する全体的なエビデンスの強さ：A（強）

益と害のバランス評価

　益（望ましい効果）として，身体活動性，運動機能，筋力，運動耐容能，倦怠感，QOL，精神機能・心理面に対して運動療法は有用であった。一方で，身体症状や体組成に対しては有用性が低いことも示された。

　害（望ましくない効果）として，運動療法による有害事象（疼痛，嘔気・嘔吐，睡眠障害，倦怠感の増悪，転倒など）の報告はなく，運動療法によって害が生じるリスクは少ないと考えられる。

　以上より，益と害のバランスは確実であると判断した。

患者の価値観・希望

　他の医学的治療に比べても，造血幹細胞移植中・後の運動療法は一般的に害が少なく益が大きい治療であるため，多くの患者が行うことを希望すると考えられる。特に，造血幹細胞移植では治療中・後の身体機能や身体活動性の低下は，ADLやQOLの低下，倦怠感の増悪を招く。これらを予防，改善させるためにリハビリテーション治療を行うことへの患者の価値観・希望の確実性は高く，多様性は低い。

コスト評価，臨床適応性

・コスト評価

「がん患者リハビリテーション料」は入院中であれば，移植治療前から治療後の退院時まで算定可能である。入院中のリハビリテーション治療は一般的な治療時間（20〜40分）で，患者のコスト負担も少なく実施できる。退院後の外来では「がん患者リハビリテーション料」は算定できない。

・臨床適応性

造血幹細胞移植治療中・後の身体活動性，運動機能，筋力，運動耐容能，倦怠感，QOL，精神機能・心理面の回復に向けてのリハビリテーション治療（運動療法）の必要性は一般的に想定されるものである。また，造血幹細胞移植患者に対して専門的なリハビリテーション治療を監督下で行う体制は普及しつつあるので，造血幹細胞移植治療中・後の回復が期待できるリハビリテーション治療の臨床適応性は高いといえる。一方，退院後も機能回復が遅延する場合は，外来では保険診療の適用外のため，監督下での運動療法および専門スタッフの監督なしで行う運動療法を実施可能な医療機関は少なく現状では臨床適応性は低い。

総合評価

血液腫瘍に対して造血幹細胞移植が行われた患者に対して，造血幹細胞移植中・後にリハビリテーション治療（運動療法）を行うことを推奨する。

重要なアウトカムに対するリハビリテーション治療（運動療法）の有用性のエビデンスは強く，また，益と害のバランスは確実である（益の確実性が高い）。患者の価値観は確実性が高く，多様性は低い（一致している）。入院中のリハビリテーション治療（運動療法）は保険診療で実施されるため患者のコスト負担は少なく，多くの医療期間で実施できることから正味の利益はコストや医療資源に十分見合っており，推奨する（強い推奨）とした。一方，退院後の外来でのリハビリテーション治療（運動療法）の実施は保険診療の適用外のため，外来での運動療法が実施可能な医療機関は少なく，現状では臨床適応性は低い。

■投票結果

行うことを推奨 （推奨度1：強い推奨）	行うことを提案 （推奨度2：弱い推奨）	推奨度 決定不能	行わないことを提案 （推奨度2：弱い推奨）	行わないことを推奨 （推奨度1：強い推奨）
94% (15/16)	6% (1/16)	0% (0/16)	0% (0/16)	0% (0/16)

付記

● 造血幹細胞移植患者に対して運動療法はなぜ必要なのか？

造血幹細胞移植患者は，原疾患に起因する身体活動性の低下，前治療としての寛解導入療法や地固め療法などの化学療法による体力低下や有害事象，移植前処置療法に伴う安静臥床，移植後有害事象としての全身倦怠感，消化器症状，不眠，免疫力低下に伴う感染症，移植片対宿主病（graft versus host disease；GVHD）などの発症により，身体活動が著しく制限される。さらに，クリーンルーム内での長期間の隔離・安静により，全身筋力および体力の低下，柔軟性低下，心肺機能低下，抑うつ・認知機能低下など重度の廃用症候群が生じる危険性が高い[1-3]。これらの廃用症候群は，退院後の日常生活復帰を遅延させ，職業復帰や余暇活動にも悪影響を及ぼし，移植患者のQOLを著しく低下させる[4,5]。移植患者の4割が身体機能の回復に1年を要し，3割が体力低下のために移植後2年間職業復帰できなかったとの報告もあり，廃用症候群予防のために移植中・後のできるだけ早期からのリハビリテーション治療（運動療法）が必要である[6]。

● 造血幹細胞移植患者に対する運動療法と栄養療法との併用は有用か？

　　造血幹細胞移植患者では，前述のような廃用症候群とともに大量化学療法や全身放射線療法の有害事象である嘔気・嘔吐，口腔粘膜障害，下痢，感染症などにより経口摂取量が減少し，体重減少，栄養不良をきたしてしまう[7]。廃用症候群や栄養不良の改善には運動療法と栄養療法との併用が必要となる。今回，造血幹細胞移植患者への運動療法と栄養療法との併用の有用性についても系統的文献検索を行ったが，その有用性を示すエビデンスは認められなかった。

　　しかしながら，European Society for Clinical Nutrition and Metabolism（ESPEN）によるガイドラインでは，大量化学療法や造血幹細胞移植後の患者に身体活動性を維持するための運動療法や栄養摂取量を維持するための栄養療法を行うことについて，エビデンスレベルは「とても弱い」であるが，推奨度は「強く推奨する」とされており[8]，運動療法と栄養療法との併用は実施を考慮してもよい。

● 静脈血栓塞栓症に対する運動療法および間欠的空気圧迫法の有用性について

　　造血幹細胞移植患者では，腫瘍自体の影響，大量化学療法や全身放射線療法，長期間にわたる入院生活や身体活動性の低下，中心静脈カテーテル留置などさまざまな要因により静脈血栓塞栓症の発症リスクが高い。造血幹細胞移植後1年以内の静脈血栓塞栓症の発症率は3.7％であったとの報告もある[9]。造血幹細胞移植患者の静脈血栓塞栓症の発症予防に関する運動療法および間欠的空気圧迫法の有用性についても系統的文献検索を行ったが，その有用性を示すエビデンスは認められなかった。

　　しかしながら，「肺血栓塞栓症および深部静脈血栓症の診断，治療，予防に関するガイドライン（2017年改訂版）」[10]では，静脈血栓塞栓症の予防法として，「すべてのリスクの患者に対して早期離床および積極的な運動を行う」（推奨クラスⅠ，エビデンスレベルC），「中リスク患者に対して弾性ストッキングを着用させる」（推奨クラスⅡa，エビデンスレベルA），「中リスク患者に対して間欠的空気圧迫法を行う」（推奨クラスⅡa，エビデンスレベルA），「高リスク患者に対して間欠的空気圧迫法あるいは抗凝固療法を行う」（推奨クラスⅡa，エビデンスレベルA），「最高リスク患者に対して「薬物予防法と間欠的空気圧迫法の併用」および「薬物予防法と弾性ストッキングの併用」を行う。また出血リスクの高い患者に対して間欠的空気圧迫法を行う」（推奨クラスⅡa，エビデンスA）と述べられている。また，同ガイドラインでは，がん患者においては，「治療中はVTE（静脈血栓塞栓症）の発症を念頭に置いた患者教育を行い，VTE（静脈血栓塞栓症）の早期発見・早期治療を心がける必要がある。とくに，入院・臥床・入院化学療法などVTE（静脈血栓塞栓症）リスクを増大させる要因がある場合は，弾性ストッキングやIPC（間欠的空気圧迫法）を行うことを推奨する」とされていることから，造血幹細胞移植患者でも静脈血栓塞栓症予防のために運動療法や弾性ストッキング，間欠的空気圧迫法の実施を考慮すべきである。

文献

1) Hacker ED, Larson J, Kujath A, et al. Strength training following hematopoietic stem cell transplantation. Cancer Nurs. 2011；34：238-49.
2) Hacker ED, Collins E, Park C, et al. Strength training to enhance early recovery after hematopoietic stem cell transplantation. Biol Blood Marrow Transplant. 2017；23：659-69.
3) Shelton ML, Lee JQ, Morris GS, et al. A randomized control trial of a supervised versus a self-directed exercise program for allogeneic stem cell transplant patients. Psychooncology. 2009；18：353-9.
4) Bergenthal N, Will A, Streckmann F, et al. Aerobic physical exercise for adult patients with haematological malignancies. Cochrane Database Syst Rev. 2014：CD009075.
5) Persoon S, Kersten MJ, van der Weiden K, et al. Effects of exercise in patients treated with stem cell transplantation for a hematologic malignancy：a systematic review and meta-analysis. Cancer Treat Rev. 2013；39：682-90.
6) Wiskemann J, Kuehl R, Dreger P, et al. Efficacy of exercise training in SCT patients-who benefits most? Bone Marrow Transplant. 2014；49：443-8.
7) Mello M, Tanaka C, Dulley FL. Effects of an exercise program on muscle performance in patients undergoing allogeneic bone marrow transplantation. Bone Marrow Transplant. 2003；32：723-8.
8) Wiskemann J, Dreger P, Schwerdtfeger R, et al. Effects of a partly self-administered exercise program before, during, and after allogeneic stem cell transplantation. Blood. 2011；117：2604-13.
9) Baumann FT, Kraut L, Schüle K, et al. A controlled randomized study examining the effects of exercise

therapy on patients undergoing haematopoietic stem cell transplantation. Bone Marrow Transplant. 2010 ; 45 : 355-62.
10) Knols RH, de Bruin ED, Uebelhart D, et al. Effects of an outpatient physical exercise program on hematopoietic stem-cell transplantation recipients : a randomized clinical trial. Bone Marrow Transplant. 2011 ; 46 : 1245-55.
11) Jarden M, Baadsgaard MT, Hovgaard DJ, et al. A randomized trial on the effect of a multimodal intervention on physical capacity, functional performance and quality of life in adult patients undergoing allogeneic SCT. Bone Marrow Transplant. 2009 ; 43 : 725-37.
12) Coleman EA, Coon S, Hall-Barrow J, et al. Feasibility of exercise during treatment for multiple myeloma. Cancer Nurs. 2003 ; 26 : 410-9.
13) Baumann FT, Zopf EM, Nykamp E, et al. Physical activity for patients undergoing an allogeneic hematopoietic stem cell transplantation : benefits of a moderate exercise intervention. Eur J Haematol. 2011 ; 87 : 148-56.
14) Oechsle K, Aslan Z, Suesse Y, et al. Multimodal exercise training during myeloablative chemotherapy : a prospective randomized pilot trial. Support Care Cancer. 2014 ; 22 : 63-9.
15) DeFor TE, Burns LJ, Gold EM, et al. A randomized trial of the effect of a walking regimen on the functional status of 100 adult allogeneic donor hematopoietic cell transplant patients. Biol Blood Marrow Transplant. 2007 ; 13 : 948-55.
16) van Haren IE, Timmerman H, Potting CM, et al. Physical exercise for patients undergoing hematopoietic stem cell transplantation : systematic review and meta-analyses of randomized controlled trials. Phys Ther. 2013 ; 93 : 514-28.
17) Kim SD, Kim HS. Effects of a relaxation breathing exercise on fatigue in haemopoietic stem cell transplantation patients. J Clin Nurs. 2005 ; 14 : 51-5.
18) Jacobsen PB, Le-Rademacher J, Jim H, et al. Exercise and stress management training prior to hematopoietic cell transplantation : Blood and Marrow Transplant Clinical Trials Network (BMT CTN) 0902. Biol Blood Marrow Transplant. 2014 ; 20 : 1530-6.
19) Jarden M, Nelausen K, Hovgaard D, et al. The effect of a multimodal intervention on treatment-related symptoms in patients undergoing hematopoietic stem cell transplantation : a randomized controlled trial. J Pain Symptom Manage. 2009 ; 38 : 174-90.

付記文献
1) Mello M, Tanaka C, Dulley FL. Effects of an exercise program on muscle performance in patients undergoing allogeneic bone marrow transplantation. Bone Marrow Transplant. 2003 ; 32 : 723-8.
2) Rovelli A, Pezzini C, Silvestri D, et al. Cardiac and respiratory function after bone marrow transplantation in children with leukaemia. Bone Marrow Transplant. 1995 ; 16 : 571-6.
3) Kellerman J, Rigler D, Siegel SE. The psychological effects of isolation in protected environments. Am J Psychiatry. 1977 ; 134 : 563-5..
4) Fobair P, Hoppe RT, Bloom J, et al. Psychosocial problems among survivals of Hodgkin's disease. J Clin Oncol 1986 ; 4 : 805-14.
5) Graydon JE. Women with breast cancer : their quality of life following a course of radiation therapy. J Adv Nurs. 1994 ; 19 : 617-22.
6) Syrjala KL, Chapko MK, Vitaliano PP, et al. Recovery after allogeneic marrow transplantation : prospective study of predictors of long-term physical and psychosocial functioning. Bone Marrow Transplant. 1993 ; 11 : 319-27.
7) Urbain P, Birlinger J, Lambert C, et al. Longitudinal follow-up of nutritional status and its influencing factors in adults undergoing allogeneic hematopoietic cell transplantation. Bone Marrow Transplant. 2013 ; 48 : 446-51.
8) Arends J, Bachmann P, Baracos V, et al. ESPEN guidelines on nutrition in cancer patients. Clin Nutr. 2017 ; 36 : 11-48.

9) Gonsalves A, Carrier M, Wells PS, et al. Incidence of symptomatic venous thromboembolism following hematopoietic stem cell transplantation. J Thromb Haemost. 2008；6：1468-73.
10) 日本循環器学会．肺血栓塞栓症および深部静脈血栓症の診断，治療，予防に関するガイドライン（2017年改訂版）．http：//j-circ.or.jp/guideline/pdf/JCS2017_ito_h.pdf（最終アクセス日：2019年2月2日）

CQ 02

血液腫瘍に対して造血幹細胞移植が行われ，造血幹細胞移植後に認知機能障害を生じた患者に対して，リハビリテーション治療（神経認知機能訓練）を行うことは，行わない場合に比べて推奨されるか？

> **推奨** 血液腫瘍に対して造血幹細胞移植が行われ，造血幹細胞移植後に認知機能障害を生じた患者に対して，リハビリテーション治療（神経認知機能訓練）を行わないことを提案する。
>
> グレード **2D** 推奨の強さ **弱い推奨** エビデンスの確実性 **とても弱い**

■ 重要臨床課題の確認

　化学療法の治療中から治療後にかけて，認知機能低下や高次脳機能障害が出現することが報告されている[1]。これらを総称して「ケモブレイン」という用語が用いられ，近年調査が進められている[2]。ケモブレインには現在のところ明確な定義はなく，概念自体が広く認知されているものではないが，薬物療法の進歩により生存期間が長期化している現状を鑑みると，今後，重大な有害事象として顕在化してくることは論をまたない。また，造血幹細胞移植後の患者でも同様の障害が生じることが報告されている[3]。しかし，これらの障害に対するリハビリテーション治療のエビデンスは十分ではないのが現状である。本ガイドライン初版では，造血幹細胞移植後の認知機能障害に対するリハビリテーション治療（神経認知機能障害）の有用性についてはCQとして採用されていなかったが，新たに検証すべき臨床重要課題として捉え，リハビリテーション治療の有用性を検討した。

■ エビデンス評価

各アウトカムの結果

①認知機能低下の改善（重要性 7，エビデンスの強さ：D）

・検索

　系統的文献検索を行い，ランダム化比較試験1件を採用した。

・評価

　Poppelreuterら[4]は，血液腫瘍に罹患し造血幹細胞移植後に認知機能低下を認めた患者に入院中のランダム化比較試験を行い，作業療法士による認知機能訓練（記憶・想起・注意課題，1時間/回，4回/週）を実施した群，パソコンによる認知機能訓練（記憶・想起・注意課題，1時間/回，4回/週）を実施した群，および対照群の3群を比較した。しかし，いずれの群でも介入前後で，注意・認知機能尺度である Test Battery for Attentional Performance（TAP），EORTC QLQ-C30 "Cognitive"，Multidimensional Fatigue Inventory（MFI）"Mental Fatigue"，Questionnaire of Self-Perceived Deficits in Attention（FEDA）に有意な差は認めなかったと報告している。

・統合

　ランダム化比較試験1件のみの報告があり，同研究では治療効果は認められなかった。また，サンプルサイズも各群30名弱と少なく確実性が低いことから，エビデンスの強さはDとした。

②有害事象の増加（害：重要性6，エビデンスの強さ：C）

・検索

系統的文献検索を行い，ランダム化比較試験1件を採用した。

・評価

Poppelreuter らによるランダム化比較試験[4]にて，EORTC QLQ-C30 にて評価した倦怠感に3群で差は認められなかった。その他の有害事象の増加についても報告されていない。しかしながら，脱落群の脱落理由として，「検査・訓練が厳しすぎる」，「興味の低下」，「モチベーションの低下」などが挙げられていた。

・統合

ランダム化比較試験1件にて，有害事象の増加（倦怠感の増悪）は認められなかったが，有害事象自体を統計学的手法を用いて検討したものではないため，エビデンスの強さはCとした。

CQ に対するエビデンスの総括

重大なアウトカムに関する全体的なエビデンスの強さ：D（とても弱い）

益と害のバランス評価

益（望ましい効果）について，リハビリテーション治療の有用性を示すエビデンスは現在のところ認められない。また，害（望ましくない効果）については，リハビリテーション治療による有害事象の増加（倦怠感の増悪）に関するエビデンスはないが，造血幹細胞移植後のクリーンルームという閉鎖空間にて活動範囲を制限されている患者では精神的ストレスが多大であることが予想され，リハビリテーション治療（神経認知機能訓練，認知機能検査を含む）の実施に伴うストレスや倦怠感の増悪などのリスクも考えられる。以上より益と害のバランスは不確実であると判断した。

患者の価値観・希望

認知機能低下に対してリハビリテーション治療を希望する患者は多いと想定されるが，造血幹細胞移植後のクリーンルーム内に活動範囲を制限されている患者では精神的ストレスが多大であることが予想され，リハビリテーション治療（神経認知機能訓練，認知機能検査を含む）の実施に伴うストレスや倦怠感の増悪などが危惧される。移植治療中・治療直後におけるリハビリテーション治療に対する患者の受け入れには難があると考えられ，確実性は低く，多様性は高いと判断した。

コスト評価，臨床適応性

・コスト評価

「がん患者リハビリテーション料」は入院中であれば，移植治療前から治療後の退院時まで算定可能である。入院中のリハビリテーション治療は一般的な治療時間（20〜40分）で，患者のコスト負担も少なく実施できる。退院後の外来では「がん患者リハビリテーション料」は算定できない。また，採用した研究と同様のリハビリテーション治療の実施には，パーソナルコンピューターや専門のソフトウェアの購入が必要であり，退院後に自宅で訓練を実施する場合にはそのコストを負担する必要がある。

・臨床適応性

　造血幹細胞移植後に認知機能障害を生じた患者へのリハビリテーション治療はわが国でも実施可能であるが，介入効果のエビデンス不足や患者への大きな負担，リハビリテーション治療実施に必要な機器の購入費用などの問題を考慮すると臨床適応性は低い。

総合評価

血液腫瘍に対して造血幹細胞移植が行われ，造血幹細胞移植後に認知機能障害を生じた患者に対して，リハビリテーション治療（神経認知機能訓練）を行わないことを提案する。

　重要なアウトカムに対するエビデンスの確実性は非常に低く，益と害のバランスは不確実であった。患者の価値観・希望は確実性が低く，多様性が高い。また，入院中のリハビリテーション治療（神経認知機能訓練）は保険診療で実施されるため患者のコスト負担は小さいが，外来では保険診療適用外となるため，現状では臨床適応性は低い。以上より，正味の利益はコストや医療資源に十分見合っているとはいえないことから，行わないことを提案する（弱い推奨）とした。しかしながら，化学療法後の認知機能障害へのリハビリテーション治療の有用性については報告があるため[5,6]，移植治療中や直後だけではなく，その後の治療過程における認知機能障害へのリハビリテーション治療の有用性に関するエビデンス構築が望まれる。

推奨決定コンセンサス会議において，委員から出された意見の内容

・現在のところ造血幹細胞移植後に認知機能障害が生じた患者へのリハビリテーション治療（神経認知機能訓練）の有用性を示すエビデンスは確立されていないので，今後のエビデンスの構築に期待したい。

■投票結果

行うことを推奨 （推奨度1：強い推奨）	行うことを提案 （推奨度2：弱い推奨）	推奨度 決定不能	行わないことを提案 （推奨度2：弱い推奨）	行わないことを推奨 （推奨度1：強い推奨）
0%	13%	0%	75%	13%
(0/16)	(2/16)	(0/16)	(12/16)	(2/16)

付記

● 造血幹細胞移植患者に対する精神的リラクゼーション（音楽療法）の有用性について

　造血幹細胞移植後の患者では，治療に伴う毒性や有害事象により，心肺機能低下や筋力低下などの身体機能低下，疼痛，全身倦怠感，食欲低下などの身体症状，不安・抑うつ，認知機能低下などの精神機能低下・精神症状が短期的・長期的に出現する[1]。これらの症状に対して，精神的リラクゼーション（音楽療法）が有効であることが示されている。Cassileth ら[2]は，自家造血幹細胞移植を受けた患者に，入院中に3日ごとに20〜30分の音楽療法士による個別の音楽療法を2週実施することにより，実施しない群と比べ，the Profile of Mood States（POMS）で評価した気分〔下位尺度の緊張－不安（tension-anxiety），活気（vigor），疲労（fatigue）〕が改善したと報告している。Dóro ら[3]は，同種造血幹細胞移植を受けた患者に，音楽療法士による個別の音楽療法を1回30分，週2回実施することで，実施しなかった群と比べ，Visual Analogue Scale（VAS）で評価した気分，不安，および疼痛に改善が認められたと報告している。Fredenburg ら[4]は，骨髄移植を受けた患者に，音楽療法士による個別の音楽療法を1回30分実施することにより，実施しなかった群と比べ，the 10-item Positive and Negative Affect Schedule 短縮版（I-PANAS-SF）で評価した気分に改善が認められたと報告している。

　以上より，造血幹細胞移植患者に音楽療法を実施することにはある一定の効果を認め，実施を考慮してもよいと考えるが，介入者が音楽療法士であるため，音楽療法士が所属しない施設においては治療の実施が困難であり，また，音楽療法の医療保険での算定は不可能なため，医療機関で保険診療下で実施することは困難であると考えられる。

文献

1) Deprez S, Amant F, Smeets A, et al. Longitudinal assessment of chemotherapy-induced structural changes in cerebral white matter and its correlation with impaired cognitive functioning. J Clin Oncol. 2012；30：274-81.
2) Hislop JO. Yes, Virginia, chemo brain is real. Clin Breast Cancer. 2015；15：87-9.
3) Shah AK. Cyclosporine A neurotoxicity among bone marrow transplant recipients. Clin Neuropharmacol. 1999；22：67-73.
4) Poppelreuter M, Weis J, Mumm A, et al. Rehabilitation of therapy-related cognitive deficits in patients after hematopoietic stem cell transplantation. Bone Marrow Transplant. 2008；41：79-90.
5) Campbell KL, Kam JWY, Neil-Sztramko SE, et al. Effect of aerobic exercise on cancer-associated cognitive impairment：a proof-of-concept RCT. Psychooncology. 2018；27：53-60.
6) Miki E, Kataoka T, Okamura H. Feasibility and efficacy of speed-feedback therapy with a bicycle ergometer on cognitive function in elderly cancer patients in Japan. Psychooncology. 2014；23：906-13.

付記文献

1) Jarden M, Baadsgaard MT, Hovgaard DJ, et al. A randomized trial on the effect of a multimodal intervention on physical capacity, functional performance and quality of life in adult patients undergoing allogeneic SCT. Bone Marrow Transplant. 2009；43：725-37.
2) Cassileth BR, Vickers AJ, Magill LA. Music therapy for mood disturbance during hospitalization for autologous stem cell transplantation：a randomized controlled trial. Cancer. 2003；98：2723-9.
3) Dóro CA, Neto JZ, Cunha R, et al. Music therapy improves the mood of patients undergoing hematopoietic stem cells transplantation (controlled randomized study). Support Care Cancer. 2017；25：1013-18.
4) Fredenburg HA, Silverman MJ. Effects of music therapy on positive and negative affect and pain with hospitalized patients recovering from a blood and marrow transplant：a randomized effectiveness study. The Arts in Psychotherapy. 2014；41：174-80.

CQ 03

血液腫瘍に対して造血幹細胞移植が行われる予定の高齢患者に対して，造血幹細胞移植前に高齢者総合的機能評価（サルコペニア，フレイルの評価を含む）を行うことは，行わない場合に比べて推奨されるか？

> **推奨**
> 血液腫瘍に対して造血幹細胞移植が行われる予定の高齢患者に対して，造血幹細胞移植前に高齢者総合的機能評価（サルコペニア，フレイルの評価を含む）を行うことを提案する。
> グレード **2C** 推奨の強さ **弱い推奨** エビデンスの確実性 **弱**

重要臨床課題の確認

近年，診断技術や治療技術，支持療法が進歩し，造血幹細胞移植の適応対象が拡大してきている。自家造血幹細胞移植では80歳以上の高齢者に対する適応が検討され，また，骨髄非破壊的前処置療法による同種造血幹細胞移植も70歳代の高齢者に対する適応が検討されている。さらに，虚弱な患者に対する造血幹細胞移植の適応も検討されている[1]。高齢がん患者の治療前のフレイルやサルコペニアの有無が，治療に伴う有害事象や治療後の転機，生命予後に影響を与えること，また，治療前の高齢者総合的機能評価がそれらの予測に有用であることが報告されている[2]。本ガイドライン初版ではCQとして採用されていなかったが，新たに検証すべき臨床重要課題として捉え，造血幹細胞移植患者に対する治療前の高齢者総合的機能評価の有用性を検討することにした。

エビデンス評価

各アウトカムの結果

①生存期間・再発率の予測（重要性7，エビデンスの強さ：C）

・検索
　系統的文献検索を行い，観察研究5件[1,3-6]を採用した。

・評価
　Mufflyら[3]は，同種造血幹細胞移植を受ける予定の患者に，移植前の身体機能としてEastern Cooperative Oncology Group Performance Status（ECOG PS），ADLとしてKat'z Activities of Daily Living，IADLとしてmodified Lawton's Instrumental Activities of Daily Living，身体的QOLとしてSF-36 PCS，フレイルとしてFried Frailty Index，併存疾患としてHCT-CIおよびCIRS-G，メンタルヘルスとしてSF-36 MCS，栄養評価として血清アルブミン値および自覚的体重減少，炎症としてCRPから構成される高齢者総合的機能評価（Comprehensive Geriatric Assessment；CGA）を行ったところ，年齢（60歳以上），骨髄破壊的移植前処置療法，サイトメガロウイルス抗原血症，HCT-CI高値，IADL制限，歩行速度低値，メンタルヘルス低値，血清アルブミン低値，CRP高値が全生存期間（OS）に関連し，年齢（60歳以上），IADL制限，HCT-CI高値，CRP高値が無再発生存期間に関連していたと報告している。また，disease risk高値および歩行速度低値が再発率と関連していたと述べている。多変量解析においても，IADL制限，歩行速度低値，SF-36 MCS低値，CRP高値が全生存期間（OS）に関連していたと報告している。

Artzら[1]は，同種造血幹細胞移植施行前にFried Frailty Indexにてフレイルの評価を行ったところ，50歳以上の患者の81％が「プレフレイル」以上と判定され，そのうち24％が「フレイル」と判定された。「フレイル」は無再発生存期間および全生存期間（OS）とは関連しなかったが，再発率と関連していたと報告している。また，Artzらは別の報告[4]で，ECOG PSとCharlson Comorbidity Index（CCI）にて評価した併存疾患が移植関連死亡率および全生存期間（OS）と関連していたと報告している。

Sorrorら[5]は，CGAの1領域である併存疾患が2年無再発生存期間および全生存期間（OS）と関連していたと報告しており，造血幹細胞移植患者ではHCT-CIが有用であると述べている。また，Sorrorらは別の報告[6]で，骨髄非破壊的前処置療法による同種造血幹細胞移植前のKarnofsky Performance Status（KPS）80％以下が，無再発生存期間および死亡率と関連していたと報告している。

・統合

造血幹細胞移植前のフレイルやCGA評価の生存期間，再発率の予測に対する有用性について観察研究が5件あり，4件で生存期間，再発率の予測への有用性が認められたが，1件で生存期間の予測に対する有用性は認められなかったことから，エビデンスの強さはCとした。

②有害事象・治療毒性の予測（害：重要性7，エビデンスの強さ：C）

・検索

系統的文献検索を行い，観察研究3件を採用した。

・評価

Sorrorら[5]は，同種造血幹細胞移植前にHCT-CIを用いて評価した併存疾患のスコアが，移植関連毒性の発症率と関連していたと報告している。また，Sorrorら[6]は別に，骨髄非破壊的前処置療法による同種造血幹細胞移植前のKPS 80％以下が，移植関連毒性の発症率と関連していたと報告している。

一方，Artzら[1]は，同種造血幹細胞移植施行前にFried Frailty Indexにてフレイルの評価を行ったところ，50歳以上の患者の81％が「プレフレイル」以上と判定され，そのうち24％が「フレイル」と判定されたが，「フレイル」は急性GVHDの発症率とは関連しなかったと報告している。

・統合

造血幹細胞移植前のフレイルやCGA評価の，有害事象や治療毒性の予測に関する有用性について，観察研究が3件あり，2件で有害事象・治療毒性の予測への有用性が認められたが，1件で有害事象・治療毒性の予測に関する有用性が認められなかったことから，エビデンスの強さはCとした。

③高齢者総合的機能評価施行による有害事象の発症・増加（重要性6，エビデンスの強さ：C）

造血幹細胞移植前のフレイルやCGA評価施行による有害事象の発症や増加の記載は前述の文献では認めなかった。

> **CQに対するエビデンスの総括**
> 重大なアウトカムに関する全体的なエビデンスの強さ：C（弱）

益と害のバランス評価

益（望ましい効果）として，造血幹細胞移植前のフレイルやCGA評価により生存期間や再発率，有害事象・治療毒性の予測が可能となり，治療方針の決定や治療中のケアの選択に活用できることが期待できる。一方で，害（望ましくない効果）として重大な有害事象の報告はなかったことから，益と害のバランスは確実であると判断した。

患者の価値観・希望

　CGA 評価には 40～60 分の時間を要するが，治療方針やケアの選択に有用な評価であるため，CGA 評価の患者の受け入れは問題なく，確実性は高く，多様性は低いと考えられる。

コスト評価，臨床適応性

・コスト評価

　評価のみの場合は入院・外来にかかわらず「疾患別リハビリテーション料」での算定は困難であるが，造血幹細胞移植前の CGA 評価に加えてリハビリテーション指導や運動療法などを実施することにより，入院中であれば「がん患者リハビリテーション料」での算定が可能となる。その場合，評価・介入時間は 40～60 分であり患者のコスト負担は少ない。

・臨床適応性

　造血幹細胞移植の治療方針決定やケアの選択のための CGA 評価の必要性は，徐々に認知されはじめている。しかし，CGA 評価には 40～60 分の時間を要するため，臨床上で評価のための十分な時間や人員を確保できるかどうかは各施設の状況によるところが大きく，臨床適応性が十分であるとはいえない。

総合評価

血液腫瘍に対して造血幹細胞移植が行われる予定の高齢患者に対して，造血幹細胞移植前に高齢者総合的機能評価（サルコペニア，フレイルの評価を含む）を行うことを提案する。

　造血幹細胞移植前の CGA 評価の生存期間や再発率，有害事象・治療毒性の予測に対する有用性について，質の高いランダム化比較試験がなく，観察研究のみの評価となるので，重要なアウトカムに対するエビデンスは弱いが，益と害のバランスは確実である（益の確実性が高い）。患者の価値観・希望は確実性が高く，多様性は低い（一致している）。CGA 評価に加えてリハビリテーション治療を行う場合には，保険診療で実施されるため患者のコスト負担は少ない。一方，退院後の外来での CGA 評価およびリハビリテーション治療の実施は保険診療の適用外のため，現状では臨床適応性は低い。また，CGA 評価を臨床上で実施するための十分な時間や人員を確保できるかどうかは各施設の状況によるところが大きく，臨床適応性が十分であるとはいえず，今回の改訂では提案する（弱い推奨）とした。

推奨決定コンセンサス会議において，委員から出された意見の内容

・高齢がん患者への対応については，患者本人のみならず家族にも安心感を与えるため推奨したい。
・高齢者のがん診療がトピックスであるので，「高齢」という状態を認識して対応することが重要である。

■投票結果

行うことを推奨 (推奨度1：強い推奨)	行うことを提案 (推奨度2：弱い推奨)	推奨度 決定不能	行わないことを提案 (推奨度2：弱い推奨)	行わないことを推奨 (推奨度1：強い推奨)
13% (2/16)	88% (14/16)	0% (0/16)	0% (0/16)	0% (0/16)

付記

● アメリカ臨床腫瘍学会ガイドラインにおけるCGA評価の位置づけ

　造血幹細胞移植前のCGA評価の有用性に関する報告は限られているが，化学療法開始前のCGA評価の治療毒性や生存期間の予測に対する有用性が多くの論文で報告されている。アメリカ臨床腫瘍学会（American Society of Clinical Oncology；ASCO）のガイドライン[1]では，化学療法を受ける65歳以上の高齢がん患者の身体機能，併存疾患，転倒歴，抑うつ，認知機能，栄養状態を治療前にCGAを用いて評価することを推奨している。また，化学療法毒性の予測のためにGeriatric 8（G8）やVulnerable Elders Survey-13（VES-13）などのスクリーニングツールも用いることを推奨している。

文献

1) Artz A, Swanson K, Kocherginsky M, et al. Features of frailty are surprisingly common in adults 50 years and older undergoing allogeneic hematopoietic cell transplantation (HCT) in the modern era. Biol Blood Marrow Transplant. 2011；17：s302.
2) Hamaker ME, Vos AG, Smorenburg CH, et al. The value of geriatric assessments in predicting treatment tolerance and all-cause mortality in older patients with cancer. Oncologist. 2012；17：1439-49..
3) Muffly LS, Kocherginsky M, Stock W, et al. Geriatric assessment to predict survival in older allogeneic hematopoietic cell transplantation recipients. Haematologica. 2014；99：1373-9.
4) Artz AS, Pollyea DA, Kocherginsky M, et al. Performance status and comorbidity predict transplant-related mortality after allogeneic hematopoietic cell transplantation. Biol Blood Marrow Transplant. 2006；12：954-64.
5) Sorror ML, Maris MB, Storb R, et al. Hematopoietic cell transplantation (HCT)-specific comorbidity index：a new tool for risk assessment before allogeneic HCT. Blood. 2005；106：2912-9.
6) Sorror M, Storer B, Sandmaier BM, et al. Hematopoietic cell transplantation-comorbidity index and Karnofsky performance status are independent predictors of morbidity and mortality after allogeneic nonmyeloablative hematopoietic cell transplantation. Cancer. 2008；112：1992-2001.

付記文献

1) Mohile SG, Dale W, Somerfield MR, et al. Practical Assessment and Management of Vulnerabilities in Older Patients Receiving Chemotherapy：ASCO Guideline for Geriatric Oncology. J Clin Oncol. 2018；36：2326-47.

第10章

化学療法・放射線療法

CQ 01 化学療法・放射線療法中の患者に対して，リハビリテーション治療（運動療法）を行うことは，行わない場合に比べて推奨されるか？

> **推奨** 化学療法・放射線療法中の患者に対して，リハビリテーション治療（運動療法）を実施することを推奨する。
>
> グレード **1B** 推奨の強さ **強い推奨** エビデンスの確実性 **中**

■ 重要臨床課題の確認

がん患者では，化学療法前後に身体活動性が低下し，筋力や運動耐容能，身体機能の低下が生じる。化学療法は精神機能・心理面に対しても悪影響を与え，これらは健康関連QOLやADL低下の原因となる。また倦怠感をはじめとする治療の有害事象も治療中に頻回に出現して患者のQOLを損なうだけでなく，重篤になれば治療の完遂にも影響を与える。これらの症状に対して運動療法が有効であることが示されており，その適応や効果に関するエビデンスを十分に検討し臨床応用する必要がある。本ガイドライン初版では，化学療法・放射線療法中のリハビリテーション治療（運動療法）の有用性がCQとして採用され，推奨グレードAと判断されている。そこで，今回の改訂においてもCQとして採用し，運動療法の有用性について検討した。

■ エビデンス評価

各アウトカムの結果

①身体活動性の改善（重要性8，エビデンスの強さ：B）

・検索

系統的文献検索からランダム化比較試験8件を採用した。

・評価

身体活動性に対する運動療法の有用性を示した研究は5件あり[1-5]，3件の研究では効果が認められなかった[6-8]。運動療法の内容は，在宅を基盤とした（home-based）ウォーキング主体の運動療法に関する研究が5件，監督下での運動療法（supervised exercise）に関する研究が3件であった。

在宅を基盤とした運動療法に関しては，Culos-Reedら[3]はADT（androgen deprivation therapy）を受ける前立腺がん患者に対し，16週の在宅を基盤とした運動療法の指導を行った。有酸素運動および軽い筋力増強訓練を組み合わせた治療で，治療後のLSI（Godin's Leisure Score Index）が介入群において有意に改善し，有意な交互作用を認めたと報告している。Gokalら[4]は化学療法を受ける乳がん患者に12週の在宅を基盤とした運動療法指導を実施した。週5回30分間のウォーキングを推奨し，歩数計で歩数のカウントを行い，計画的行動理論に基づいたパンフレットの配布も行ったところ，自覚的身体活動レベルの質問紙であるGeneral Practice Physical Activity Questionnaireで評価した身体活動性が介入群において有意に上昇したと報告している。

一方，監督下での運動療法は，Streckmannら[1]が悪性リンパ腫患者に監督下での運動療法を実施し，血液がんでの身体活動性に対する有用性を示している。

・統合

　固形がん，血液がん双方で運動療法の身体活動性に対する有用性が認められた。効果が認められなかった文献は，サンプル数が少ないことや，脱落例の多さ，対処方法などに不明な点があることなどからエビデンスへの影響は小さいと判断して，エビデンスの強さはBとした。

②運動耐容能の改善（重要性8，エビデンスの強さ：A）

・検索

　系統的文献検索からはランダム化比較試験17件を採用した。

・評価

　運動耐容能に対する運動療法の有用性を示した研究は13件あり[2,9-20]，4件の研究で効果が認められなかった[3,21-23]。介入は在宅を基盤とした運動療法に関する研究が4件，監督下での運動療法に関する研究が9件であった。

　在宅を基盤とした運動療法では，Windsorら[20]は4週の放射線療法を受ける前立腺がん患者を運動群，対照群に分類し，運動群には放射線療法中，在宅を基盤とした中等度（予測最大心拍数の60～70％）の30分間連続したウォーキングを週3回実施した。治療後，シャトルウォーキングテストの距離が対照群では479.1mから467.6mと減少したのに対し，介入群では511.6mから579.1mと有意に増加して有意な群間差が認められた。一方，Colemanら[21]の報告では，化学療法および造血幹細胞移植を受ける多発性骨髄腫患者に，在宅を基盤としたウォーキング〔自覚的運動強度（rating of perceived exertion；RPE）で11～13の強度〕，筋力増強訓練（RPEで15～17の強度）およびストレッチ（ハムストリング）を行ったが，対照群と比較して，6分間歩行テストでは有意な差を認めなかった。他の2件の報告でも在宅を基盤とした介入は有意な効果を示していない。

　監督下での運動療法について，Segalら[17]は放射線療法を受ける前立腺がん患者を筋力増強訓練群，有酸素運動群，対照群に分類して，週3回24週にわたり理学療法士の監督下での運動療法を実施した。筋力増強訓練群はleg extensionやbiceps curlなど10種類の上下肢の筋力増強訓練を8～12RMの強度で2セット実施，有酸素運動群はエルゴメーターやトレッドミル等の運動を最高酸素摂取量50～60％の負荷で15分から開始して最高酸素摂取量70～75％，45分まで負荷を漸増したところ，筋力増強訓練群は対照群と比較して有意に最高酸素摂取量が改善していた。一方，有酸素運動群では有意差はみられなかったものの最高酸素摂取量の介入前後での変化は改善傾向を認めた。化学療法・放射線療法中のがん患者への運動療法効果に関する研究は，主に乳がん，前立腺がん患者についてのものが多いが，近年では他のがん種に対するエビデンスも増加してきている。PACT study[2]では，化学療法中の大腸がん患者に，週2回18週の理学療法士による監督下での運動療法を行った。運動療法の内容はウォームアップ10分，有酸素運動および筋力増強訓練40分，クールダウン10分の計1時間の運動療法に加え，1日30分以上の活動を推奨する生活指導であり，女性のみであるが最高酸素摂取量の有意な改善を認めた。Henkeら[15]は化学療法を受ける進行非小細胞肺がん患者に，治療開始時から3コース終了時まで毎日運動療法を行った。週5日は6分間の廊下でのウォーキングおよび2分間の階段昇降練習，ACBT（active cycle breathing）などの呼吸法指導を行い，週2日はレジスタンスバンド（緑：4.6ポンド＝2.1kg）などを使用した上下肢，体幹の全身的な筋力増強訓練を実施した。結果として介入群では6分間歩行テストや2分間の階段昇降の段数に有意な増加がみられた。Samuelら[12]は化学放射線療法を受ける頭頸部がん患者に6週の運動療法を実施しており，有酸素運動は週5回RPEで3～5/10の強度の速歩を15～20分，筋力増強訓練は週5回上下肢筋群を中心に，RPEで3～5/10の強度で8～10回2～3セット行った。結果は，介

入群では6分間歩行テストが42m改善したが，対照群は96m悪化しており有意な差が認められた。血液がんでも運動耐容能に対する効果は認められており，Alibhaiら[13]は急性骨髄性白血病患者に，化学療法導入中週4～5回理学療法士による監督下での運動療法を実施し，介入群で対照群と比較して6分間歩行テストの有意な改善を報告している。

・統合

採用された文献のうち，運動療法の効果を認めなかった文献もみられたが，バイアスリスクが高く，エビデンスへの影響は少ないと考えた。多くの文献で運動耐容能への効果は認められ，非一貫性は少なく，効果のある論文はバイアスリスクの低い論文が多く，サンプル数も十分である。大きくエビデンスレベルを下げる要因もないことからエビデンスの強さはAと判定した。また，在宅を基盤とした運動療法を行った4件の文献のうち3件が介入効果を認めておらず，監督下での介入が望ましいことが推察できる。

③筋力の改善（重要性8，エビデンスの強さ：A）

・検索

系統的文献検索からランダム化比較試験14件を採用した。

・評価

筋力への運動療法の有用性を示した研究は10件あり[11,13-17,22,24-26]，2件の研究で効果が認められなかった[3,27]。介入方法は在宅を基盤とした運動療法に関する研究が1件，監督下での運動療法に関する研究が11件であった。

在宅を基盤とした運動療法は，Culos-Reedら[3]がADTを受ける前立腺がん患者に対して，16週間の在宅を基盤とした運動療法（有酸素運動および低強度の筋力増強訓練を組み合わせたプログラム）の指導を実施したが，握力などの筋力に有意な群間差を認めなかった。

監督下での運動療法は，11件中7件がホルモン療法中もしくは放射線療法中の前立腺がん患者を対象とした報告であり，そのほとんどで筋力への有用性が示されている。Galvãoら[22]はAST（androgen suppression therapy）を受けている前立腺がん患者に，週2回12週にわたり，理学療法士による監督下での筋力増強訓練および有酸素運動を実施した。筋力増強訓練はchest pressやleg pressを中心とした上下肢筋群の筋力増強訓練を6～12RMの強度で2～4セット，有酸素運動は15～20分間，サイクリングやジョギングなどの運動を65～80％MHR（最大心拍数）またはBorg Scale 11～13の負荷で実施した。その結果，chest press，leg pressやseated rowの1RMは介入群で有意に改善した。Cormieら[11]もホルモン療法を行う前立腺がん患者に運動療法を実施しておりエビデンスの高い報告を行っている。運動療法内容は週2回3ヵ月にわたる理学療法士による監督下での運動療法であり，1回の治療時間は60分，中等度から高強度の有酸素運動および筋力増強訓練であった。有酸素運動はトレッドミルやエルゴメーターを用いて，70～85％MHRの強度で20～30分実施した。筋力増強訓練は6～12RMの強度で1～4セット実施した。その結果，chest press，leg pressやseated rowの1RMは介入群で有意に改善した。前立腺がん患者のほかにもAdamsenら[16]は化学療法を受けるさまざまながん種の患者に対して運動療法（理学療法士や訓練された看護師の監督下で，週3回90分間の運動療法と週2回のリラクゼーションプログラム）を実施した。運動は週43METsになるように調整され，30分間のウォームアップ，45分間の筋力増強訓練（leg press，chest press，70～100％1RM），15分間の有酸素運動（50～70W，85～95％MHR）が実施された。その結果，chest press，leg pressやseated rowの1RMは介入群で有意に改善した。Henkeら[15]も筋力への介入効果を検討しており，上肢筋群の有意な筋力改善を認めた。血液がんもAlibhaiら[13]の研究では，対照群の握力が約4.1kg低下した一方で，介入群では約0.5kgの改善を認め，有意な群間差が認められた。

・統合

　採用された文献は効果の一貫性が強く，バイアスリスクの低い報告が多い。運動療法の効果を認めなかった文献もみられたが，サンプル数が少なく，総サンプル数の1割に満たないことから，エビデンスを下げる要因にはなり得ないと判断した。以上からエビデンスの強さはAと判定した。また，在宅を基盤とした運動療法を行った1件は介入効果を認めず，監督下での介入が望ましいと考えられた。

④身体機能の改善（重要性8，エビデンスの強さ：B）

・検索

　系統的文献検索からランダム化比較試験11件が採用された。

・評価

　TUG（Timed Up & Go Test）やSPPB（Short Physical Performance Battery）などの身体機能への運動療法の有用性を示した研究は7件あり[1, 11, 13, 15, 19, 22, 24]，3件の研究では効果が認められなかった[14, 25, 28]。介入はすべて監督下で実施されており，ホルモン療法中もしくは放射線療法中の前立腺がん患者を対象とした報告が散見され，ほとんどの研究で運動療法により身体機能の有意な改善を認めた。PEPC study[24]ではADT療法中の前立腺がん患者に週3回16週にわたる監督下での運動療法を実施した。具体的には，上下肢の筋群の筋力増強訓練を，介入開始時は50～60%1RMの強度で10回2セット行い，運動負荷を漸増させて最終的に月曜日には10RMを1～3セット，水曜日には80～90%10RMを2～3セット，金曜日には6RMを2～3セットのプログラムで行った。その結果，sit to stand（30秒間での椅子立ち座り）の回数が有意に増加し，階段昇降能力も改善したと報告している。Mongaら[19]は放射線療法中の前立腺がん患者に，理学療法士および訓練された医師による監督下での週3回8週の有酸素運動プログラム（放射線療法日の治療実施前午前中に10分間のウォームアップ，30分間の有酸素運動〔65%HRR（予備心拍数）〕，5～10分間のクールダウン）を実施した。その結果，stand and sit test（5回椅子立ち座りの時間）が介入群で有意に短縮した。血液がんではStreckmannらとAlibhaiらの報告がある。Streckmannら[1]は化学療法中の悪性リンパ腫患者に，週2回36週以上の理学療法士による監督下の介入を実施した。1日1時間で有酸素運動（60～80%MHRのエルゴメーターもしくは10～30分のウォーキング），バランス訓練（4種類の姿勢保持訓練を3セット），筋力増強訓練（レジスタンスバンドによる4種類の運動）を行うプログラムであり，介入後，体幹動揺軌跡の減少，動的バランスの改善を認めた。Alibhaiら[13]は前述の通り，急性骨髄性白血病患者に化学療法導入中，週4～5回理学療法士監督下での運動療法を行った結果，椅子立ち座りの時間が有意に短縮したと報告している。

・統合

　運動療法の有用性を示した報告は散見されるが，文献によって結果が異なり，若干の非一貫性が認められる。効果がないとする論文にもバイアスリスクが低いものが数件あり，その影響は無視できない。以上から，エビデンスの強さはBと判定した。

⑤倦怠感の改善（重要性8，エビデンスの強さ：A）

・検索

　系統的文献検索からランダム化比較試験18件を採用した。

・評価

　倦怠感への運動療法の有用性を示した研究は11件あり[2, 9, 11, 16-19, 26, 29-31]，7件の研究では効果が認められなかった[3, 13, 20, 21, 24, 25, 32]。介入は在宅を基盤とした運動療法に関する研究が5件，監督下での運動療法に関する研究が13件であった。

　在宅を基盤とした運動療法について，Zhangら[30]は化学療法を受ける肺がん患者をタイ式ヨガ＋運動を実施する群，低強度の運動を実施する対照群の2群に割り付け，1時間のセッションを12週実施した。

結果として，両群とも経時的にMFSI-SF（Multidimensional Fatigue Symptom Inventory-Short From）で評価した倦怠感は増悪したが，6週時点，12週時点でのヨガ＋運動群の倦怠感は対照群と比較して有意に低く，増悪を緩徐にとどめることが可能であった。他の4件の文献の運動療法内容は，低強度の筋力増強訓練やウォーキングを中心とした有酸素運動であり，すべて倦怠感への効果は認めなかった。

　監督下での運動療法では，Hojanら[9]は放射線療法を受ける前立腺がん患者に，治療中（8週）は週5回，治療後（10カ月）は週3回の介入頻度で運動療法を実施した。治療中は30分の有酸素運動および25分の筋力増強訓練（70〜75％1RMで5種類）を実施し，治療後は40分の有酸素運動（70〜80％HRR）および35分の筋力増強訓練を行った結果，Functional Assessment of Cancer Therapy-Fatigue（FACT-F）で評価した倦怠感が，放射線療法後および運動療法介入終了後いずれも，介入群では増悪が認められなかったが，対照群では有意に増悪が認められた。同様にSegalら[17]の報告でも，放射線療法を実施した前立腺がん患者に筋力増強訓練を行った群，有酸素運動を行った群は，対照群と比較して，介入12週後のFACT-Fで評価した倦怠感が有意に改善した。その効果は介入終了時（24週後）も継続しており，対照群と比較して有酸素運動群では改善傾向が，筋力増強訓練群では有意な改善が認められた。ADT療法中の前立腺がん患者でも，Cormieら[11]が，理学療法士の監督下での介入により，介入3カ月後のFACIT-Fが対照群と比較して有意に改善されたと報告している。

　前立腺がん以外では，Schulerら[29]が化学療法を受けるさまざまながん種の患者を対照群，理学療法士の運動指導のみを受ける群，理学療法士の運動指導および直接的な運動療法を受ける群の3群に割り付け，12週介入したところ，対照群と比較して，運動指導のみを受けた群で精神的倦怠感の改善が認められたと報告している。また，大腸がん患者を対象にしたPACT study[2]では，対照群と比較して介入後と介入終了後18週のMultidimensional Fatigue Inventory（MFI）で評価した全体的な倦怠感や身体的倦怠感が，介入群で有意に改善した。さらにAdamsenら[16]の報告では，化学療法を受けるさまざまながん種の患者に対して理学療法士や訓練された看護師が運動療法を実施した結果，The European Organization for Research and Treatment of Cancer（EORTC）QLQ-C30で評価した倦怠感が対照群と比較して，有意に減少した。またpilot studyではあるが，Riefら[40]は脊椎転移を有し放射線療法を受けている患者への運動療法の効果を検証した。1日30分，週3回6カ月の在宅を基盤とした筋力増強訓練を実施した群は，対照群と比較して，EORTC QLQ-FA13で評価した身体的倦怠感および日常生活の障害（interference with daily life）が介入後3カ月では有意差は認められなかったものの，介入後6カ月の終了時点で有意に改善したと報告している。血液がんはSchulerやAdamsenらの研究対象にも含まれているが，Changら[18]は化学療法を受けている急性骨髄性白血病患者に1日12分のウォーキングを週5回繰り返した結果，投薬後1週および2週時点でのBrief Fatigue Inventoryで評価した平均的な倦怠感，最も強い倦怠感，倦怠感による生活の障害の程度が介入群で有意に減少し，交互作用も認められたと報告している。

・統合

　採用された文献のうち，運動療法の効果を認めなかった文献もみられたが，サンプル数が少ないことからエビデンスレベルへの影響は小さいと考えた。また，多くの文献で倦怠感への効果は認められており，非一貫性は少ないと判断した。以上からエビデンスの強さはAと判定した。また，在宅を基盤とした介入を行った5件の文献のうち，4件では介入効果を認めなかったので，監督下での介入が望ましいと考えられた。

⑥精神機能・心理面の改善（重要性6，エビデンスの強さ：D）

・検索

　系統的文献検索からランダム化比較試験11件を採用した。

・評価

　精神機能・心理面への運動療法の有用性を示した研究は4件のみにとどまり[9, 11, 18, 33]，7件の研究で効果が認められなかった[2, 3, 10, 13, 15, 19, 24]。介入は在宅を基盤とした運動療法に関する研究が1件，監督下での運動療法に関する研究が10件であった。

　在宅を基盤とした運動療法では，Culos-Reedら[3]がADTを受ける前立腺がん患者に対して16週の在宅を基盤とした運動療法（有酸素運動および低強度の筋力増強訓練を組み合わせたプログラム）の指導を行ったが，CES-D（the center for epidemiological studies depression scale）で評価した抑うつに有意な群間差を認めなかった。

　監督下での運動療法は，放射線療法もしくはホルモン療法を行う前立腺がん患者を対象にしたHojanら[9]やCormieら[36]の研究では，EORTC QLQ-C30やFACT-Gで評価した精神機能，BSI-18（The Brief Symptom Inventory-18）の下位項目である全体的な悩みの程度が改善されたと報告され，Adamsenら[16]やChangら[18]の研究でもProfile of Mood States（POMS）やHospital Anxiety and Depression Scale（HADS）といった精神機能が対照群と比較して有意に改善したと報告されている。しかし，有用性が示されていない報告も多く，大腸がんを対象にしたPACT study[2]や血液がんを対象にしたAlibhaiら[13]の報告では，ともにHADSで評価した精神機能に介入効果を認められなかった。

・統合

　採用された文献のうち，有用性を示した文献と示さなかった文献でバイアスリスクや総サンプル数に大きな差はなく，運動療法の精神機能や心理面に対する影響を検討するには，介入対象や介入期間，介入方法などの統一が必要であるが，そこまでのエビデンスはまだ不十分である。有用性を示さなかった文献数，総サンプル数を考慮し，ネガティブな方向でのエビデンス構成とした。しかし，有用性を示した文献のエビデンスレベルへの影響は無視できないため，全体的なエビデンスの強さはDと判定した。

⑦有害事象の改善（重要性6，エビデンスの強さ：D）

・検索

　系統的文献検索からランダム化比較試験10件を採用した。

・評価

　本項で取り扱う有害事象は他のアウトカム項目で取り扱う倦怠感および末梢神経障害，精神機能を省略しており，主に睡眠障害や痛み，呼吸障害や便秘などを対象にしている。抽出された文献ではEORTC QLQ-C30による有害事象の評価が多く，Common Terminology Criteria for Adverse Events（CTCAE）ver4.0など化学療法の有害事象評価としてスタンダードな評価方法を使用したものはほとんどない。

　有害事象に対する運動療法の有用性を示した研究は4件のみにとどまり[1, 10, 15, 34]，6件の研究で効果が認められなかった[2, 9, 16, 21, 24, 35]。介入は在宅を基盤とした運動療法の研究が2件，監督下での運動療法の研究が8件であった。

　在宅を基盤とした運動療法は，Colemanら[21]の報告では，化学療法および造血幹細胞移植を受ける多発性骨髄腫患者に在宅を基盤としたウォーキング（RPEで11～13の強度），筋力増強訓練（RPEで15～17の強度）およびストレッチ（ハムストリング）を行ったが，対照群と比較して睡眠障害の改善はなかった。またKapurら[35]は4週の放射線療法を受ける前立腺がん患者にランダム化比較試験を実施し，介入群には在宅を基盤とした中等度（予測最大心拍数の60～70％）の運動強度のウォーキングを週3回以上実施するよう指導したが，両群間でRTOG/EORTC（Radiation Therapy Oncology Group／European Organization for Research and Treatment of Cancer）scaleで評価した膀胱・直腸障害に有意な差は認めなかった。

　監督下での運動療法は，Streckmannら[1]は化学療法中の悪性リンパ腫患者に，週2回36週以上の理

学療法士による監督下での運動療法〔1日1時間で有酸素運動（60～80％MHRのエルゴメーターもしくは10～30分のウォーキング），バランス練習（4種類の姿勢保持訓練を3セット），筋力増強訓練（レジスタンスバンドによる4種類の運動）から構成されるプログラム〕を実施したところ，介入後に便秘や下痢などの消化器症状の改善を認めた。Vanderbylら[10]は化学療法を受ける非小細胞肺がんおよび消化器がん患者で気功と運動療法の比較を実施しているが，6週で12セッションの介入を行ったところ（気功45分，監督下での有酸素運動と筋力増強訓練），運動療法群で睡眠障害の改善を認めたと報告している。

・統合

採用された文献のうち，有用性を示した研究もあるが，多くの研究では効果は認められなかった。評価方法がEORTC QLQ-C30によるものが大部分であり，有害事象の軽減を主目的にした研究もないため，本アウトカムに関する運動療法介入のエビデンスはまだ不十分である。有用性を示さなかった文献数，総サンプル数を考慮してネガティブな方向でのエビデンス構成とした。効果を示した論文も散見されるが，サンプル数が少なく，バイアスリスクが高いことから，エビデンスレベルへの影響は少ないと判断した。有害事象への効果をサブ解析によって示す論文や主観的尺度によるQOL評価を採用している論文が多いことから，非直接性が高いと判断し，全体的なエビデンスの強さはDと判定した。

⑧末梢神経障害による機能障害の改善（重要性6，エビデンスの強さ：C）

・検索

系統的文献検索からランダム化比較試験2件を採用した。

・評価

介入は在宅を基盤として運動療法に関する研究が0件，監督下での運動療法に関する研究が2件であった。

監督下での運動療法では，Schönsteinerら[28]は化学療法による末梢神経障害（chemotherapy-induced peripheral neuropathy；CIPN）をもつ患者を運動介入群と運動介入＋WBV（whole body vibration）群に割り付けて，運動介入群は他動的ストレッチおよびマッサージとバランストレーニング，歩数計による在宅を基盤とした生活指導，WBV群ではこれらに加えてWBVによる介入が週2回15セッション実施された。WBVはガリレオフィットネス®という振動機能があるプラットフォームに乗り，ウォームアップ，クールダウン合わせて20分程度訓練するものであるが，介入後，運動介入群と比較してwarm detection threshold（温覚の閾値）の改善，疼痛の軽減効果と椅子から5回立ち座りするパフォーマンスの改善を報告している。また，Streckmannら[1]は化学療法中の悪性リンパ腫患者に週2回36週以上のバランス訓練を含む運動療法を実施したところ，介入後体幹動揺軌跡の減少，動的バランスの改善を認めただけでなく，振動覚で評価した深部感覚障害が対照群と比較して有意に消失したと報告している。

・統合

2件のランダム化比較試験により，末梢神経障害への運動療法はパフォーマンスと感覚障害の改善に有効であることが示された。非一貫性はみられないが，研究数やサンプル数が少なく確実性が低いこと，Schonsteinerらの報告は運動と運動＋WBVによる介入のため非直接性があることなどからエビデンスの強さはCと判定した。

⑨日常生活動作の改善（重要性8，エビデンスの強さ：B）

・検索

系統的文献検索からランダム化比較試験2件を採用した。

・評価

介入は在宅を基盤とした運動療法に関する研究はなく，監督下での運動療法に関する研究が2件であった。Kerriら[25]はADT療法を受ける前立腺がん患者をPOWIR（prevent osteoporosis with impact ＋

resistance）群，ストレッチのみの対照群に割り付け，12カ月の介入を実施した。週2回の監督下と週1回の在宅を基盤とした介入であり，POWIR群は自重による関節運動やジャンピングなどを含み，自宅ではレジスタンスバンドによる筋力増強訓練を実施，対照群は他動的なリラクゼーションおよび自宅でのストレッチやリラクゼーションの実施とした。結果，POWIR群ではLLFDI（Late Life Function and Disability Impairment）で評価したADL障害の程度が，対照群と比較して有意に改善していたと報告している。Henkeら[15]の研究では化学療法中の非小細胞肺がん患者に運動療法を行い，ベースラインと3コース後のADLをBarthel指数（BI）で比較したところ，対照群は約92点から約81点に低下したが，介入群は約98点から約97点と介入期間中の低下を認めず，有意な群間差を示した。

・統合

2件のランダム化比較試験で運動療法によるADLの改善が示され，非一貫性は低い。しかし，論文数やサンプル数が少ないことから，確実性が低いためエビデンスの強さはBとした。

⑩ QOLの改善（重要性6，エビデンスの強さ：C）

・検索

系統的文献検索からランダム化比較試験22件を採用した。

・評価

本項で採用した文献では，QOLの評価には疾患特異的尺度としてEORTC QLQ-C30およびFACT-Gが主に使用されているが，SF-36を使用した文献もある。本項ではEORTC QLQ-C30の下位項目は有害事象や精神機能のアウトカムと重複するものもあるため検討からは除外し，全般的なQOL改善の有無に焦点を当てた。

　QOLに対する運動療法の有用性を示した研究は10件に留まり[1, 11, 12, 16, 17, 19, 22, 26, 34, 36]，12件の研究で効果が認められなかった[2, 3, 9, 10, 13, 15, 23-25, 27, 28, 37]。介入は在宅を基盤とした運動療法に関する研究が2件，監督下での運動療法に関する研究は20件であった。

　在宅を基盤とした運動療法では，Culos-Reedら[3]がADTを受ける前立腺がん患者に対して16週の在宅を基盤とした運動（有酸素運動および低強度の筋力増強訓練を組み合わせたプログラム）の指導を行ったが，QOLに有意な群間差を認めなかった。さらに，Griffithら[23]は化学療法もしくは放射線療法を受けている乳がん，前立腺がん，大腸がん，その他のがん患者に12週の介入（在宅を基盤とした，予測最大心拍数の50～70％の運動強度での5分間ウォーキング，ゆっくりした速度での5分間ウォーキングを交互に行うインターバルウォーキングの，20～30分程度の実施を指導）を実施した結果，両群間でSF-36で評価したQOLには群間差を認めなかったことを報告している。

　監督下での運動療法は，Streckmannら[1]は化学療法中の悪性リンパ腫患者に週2回36週以上の理学療法士による監督下での運動療法〔1日1時間で有酸素運動（60～80％MHRのエルゴメーターもしくは10～30分のウォーキング），バランス訓練（4種類の姿勢保持訓練を3セット），筋力増強訓練（レジスタンスバンドによる4種類の運動）から構成されたプログラム〕を行ったところ，介入後対照群でQOLの改善は認めなかったものの，介入群では介入36週後において有意にQOLの改善が認められた。EORTC QLQ-C30における全般的QOLの改善を認めた研究はStreckmannの報告のみ，SF-36のgeneral health項目で改善が認められたのはGalvaoら[22]の報告のみであり，全般的QOLの改善のみに焦点を当てた場合，運動療法の効果は不十分といわざるを得ない。しかし，多くの研究でSF-36で示されるPCS（Physical Component Summary）やMCS（Mental Component Summary）などの身体的，精神的なQOLに対する運動療法の有用性が示されている。Samuelら[12]は化学放射線療法を受ける頭頸部がん患者に6週間の介入（有酸素運動は週5回RPEで3～5/10の強度の速歩を15～20分，筋力増強訓練は週5回上下肢筋群を中心に，RPEで3～5/10の強度で8～10回2～3セット）を行った結果，対照群では

SF-36 の PCS および MCS が低下したのに対して，介入群では PCS は著変なかったが，MCS は改善傾向を示した．Adamsen ら[16] も化学療法を受けるさまざまながん腫に対して運動療法を行った結果，SF-36 の PCS および MCS が介入群と比較して有意に改善を示したことを報告している．

・統合

採用された文献のうち，有用性を示した研究と示さなかった研究の数は同様であった．バイアスリスクは両者で差異はなかったが，有用性を示さなかった研究のサンプル数が総サンプル数の半数に満たないことから，運動療法は QOL の改善に効果があると判断した．バイアスリスクや確実性，非直接性などには問題が少ないが，非一貫性の強さがあることからエビデンスの強さは C と判定した．また，在宅を基盤に介入した2件はともに介入効果を認めず，監督下での介入が望ましいと考えられる．介入の効果として全般的 QOL よりも身体的 QOL，精神的 QOL への効果が散見されており，今後アウトカムを細分化して効果検証を行う必要がある．

⑪血小板低値時の出血，倦怠感・疲労の憎悪，転倒（害：重要性6，エビデンスの強さ：C）

・検索

系統的文献検索からは本項に掲げたアウトカムを主要アウトカムとして評価し統計学的解析を行った文献はなく，エビデンスとなる文献はなかった．そのため，本 CQ の文献のうち，サンプルサイズが介入群，対照群ともに100名を超え，さまざまながん種を含み，バイアスリスクの低い Adamsen らの報告を採用した．倦怠感に関しては，アウトカム⑤で既に運動療法の有用性は示されている．転倒に関しては参考となる文献はなかった．

・評価

Adamsen ら[16] は介入前にフィジカルチェックを実施しており，除外基準に該当する患者にはトレーニングを行わなかった（除外基準：拡張期血圧＞95mmHg or ＜45mmHg，安静時心拍数＞100回/分，体温＞38℃，呼吸数＞20回/分，抗菌薬治療を必要とする感染，継続する出血，新鮮な出血斑，内出血，血小板＜50000/L，白血球＜1000/L）．6週の介入期間中，感染で脱落した症例は対照群で1.5%（2/134名），介入群で5.2%（7/135名），骨髄抑制で脱落した症例は対照群で3.0%（4/134名），介入群で2.9%（4/135名）であった．骨髄抑制の報告はあるが，それによる出血は報告されていない．

・統合

出血や転倒の有無をアウトカムとして扱った文献はほとんどないが，介入基準や骨髄抑制，感染などの有害事象が含まれる脱落者の記載を参考にすることが可能である．また，多くの feasibility study や pilot study が報告されており，それらを参考にすることも有用である[38-40]．害のアウトカムの報告が少なく，統計学的手法を用いていないことから，エビデンスの強さは C とした．

> **CQ に対するエビデンスの総括**
> 重大なアウトカムに関する全体的なエビデンスの強さ：B（中）

益と害のバランス評価

益（望ましい効果）として，運動耐容能，筋力，身体機能，倦怠感，身体活動性，ADL，末梢神経障害，QOL への改善効果が認められた．一方で，精神機能・心理面や有害事象には有用性がないことも示された．

害（望ましくない効果）として運動時の出血や倦怠感の増悪，転倒などが予想されるが，介入群で害が

出現したとの報告はほとんどなく，対照群と比較して害の出現が多いとはいえない。

患者の価値観・希望

身体機能や身体活動性の低下はADLの低下，倦怠感や身体的QOLの増悪を招くため，多くの患者が行うことを希望すると考えられ，確実性は高く，多様性は低い。

コスト評価，臨床適応性

・コスト評価

入院中は「がん患者リハビリテーション料」で算定可能である（放射線療法中は算定対象となるがん種が限定されている）が，外来では「がん患者リハビリテーション料」は算定できない。

・臨床適応性

多くのがん専門医療機関では，入院中は保険診療でリハビリテーション科医，リハビリテーション専門職（理学療法士など），看護師などから構成されるリハビリテーション医療チームのもとで，監督下での運動療法を行うことができるため，臨床適応性は高い。

一方，外来では保険診療の適用外であるため，監督下での運動療法および専門スタッフの監督なしで行う運動療法が実施可能な医療機関は少なく，現状では臨床適応性は低い。

総合評価

化学療法・放射線療法中の患者に対して，リハビリテーション治療（運動療法）を実施することを推奨する。

重要なアウトカムに対するエビデンスは強く，益と害のバランスは確実である（益の確実性が高い）。患者の価値観は確実性が高く，多様性は低い（一致している）。入院中のリハビリテーション治療（運動療法）は保険診療で実施されるため患者のコスト負担は小さく，多くの医療機関で実施できることから，正味の利益はコストや医療資源に十分に見合っており，推奨する（強い推奨）とした。一方，外来でのリハビリテーション治療（運動療法）は保険診療の適用外であるため，実施可能な医療機関は少なく，現状では臨床適応性は低い。

推奨決定コンセンサス会議において，委員から出された意見の内容

・化学療法・放射線療法中には，患者自身が運動に積極的に取り組むことができないことが多い。ガイドラインで運動を推奨してもらえれば，患者自身も取り組むきっかけとなり，その後のQOLによい影響があると考えられる。

■投票結果

行うことを推奨 （推奨度1：強い推奨）	行うことを提案 （推奨度2：弱い推奨）	推奨度 決定不能	行わないことを提案 （推奨度2：弱い推奨）	行わないことを推奨 （推奨度1：強い推奨）
81% (13/16)	19% (3/16)	0% (0/16)	0% (0/16)	0% (0/16)

> **付記**
> ● 社会復帰を目的としたリハビリテーション治療
> 　化学療法や放射線療法の発展により生存期間が延長している昨今，治療目的の一つとして社会復帰が挙げられる。リハビリテーション治療により身体的，精神的な支援を実施することで早期の社会復帰が見込まれるので，本CQでもアウトカムとして設定していたが，エビデンスとなる文献は得られなかったのが現状である。復職や再雇用に関するシステマティックレビューでも仕事の要求度が高く，hard work や hard stress は復職率に影響することが示されており[1]，リハビリテーション治療の必要性は高まっている。今後の観察研究や介入研究の発展に期待したい。

文献

1) Streckmann F, Kneis S, Leifert JA, et al. Exercise program improves therapy-related side-effects and quality of life in lymphoma patients undergoing therapy. Ann Oncol. 2014；25：493-9.
2) Van Vulpen JK, Velthuis MJ, Steins Bisschop CN, et al. Effects of an exercise program in colon cancer patients undergoing chemotherapy. Med Sci Sports Exerc. 2016；48：767-75.
3) Culos-Reed SN, Robinson JW, Lau H, et al. Physical activity for men receiving androgen deprivation therapy for prostate cancer：benefits from a 16-week intervention. Support Care Cancer. 2010；18：591-9.
4) Gokal K, Wallis D, Ahmed S, et al. Effects of a self-managed home-based walking intervention on psychosocial health outcomes for breast cancer patients receiving chemotherapy：a randomised controlled trial. Support Care Cancer. 2016；24：1139-66.
5) Cornette T, Vincent F, Mandigout S, et al. Effects of home-based exercise training on VO2 in breast cancer patients under adjuvant or neoadjuvant chemotherapy (SAPA)：a randomized controlled trial. Eur J Phys Rehabil Med. 2016；52：223-32.
6) Husebø AM, Dyrstad SM, Mjaaland I, et al. Effects of scheduled exercise on cancer-related fatigue in women with early breast cancer. Scientific World Journal. 2014：271828.
7) Yang CY, Tsai JC, Huang YC, et al. Effects of a home-based walking program on perceived symptom and mood status in postoperative breast cancer women receiving adjuvant chemotherapy. J Adv Nurs. 2011；67：158-68.
8) Hornsby WE, Douglas PS, West MJ, et al. Safety and efficacy of aerobic training in operable breast cancer patients receiving neoadjuvant chemotherapy：a phase II randomized trial. Acta Oncol. 2014；53：65-74.
9) Hojan K, Kwiatkowska-Borowczyk E, Leporowska E, et al. Inflammation, cardiometabolic markers, and functional changes in men with prostate cancer. A randomized controlled trial of a 12-month exercise program. Pol Arch Intern Med. 2017；127：25-35.
10) Vanderbyl BL, Mayer MJ, Nash C, et al. A comparison of the effects of medical Qigong and standard exercise therapy on symptoms and quality of life in patients with advanced cancer. Support Care Cancer. 2017；25：1749-58.
11) Cormie P, Galvão DA, Spry N, et al. Can supervised exercise prevent treatment toxicity in patients with prostate cancer initiating androgen-deprivation therapy：a randomised controlled trial. BJU Int. 2015；115：256-66.
12) Samuel SR, Maiya GA, Babu AS, et al. Effect of exercise training on functional capacity & quality of life in head & neck cancer patients receiving chemoradiotherapy. Indian J Med Res. 2013；137：515-20.
13) Alibhai SM, Durbano S, Breunis H, et al. A phase II exercise randomized controlled trial for patients with acute myeloid leukemia undergoing induction chemotherapy. Leuk Res. 2015；39：1178-86.
14) Uth J, Hornstrup T, Schmidt JF, et al. Football training improves lean body mass in men with prostate cancer undergoing androgen deprivation therapy. Scand J Med Sci Sports. 2014；24 (Suppl. 1)：105-12.
15) Henke CC, Cabri J, Fricke L, et al. Strength and endurance training in the treatment of lung cancer patients in stages IIIA/IIIB/IV. Support Care Cancer. 2014；22：95-101.
16) Adamsen L, Quist M, Andersen C, et al. Effect of a multimodal high intensity exercise intervention in cancer patients undergoing chemotherapy：randomised controlled trial. BMJ. 2009；339：b3410.

17) Segal RJ, Reid RD, Courneya KS, et al. Randomized controlled trial of resistance or aerobic exercise in men receiving radiation therapy for prostate cancer. J Clin Oncol. 2009 ; 27 : 344-51.
18) Chang PH, Lai YH, Shun SC, et al. Effects of a walking intervention on fatigue-related experiences of hospitalized acute myelogenous leukemia patients undergoing chemotherapy : a randomized controlled trial. J Pain Symptom Manage. 2008 ; 35 : 524-34.
19) Monga U, Garber SL, Thornby J, et al. Exercise prevents fatigue and improves quality of life in prostate cancer patients undergoing radiotherapy. Arch Phys Med Rehabil. 2007 ; 88 : 1416-22.
20) Windsor PM, Nicol KF, Potter J. A randomized, controlled trial of aerobic exercise for treatment-related fatigue in men receiving radical external beam radiotherapy for localized prostate carcinoma. Cancer. 2004 ; 101 : 550-7.
21) Coleman EA, Goodwin JA, Kennedy R, et al. Effects of exercise on fatigue, sleep, and performance : a randomized trial. Oncol Nurs Forum. 2012 ; 39 : 468-77.
22) Galvão DA, Taaffe DR, Spry N, et al. Combined resistance and aerobic exercise program reverses muscle loss in men undergoing androgen suppression therapy for prostate cancer without bone metastases : a randomized controlled trial. J Clin Oncol. 2010 ; 28 : 340-7.
23) Griffith K, Wenzel J, Shang J, et al. Impact of a walking intervention on cardiorespiratory fitness, self-reported physical function, and pain in patients undergoing treatment for solid tumors. Cancer. 2009 ; 115 : 4874-84.
24) Nilsen TS, Raastad T, Skovlund E, et al. Effects of strength training on body composition, physical functioning, and quality of life in prostate cancer patients during androgen deprivation therapy. Acta Oncol. 2015 ; 54 : 1805-13.
25) Winters-Stone KM, Dobek JC, Bennett JA, et al. Resistance training reduces disability in prostate cancer survivors on androgen deprivation therapy : evidence from a randomized controlled trial. Arch Phys Med Rehabil. 2015 ; 96 : 7-14.
26) Segal RJ, Reid RD, Courneya KS, et al. Resistance exercise in men receiving androgen deprivation therapy for prostate cancer. J Clin Oncol. 2003 ; 21 : 1653-9.
27) Christensen JF, Jones LW, Tolver A, et al. Safety and efficacy of resistance training in germ cell cancer patients undergoing chemotherapy : a randomized controlled trial. Br J Cancer. 2014 ; 111 : 8-16.
28) Schönsteiner SS, Bauder Mißbach H, Benner A, et al. A randomized exploratory phase 2 study in patients with chemotherapy-related peripheral neuropathy evaluating whole-body vibration training as adjunct to an integrated program including massage, passive mobilization and physical exercises. Exp Hematol Oncol. 2017 ; 6 : 5.
29) Schuler MK, Hentschel L, Kisel W, et al. Impact of different exercise programs on severe fatigue in patients undergoing anticancer treatment-a randomized controlled trial. J Pain Symptom Manage. 2017 ; 53 : 57-66.
30) Zhang LL, Wang SZ, Chen HL, et al. Exercise for cancer-related fatigue in patients with lung cancer undergoing chemotherapy : a randomized controlled trial. J Pain Symptom Manage. 2016 ; 51 : 504-11.
31) Andersen C, Rørth M, Ejlertsen B, et al. The effects of a six-week supervised multimodal exercise intervention during chemotherapy on cancer-related fatigue. Eur J Oncol Nurs. 2013 ; 17 : 331-9.
32) 井平光, 古名丈人. 外来化学療法施行中のがん患者に対する在宅理学療法の効果検証 ランダム化比較試験. 理学療法学. 2016 ; 43 : 166-7.
33) Midtgaard J, Stage M, Møller T, et al. Exercise may reduce depression but not anxiety in self-referred cancer patients undergoing chemotherapy. Post-hoc analysis of data from the 'Body & Cancer' trial. Acta Oncol. 2011 ; 50 : 660-9.
34) Huri M, Huri E, Kayihan H, et al. Effects of occupational therapy on quality of life of patients with metastatic prostate cancer. A randomized controlled study. Saudi Med J. 2015 ; 36 : 954-61.
35) Kapur G, Windsor PM, McCowan C. The effect of aerobic exercise on treatment-related acute toxicity in men receiving radical external beam radiotherapy for localised prostate cancer. Eur J Cancer Care (Engl). 2010 ; 19 : 643-7.
36) Cormie P, Newton RU, Taaffe DR, et al. Exercise maintains sexual activity in men undergoing androgen

　　　 suppression for prostate cancer：a randomized controlled trial. Prostate Cancer Prostatic Dis. 2013；16：170-5.
37) Høgdal N, Juhl C, Aadahl M, et al. Early preventive exercises versus usual care does not seem to reduce trismus in patients treated with radiotherapy for cancer in the oral cavity or oropharynx：a randomised clinical trial. Acta Oncol. 2015；54：80-7.
38) Bourke L, Doll H, Crank H, et al. Lifestyle intervention in men with advanced prostate cancer receiving androgen suppression therapy：a feasibility study. Cancer Epidemiol Biomarkers Prev. 2011；20：647-57.
39) Yeh CH, Man Wai JP, Lin US, et al. A pilot study to examine the feasibility and effects of a home-based aerobic program on reducing fatigue in children with acute lymphoblastic leukemia. Cancer Nurs. 2011；34：3-12.
40) Rief H, Omlor G, Akbar M, et al. Feasibility of isometric spinal muscle training in patients with bone metastases under radiation therapy - first results of a randomized pilot trial. BMC Cancer. 2014；14：67.

付記文献
1) van Muijen P, Weevers NL, Snels IA, et al. Predictors of return to work and employment in cancer survivors：a systematic review. Eur J Cancer Care（Engl）. 2013；22：144-60.

CQ 02

化学療法・放射線療法中もしくは治療後のがん患者に対して，化学療法・放射線療法中・後に物理療法（寒冷療法，電気鍼治療）を行うことは，行わない場合に比べて推奨されるか？

> **推奨** 化学療法・放射線療法中もしくは治療後のがん患者に対して，化学療法・放射線療法中・後に物理療法（寒冷療法，電気鍼治療）を行うことを提案する。
>
> グレード **2B** 推奨の強さ **弱い推奨** エビデンスの確実性 **中**

重要臨床課題の確認

化学療法・放射線療法中の患者では，嘔気（吐き気）・嘔吐，口内炎，骨髄抑制，脱毛など多岐にわたる有害事象が生じることにより QOL が低下し，重症化すると治療の完遂率にも影響する。近年，それらの有害事象への薬物療法のほかに支持療法としての物理療法が着目されているが，その適応や効果に関するエビデンスは十分でない。本ガイドライン初版では，運動療法または物理療法による有害事象の改善への効果について CQ として採用されており，推奨グレード A と判断されている。今回の改訂では，物理療法のみに焦点を絞り，有用性を検討した。

エビデンス評価

各アウトカムの結果

①口内炎の改善（重要性 7，エビデンスの強さ：B）

・検索

系統的文献検索からランダム化比較試験 5 件，メタアナリシス 1 件を採用した。

・評価

Worthington ら[1]のコクラン・ライブラリーによるシステマティックレビューは口腔内寒冷療法の有用性を調査している。14 件のランダム化比較試験が採用され，そのうち 11 件でメタアナリシスが実施されている。主に 5-FU（ランダム化比較試験 5 件）とメルファラン（ランダム化比較試験 5 件）に関して検討されており，5-FU は介入群における口内炎発生のリスク比が 0.61（95%CI：0.52-0.72），重篤な口内炎発生のリスク比が 0.40（95%CI：0.27-0.61）であった。一方，メルファランは介入群における重篤な口内炎発生のリスク比が 0.38（95%CI：0.20-0.72）であった。介入方法としては化学療法前から氷塊（ice tip）を口に含み続ける方法が一般的であるが，文献検索から得られたランダム化比較試験では，寒冷療法を中心に香り付けや味付けをした氷塊を使用した検討が実施されており，いずれも有用性が示されている[2,3]。

・統合

系統的文献検索によって得られたランダム化比較試験では，対照群にも何らかの介入を実施しているものが多く非直接性がある。1 件のメタアナリシスがあり，多くの研究でバイアスリスクが高いと紹介されているものの，寒冷療法の有用性は示されているので，エビデンスの強さは B とした。

②嘔気（吐き気）の改善（重要性 7，エビデンスの強さ：B）
・検索
　系統的文献検索からランダム化比較試験 9 件を採用した。
・評価
　嘔気に関する介入では鍼治療によるものが散見される。Jones ら[4]は嘔気誘発性の化学療法を実施するがん患者に，1 コース目は対象者を介入群とプラセボ群に割り付け，2 コース目は対象者をすべて対照群に割り付け，3 コース目は再度介入群とプラセボ群に割り付ける，3 群のクロスオーバー試験を実施した。介入群は鍼機能を有するリストバンドを巻きつけて手関節腹側，手関節のしわから 3 横指近位に位置する P6 ポイントに対して刺激を行い，プラセボ群には鍼機能がないリストバンドを巻きつけた。その結果，リストバンドは自覚的には嘔気予防に寄与しているという結果が得られたが，群間差はなく，プラセボ効果以上は望めないと報告している。一方，Shen ら[5]は化学療法を受けた乳がん患者を電気鍼群，プラセボ群，対照群の 3 群に割り付け，投薬後 5 日の介入で嘔気に対する効果を検証したところ，P6 ポイントおよび ST6 ポイントに電気鍼を打つ群が他の 2 群と比較して嘔気のエピソードが有意に少なかったと報告している。

　この 2 件の研究では，嘔気の有無や程度のみの評価にとどまっているが，化学療法による嘔気・嘔吐には急性（1 日）と遅発性（2～5 日目）があり各期で介入効果を検討する必要がある。急性，遅発性が分類可能な評価を行っている研究は 7 件あり[7-12]，SeaBand®や ReliefBand®といった器具による電気刺激治療が 5 件あったが，急性の嘔気・嘔吐に効果があった研究は 4 件[11,13,14,16]，遅発性の嘔気・嘔吐に効果があった研究は 4 件であった[7,8,9,12]。Molassiotis ら[9]は初回化学療法を実施する乳がん患者に SeaBand®を配布し，投薬開始から 5 日 P6 ポイントに装着し，2 時間毎に 2～3 分間の圧刺激を加えるよう指導した。結果として Rhodes Index of Nausea, Vomiting and Retching（INVR）で評価した嘔気・嘔吐の点数が 1～5 日目にかけて有意に低値になることが示された。

・統合
　鍼治療による嘔気の改善のエビデンスが散見されるが，鍼師による介入よりも P6 ポイントをターゲットにしたリストバンド式電気鍼による介入が多く，一貫性の高い結果である。介入方法も機能のないリストバンドを用いたプラセボと比較している研究が多く，バイアスリスクも高くない研究が多い。以上からエビデンスの強さは B とした。

③脱毛の改善（重要性 7，エビデンスの強さ：B）
・検索
　系統的文献検索からランダム化比較試験 7 件を採用した。
・評価
　脱毛への介入は薬剤投与中の頭皮冷却法が散見される。Nangia ら[18]が JAMA で報告した SCALP（The Scalp Cooling Alopecia Prevention）trial では，化学療法を受ける乳がん患者を介入群と対照群に割り付け，介入群は化学療法投与前 30 分，投与中，投与後 90 分頭部を専用の頭皮冷却装置で冷却した。脱毛の評価は頭皮を 6 つに区分し，各々の区分の毛髪を CTCAE ver4.0 で評価し Grade0 と 1 を予防成功，Grade2〔50％以上の毛髪の損失または，ウィッグ（かつら）などの使用が必要〕以上を予防失敗と定義した。4 コースの治療終了後，介入群では区分毎に違いはみられるものの予防成功率は 50.5％，一方，対照群では 0％という結果から，有意な介入効果が示された。同様の介入効果は他の研究でも認められており[15-17]，デバイスとして Paxman®や ColdCap®が主に使用されている。冷却による有害事象としては頭痛が 10％[14]，寒気や悪寒は各々 25％，5％程度出現する[15]。有害事象が認められやすいことから，最適な冷却時間の検討も実施されており[18,19]，Komen ら[19]は乳がん患者に対して Paxman®を用いて投与

後20分の冷却を行う群,投与後45分の冷却を行う群に割り付け,両群ともに投与前30分,投与中は同様に冷却を行ったところ,ウィッグや帽子などの使用が不必要であると定義される介入成功は,投与後20分冷却した群は73％,45分冷却した群は79％と両群間に有意差はなく,有害事象も両群間で同じであった。

・統合

頭皮冷却法による脱毛予防のエビデンスが散見され,介入方法はPaxman®やCold Cap®などで頭部を冷却するものが一般的である。冷却方法や時間は,統一された見解はなく検討段階であるが,介入効果は一貫性が高く,質の高い文献もみられる。以上の点からエビデンスの強さはBとした。

④有害事象の増加（害：重要性3,エビデンスの強さ：D）

・検索

系統的文献検索からは有害事象を主要アウトカムとして評価し統計学的解析を行った文献は少ないので,参考としてコクラン・ライブラリーによるシステマティックレビュー1件,ランダム化比較試験1件を採用した。

・評価

口内炎に対する寒冷療法は,Worthingtonら[1]のコクラン・ライブラリーによるシステマティックレビューにより,安全性も担保されている。脱毛に対する寒冷療法はNangiaら[18]が報告しており,頭皮の疼痛や寒気,頭痛などの発生は10％未満であり,軽度なものが多い。

・統合

寒冷療法は統計学的手法を用いた比較がないが,治療による有害事象の研究が散見され,おおむね安全性が確認されている。治療法が多岐にわたること,統計学的手法を用いていないことなどから,エビデンスの強さはDとした。

CQに対するエビデンスの総括

重大なアウトカムに関する全体的なエビデンスの強さ：B（中）

益と害のバランス評価

益（望ましい効果）として,化学療法中の口内炎,嘔気,脱毛の予防効果がみられた。

害（望ましくない効果）として,鍼治療による痛みや寒冷療法での寒気,頭痛などの有害事象は報告されているが,治療中の一時的なものであり,害よりも益が大きいと判断した。

患者の価値観・希望

鍼治療や寒冷療法では益も大きいが,いくつかの害もあるため,治療に対する患者の希望については多様性を伴う。

コスト評価,臨床適応性

・コスト評価

本CQで紹介したリハビリテーション治療は,口内炎対策では氷塊などを用意する必要があり,嘔気に

対する鍼治療，脱毛に対する寒冷療法は，保険診療の適用外となり患者の自己負担によって実施される。

・臨床適応性

　口内炎への寒冷療法は，実施されているがん専門医療機関も多く臨床適応性は高い。他は治療のための機器の準備が必要でありコストもかかることから，まだ十分に普及しておらず臨床適応性は低い。

総合評価

化学療法・放射線療法中もしくは治療後のがん患者に対して，化学療法・放射線療法中・後に物理療法（寒冷療法，電気鍼治療）を行うことを提案する。

　重要なアウトカムに対するエビデンスは強く，益と害のバランスも確実である（益の確実性が高い）。患者の価値観には多様性を伴い，保険診療の適用外での実施となるため患者のコスト負担は大きい。正味の利益はコストや医療資源に十分に見合っているとはいえないため，今回の改訂では提案する（弱い推奨）とした。

推奨決定コンセンサス会議において，委員から出された意見の内容

・頭皮冷却法は患者にとって，とても辛い治療である。辛い治療であるにもかかわらず効果が現れにくいものは，患者にとっては負担でしかない。鍼治療は患者により効果がある場合もある。

・口内炎予防の寒冷療法，脱毛に対する頭皮冷却療法は看護師によるケアの範疇であることに留意したい。

■投票結果

行うことを推奨 （推奨度1：強い推奨）	行うことを提案 （推奨度2：弱い推奨）	推奨度 決定不能	行わないことを提案 （推奨度2：弱い推奨）	行わないことを推奨 （推奨度1：強い推奨）
38% (6/16)	56% (9/16)	0% (0/16)	0% (0/16)	6% (1/16)

付記

● 化学療法・放射線療法中がん患者に対する物理療法の効果

　身体機能や身体活動性に対する物理療法の効果検証はまだ少なく，今後のエビデンス構築が期待される。Maddocksら[1]は緩和的化学療法を受けているStageIVの進行性非小細胞肺がんを対象に，NMES（neuromuscular electrical stimulation）を大腿四頭筋に周波数50Hz対称性Biphasic正方形の波形，パルス幅350μsec，筋収縮が認められ患者が耐え得る刺激強度（mA）で8～11週実施したが，対照群と介入群では身体活動性に変化はなかったと報告している（介入群 vs. 対照群＝2766歩/日 vs. 3332歩/日，p＝1.00）。また，大腿四頭筋の筋量や筋力も評価しているが，いずれも介入群と対照群に有意差は認めなかったと報告している。

● 嘔気に対する鍼治療について

　鍼治療の嘔気への効果検証はリハビリテーション医療と異なる領域にあるが，リストバンド式の電気鍼は侵襲も少なく，理学療法場面で実施する経皮的電気神経刺激（trancutaneous electrical nerve stimulation；TENS）とも大きな違いはないため，今後の臨床応用の可能性が考慮される。

● 脱毛に対する寒冷療法について

　脱毛に関してはPaxman®やCold Cap®といった装置で寒冷療法を実施しているが，わが国においてこれらのデバイスの使用効果は未知数であり，今後臨床現場における導入が期待される。

文献

1) Worthington HV, Clarkson JE, Eden OB. Interventions for preventing oral mucositis for patients with cancer receiving treatment. Cochrane Database Syst Rev. 2006：CD000978.
2) Dos Reis PE, Ciol MA, de Melo NS, et al. Chamomile infusion cryotherapy to prevent oral mucositis induced by chemotherapy：a pilot study. Support Care Cancer. 2016；24：4393-8.
3) Mishra L, Nayak G. Effect of flavored ice chips on reduction of oral mucositis among children receiving chemotherapy. Int J Pharm Sci Rev Res. 2017；43：25-8.
4) Jones E, Isom S, Kemper KJ, et al. Acupressure for chemotherapy-associated nausea and vomiting in children. J Soc Integr Oncol. 2008；6：141-5.
5) Shen J, Wenger N, Glaspy J, et al. Electroacupuncture for control of myeloablative chemotherapy-induced emesis：a randomized controlled trial. JAMA. 2000；284：2755-61.
6) Eghbali M, Yekaninejad MS, Varaei S, et al. The effect of auricular acupressure on nausea and vomiting caused by chemotherapy among breast cancer patients. Complement Ther Clin Pract. 2016；24：189-94.
7) Shen Y, Liu L, Chiang JS, et al. Randomized, placebo-controlled trial of K1 acupoint acustimulation to prevent cisplatin-induced or oxaliplatin-induced nausea. Cancer. 2015；121：84-92.
8) Suh EE. The effects of P6 acupressure and nurse-provided counseling on chemotherapy-induced nausea and vomiting in patients with breast cancer. Oncol Nurs Forum. 2012；39：e1-9.
9) Molassiotis A, Helin AM, Dabbour R, et al. The effects of P6 acupressure in the prophylaxis of chemotherapy-related nausea and vomiting in breast cancer patients. Complement Ther Med. 2007；15：3-12.
10) Roscoe JA, Matteson SE, Morrow GR, et al. Acustimulation wrist bands are not effective for the control of chemotherapy-induced nausea in women with breast cancer. J Pain Symptom Manage. 2005；29：376-84.
11) Roscoe JA, Morrow GR, Hickok JT, et al. The efficacy of acupressure and acustimulation wrist bands for the relief of chemotherapy-induced nausea and vomiting. A University of Rochester Cancer Center Community Clinical Oncology Program multicenter study. J Pain Symptom Manage. 2003；26：731-42.
12) Pearl ML, Fischer M, McCauley DL, et al. Transcutaneous electrical nerve stimulation as an adjunct for controlling chemotherapy-induced nausea and vomiting in gynecologic oncology patients. Cancer Nurs. 1999；22：307-11.
13) Komen MM, Smorenburg CH, van den Hurk CJ, et al. Factors influencing the effectiveness of scalp cooling in the prevention of chemotherapy-induced alopecia. Oncologist. 2013；18：885-91.
14) Betticher DC, Delmore G, Breitenstein U, et al. Efficacy and tolerability of two scalp cooling systems for the prevention of alopecia associated with docetaxel treatment. Support Care Cancer. 2013；21：2565-73.
15) van den Hurk CJ, Breed WP, Nortier JW. Short post-infusion scalp cooling time in the prevention of docetaxel-induced alopecia. Support Care Cancer. 2012；20：3255-60.
16) Macduff C, Mackenzie T, Hutcheon A, et al. The effectiveness of scalp cooling in preventing alopecia for patients receiving epirubicin and docetaxel. Eur J Cancer Care (Engl). 2003；12：154-61.
17) Giaccone G, Di Giulio F, Morandini MP, et al. Scalp hypothermia in the prevention of doxorubicin-induced hair loss. Cancer Nurs. 1988；11：170-3.
18) Nangia J, Wang T, Osborne C, et al. Effect of a Scalp Cooling Device on Alopecia in Women Undergoing Chemotherapy for Breast Cancer：The SCALP Randomized Clinical Trial. JAMA. 2017；317：596-605.
19) Komen MM, Breed WP, Smorenburg CH, et al. Results of 20- versus 45-min post-infusion scalp cooling time in the prevention of docetaxel-induced alopecia. Support Care Cancer. 2016；24：2735-41.

付記文献

1) Maddocks M, Halliday V, Chauhan A, et al. Neuromuscular electrical stimulation of the quadriceps in patients with non-small cell lung cancer receiving palliative chemotherapy：a randomized phase II study. PLoS One. 2013；8：e86059.

CQ 03 化学療法・放射線療法中もしくは治療後に認知機能障害のあるがん患者に対して，リハビリテーション治療（運動療法）を行うことは，行わない場合に比べて推奨されるか？

推奨 化学療法・放射線療法もしくは治療後に認知機能障害のあるがん患者に対して，リハビリテーション治療（運動療法）を行うことを推奨する。

グレード **1A** 推奨の強さ **強い推奨** エビデンスの確実性 **強**

重要臨床課題の確認

化学療法の治療中から治療後にかけて，認知機能低下や高次脳機能障害が出現することが報告されている[1]。これらを総称して「ケモブレイン」という語が用いられ，近年調査が進められている[2]。ケモブレインには現在のところ明確な定義はなく，概念自体が広く認知されているものではないが，薬物療法の進歩により生存期間が長期化している現状を鑑みると，今後，重大な有害事象として顕在化してくることは論をまたない。しかし，これらの機能改善に関するリハビリテーション治療のエビデンスは十分ではないのが現状である。本ガイドライン初版では，化学療法・放射線療法中・後の認知機能障害に対するリハビリテーション治療（運動療法）の有用性はCQとして採用されていなかったが，新たに検証すべき臨床重要課題として捉え，リハビリテーション治療の有用性を検討した。文献抄読の結果，運動療法と作業療法の介入方法が大きく異なるため，CQを分けてエビデンスを記載した。

エビデンス評価

各アウトカムの結果

①認知機能（全般的精神知的機能）低下の改善（重要性6，エビデンスの強さ：D）

・検索

系統的文献検索から，治療後のがん患者を対象にしたランダム化比較試験1件を採用した。

・評価

Campbellら[3]はStage I - ⅢAの乳がんの化学療法後，自覚的に認知機能低下を認めた患者にランダム化比較試験を行った。有酸素運動を24週，45分の中〜高強度の有酸素運動からなる監督下でのセッションを2回/週，および30分のウォーキングもしくは患者が選択した活動からなる在宅を基盤としたセッションを2回/週の計150分/週，運動強度は予備心拍数（heart rate reserve；HRR）を使用しHRR 60％から漸増的に運動療法を実施した群と対照群を比較したが，主観的認知機能尺度であるFunctional Assessment of Cancer Therapy Cognitive Function（FACT-COG）version3の得点に両群間で有意な差は認めなかったと報告している。

・統合

介入結果はネガティブな方向性であった。Campbellらの報告ではサンプルサイズが各群10名程度と少なく確実性が低い。バイアスリスクや非直接性に問題はないものの，エビデンスの強さはDと判定した。

②遂行機能障害の改善（重要性 7，エビデンスの強さ：A）
・検索
　系統的文献検索から，治療後のがん患者を対象にしたランダム化比較試験 2 件を採用した[3,4]。
・評価
　Miki ら[4]は化学療法，放射線療法，ホルモン療法などの治療歴のある乳がんおよび前立腺がん患者に対する speed-feedback 療法の認知機能への効果をランダム化比較試験で検証した。Speed-feedback 療法はパーソナルコンピューターの画面上に任意に指示されるスピードに合わせて自転車エルゴメーターを漕ぐ（ペダリング）運動療法である。Speed-feedback 療法（4 週，5 分で 20W 最大 80rpm の強度を 1 回/週）を実施した群は対照群と比較して，前頭葉機能評価である Frontal Assessment Battery（FAB）の得点に有意な改善を認めたと報告している。一方，アウトカム①認知機能の項で述べた Campbell ら[3]の報告では，運動療法の結果，遂行機能評価である TMT-A が有意に改善していた。
・統合
　運動療法に関する 2 件のランダム化比較試験はいずれもバイアスリスクは低く，直接性も強く，結果に一貫性があることから，エビデンスの強さは A と判定した。

③有害事象の増加（害：重要性 6，エビデンスの強さ：B）
・検索
　系統的文献検索から，治療後のがん患者を対象にしたランダム化比較試験 1 件を採用した。
・評価
　Campbell らの報告では，質問紙による倦怠感や不安感などのアウトカムも評価されているが，介入群においてそれらの項目の増悪は認めておらず，対照群と比較しても有意差は認めなかった。
・統合
　有害事象に直接言及している論文が少ないが，介入前後で比較を行っている Campbell らの報告をもとにエビデンスの強さは B と判定した。

> **CQ に対するエビデンスの総括**
> 重大なアウトカムに関する全体的なエビデンスの強さ：A（強）

益と害のバランス評価

　益（望ましい効果）として，運動療法により遂行機能障害の改善がみられた。害（望ましくない効果）として，運動や認知課題による倦怠感増悪などが予想される。今回採用された文献には害に関する記述は少ないが，Campbell らの研究では，介入群と対照群との間に倦怠感増悪の有意な差はなかった。以上より，益と害のバランスは確実であると判断した。

患者の価値観・希望

　運動療法は害が少なく益が大きい治療であるため，多くの患者が行うことを希望すると考えられ，確実性は高く，多様性は低い。また，得られた文献の治療時間はいずれもおおよそ 45 分未満であり，治療への患者の受け入れは問題ないと考える。

コスト評価，臨床適応性

・コスト評価

入院中は「がん患者リハビリテーション料」で算定可能である（放射線療法中は算定対象となるがん種が限定されている）が，外来では「がん患者リハビリテーション料」は算定できない。

・臨床適応性

多くのがん専門医療機関では，入院中は保険診療でリハビリテーション科医，リハビリテーション専門職（理学療法士など），看護師などから構成されるリハビリテーション医療チームのもとで，監督下での運動療法を行うことができるため，臨床適応性は高い。

一方，外来では保険診療の適用外であるため，監督下での運動療法および専門スタッフの監督なしで行う運動療法が実施可能な医療機関は少なく，現状では臨床適応性は低い。

総合評価

化学療法・放射線療法後に認知機能障害のある患者に対して，リハビリテーション治療（運動療法）を行うことを推奨する。

重要なアウトカムに対するエビデンスは強く，高次脳機能障害の一つである遂行機能障害のみで考えると治療の適応は十分に高い。運動療法は害が少なく益が大きい治療であるため，益と害のバランスは確実である（益の確実性が高い）。多くの患者が行うことを希望すると考えられ，患者の価値観や意向の確実性は高く，多様性は低い（一致している）ことから，推奨する（強い推奨）とした。しかし，現行の診療報酬制度内では入院中の実施は可能であるが，外来でのがん患者に対する運動療法の実施は困難である。リハビリテーション専門職ががん患者と接する機会が多いのは入院期間中であるが，治療中の介入研究は少なく，国内外問わず，今後の研究が待たれる。

推奨決定コンセンサス会議において，委員から出された意見の内容

・化学療法中は，患者は認知機能障害に特に不安を感じやすく，社会復帰にも消極的になる。ガイドラインで強く推奨し，積極的なリハビリテーション治療に取り組み，社会復帰につなげてもらいたい。

■投票結果

行うことを推奨 （推奨度1：強い推奨）	行うことを提案 （推奨度2：弱い推奨）	推奨度 決定不能	行わないことを提案 （推奨度2：弱い推奨）	行わないことを推奨 （推奨度1：強い推奨）
88% (14/16)	13% (2/16)	0% (0/16)	0% (0/16)	0% (0/16)

付記

● 精神機能に対するリハビリテーション治療の効果

認知機能のほかに，抑うつ症状や不安，失望といった精神機能に対する運動療法や精神心理的アプローチを実施した文献の検討を行った。介入方法には心理療法や認知行動療法，リラクゼーションが散見されたが，いずれの治療法も研究デザインや対象者のランダム化に関する詳細な記載，介入方法の統一などの点でバイアスリスクが高い論文が多く，介入結果も一貫性に乏しいのが現状であった。そのため，今後，質の高い研究やエビデンスの蓄積が期待される。

文献

1) Deprez S, Amant F, Smeets A, et al. Longitudinal assessment of chemotherapy-induced structural changes in cerebral white matter and its correlation with impaired cognitive functioning. J Clin Oncol. 2012 ; 30 : 274-81.
2) Hislop JO. Yes, Virginia, chemo brain is real. Clin Breast Cancer. 2015 ; 15 : 87-9.
3) Campbell KL, Kam JWY, Neil-Sztramko SE, et al. Effect of aerobic exercise on cancer-associated cognitive impairment : a proof-of-concept RCT. Psychooncology. 2018 ; 27 : 53-60.
4) Miki E, Kataoka T, Okamura H. Feasibility and efficacy of speed-feedback therapy with a bicycle ergometer on cognitive function in elderly cancer patients in Japan. Psychooncology. 2014 ; 23 : 906-13.
5) Culos-Reed SN, Carlson LE, Daroux LM, et al. A pilot study of yoga for breast cancer survivors : physical and psychological benefits. Psychooncology. 2006 ; 15 : 891-7.

CQ 04 化学療法・放射線療法中もしくは治療後に認知機能障害のあるがん患者に対して，リハビリテーション治療（認知機能訓練）を行うことは，行わない場合に比べて推奨されるか？

> **推奨**
> 化学療法・放射線療法中もしくは治療後に認知機能障害のあるがん患者に対して，リハビリテーション治療（認知機能訓練）を行うことを提案する。
>
> グレード **2B**　推奨の強さ **弱い推奨**　エビデンスの確実性 **中**

重要臨床課題の確認

　化学療法の治療中から治療後にかけて，認知機能低下や高次脳機能障害が出現することが報告されている[1]。これらを総称して「ケモブレイン」という語が用いられ，近年調査が進められている[2]。ケモブレインには現在のところ明確な定義はなく，概念自体が広く認知されているものではないが，薬物療法の進歩により生存期間が長期化している現状を鑑みると，今後，重大な有害事象として顕在化してくることは論をまたない。しかし，これらの機能改善に関するリハビリテーション治療のエビデンスは十分ではないのが現状である。本ガイドライン初版では，化学療法・放射線療法中・後の認知機能障害のリハビリテーション治療（認知機能訓練）の有用性についてはCQとして採用されていなかったが，新たに検証すべき臨床重要課題として捉え，リハビリテーション治療の有用性を検討した。文献抄読の結果，運動療法と作業療法の介入方法が大きく異なるため，CQを分けてエビデンスを記載した。

エビデンス評価

各アウトカムの結果

①認知機能（全般的精神知的機能）低下の改善（重要性6，エビデンスの強さ：B）

・検索
　系統的文献検索から，治療後のがん患者を対象にしたランダム化比較試験1件を採用した。

・評価
　Brayら[3]は化学療法後の患者（90％は乳がん）に対してランダム化比較試験を行った。Web-basedの認知療法プログラム（15週，40分のセッションを4回/週の計40時間）を実施した群は対照群と比較し，FACT-COG version3の得点に有意な差を認めたと報告している。

・統合
　Brayらの研究のエビデンスレベルは高いが文献が1件のみであり，エビデンスの強さはBと判定した。

②遂行機能障害の改善（重要性7，エビデンスの強さ：B）

・検索
　系統的文献検索から，治療後のがん患者を対象にしたランダム化比較試験4件を採用した。

・評価
　作業療法に関連するランダム化比較試験4件のうち，1件はBrayらの研究[3]であり，残り3件はいずれも化学療法後の乳がん患者を対象にしている。Fergusonら[4]は認知行動療法の一つであるMemory

and Attention Adaptation Training（2 カ月，30～50 分のセッションを 1 回/隔週の計 4 回）を実施した群は，対照群と比較して記憶機能が改善したと報告しており，Kesler ら[5]は web-based のプログラム（12 週，5 セッション，20～30 分/セッションを 4 回/週）を実施した群は，対照群と比較して処理速度や言語流暢性などの遂行機能に有意な差を認めたと報告している。Von ら[6]は memory training, speed of processing taining の 2 種類の認知療法（各トレーニング：2 カ月，1 時間のセッションを 10 回/6～8 週）の介入効果を検証したところ，対照群と比較して各トレーニングによる即時記憶，遅延記憶への有意な効果を認め，speed of processing training では処理速度への有意な効果も認めたことを報告している。

・統合

作業療法は 3 件のランダム化比較試験で効果が認められているが，エビデンスレベルが高く症例数の多い Bray らのランダム化比較試験では作業療法の効果が示されていない。この影響は大きいと考え，一貫性の問題からエビデンスの強さは B とした。

③原疾患治療による有害事象の減少（重要性 2，エビデンスの強さ：A）

・検索

系統的文献検索から治療後のがん患者に対するランダム化比較試験 2 件を採用した。

・評価

Bray らおよび Von らの報告では，質問紙による倦怠感や不安感などのアウトカムも評価されている。どちらの研究も介入群で倦怠感や不安感が対照群と比較して改善傾向にあることを示している。

・統合

有害事象に直接言及している論文は少ないが，質問紙を用いて対照群と比較している 2 件の研究をベースにエビデンスの強さは A と判定した。

④有害事象の増加（害：重要性 6，エビデンスの強さ：B）

・検索

系統的文献検索から治療後のがん患者を対象にしたランダム化比較試験 2 件を採用した。

・評価

Bray らおよび Von らの報告では，質問紙による倦怠感や不安感などのアウトカムも評価されている。どちらの研究も認知課題での有害事象と想定される倦怠感などの項目が介入群で増加せず，むしろ改善傾向にあることを示している。

・統合

有害事象に直接言及している論文は少ないが，質問紙を用いて対照群と比較している 2 件の研究をベースにエビデンスの強さは B と判定した。

> **CQ に対するエビデンスの総括**
>
> 重大なアウトカムに関する全体的なエビデンスの強さ：B（中）

益と害のバランス評価

益（望ましい効果）として，認知機能訓練により全般的な認知機能改善，記憶力や遂行機能などの高次脳機能障害の改善がみられた。害（望ましくない効果）として，運動や認知課題による倦怠感増悪などが予想されるが，今回採用された文献には害に関する記述はほとんどなく，介入によって倦怠感などの改善がみられたとする報告も散見された。以上より，益と害のバランスは確実であると判断した。

患者の価値観・希望

　認知機能訓練は，害が少なく益が大きい治療であり確実性は高い。一方，得られた文献の治療時間はいずれも1時間近くのものが多く，web-basedの治療様式が主となるため，多くの患者が行うことを希望するとは考えにくく，多様性を伴うと考えられる。

コスト評価，臨床適応性

・コスト評価

　認知課題は研究の多くがwebアプリを使用しているため，電子デバイスの購入やアプリへの登録などが必要である。入院中に治療が実施される場合は「がん患者リハビリテーション料」での算定が可能であり，患者へのコスト負担は少ないが，在宅を基盤とした介入では患者が自己負担で機器を購入する必要がある。また，外来では「がん患者リハビリテーション料」の算定はできない。

・臨床適応性

　わが国では化学療法後は速やかに退院が予定されるため，本CQで採用した文献と同じ背景をもつ患者に，入院中の監督下でのリハビリテーション治療の実施は困難である。しかし，外来では，Brayらのように在宅を基盤としたwebアプリを用いた認知課題の実施は，アプリの紹介や退院後の実施率の確認など簡単なフォローにより実施することは可能である一方，そのような医療機関は限定され，臨床適応性は低い。

総合評価

化学療法・放射線療法後に認知機能障害のあるがん患者に対して，リハビリテーション治療（認知機能訓練）を行うことを提案する。

　重要なアウトカムに対するエビデンスは強く，作業療法（認知機能訓練）の介入効果が認められ，益と害のバランスは確実である（益の確実性が高い）。患者の価値観・希望については，害が少なく益が大きい治療であり確実性は高い（一致している）。一方，治療時間が1時間近くにわたり，web-basedの治療様式が主となるため，多くの患者が行うことを希望するとは考えにくく，多様性は高い。入院中は保険診療で実施されるため患者のコスト負担は少ないが，在宅を基盤とした介入では患者が自己負担で機器を購入する必要がある。また，外来では保険診療の適用外であるため，実施可能な医療機関は少なく，現状では臨床適応性は低い。したがって，正味の利益はコストや医療資源に十分に見合っているとはいえず，今回の改訂では提案する（弱い推奨）とした。

推奨決定コンセンサス会議において，委員から出された意見の内容

・認知機能訓練により認知機能障害や遂行機能障害の改善が認められるため，認知機能障害へのリハビリテーション治療としては，運動療法よりも認知機能訓練の方がよいのではないかと考えられる。

■投票結果

行うことを推奨 (推奨度1:強い推奨)	行うことを提案 (推奨度2:弱い推奨)	推奨度 決定不能	行わないことを提案 (推奨度2:弱い推奨)	行わないことを推奨 (推奨度1:強い推奨)
63% (10/16)	38% (6/16)	0% (0/16)	0% (0/16)	0% (0/16)

付記

●認知機能訓練の今後の課題

　検索結果で得られた作業療法は認知課題を用いる介入が中心であり、その効果は認知機能低下や高次脳機能障害を改善させるには十分である。アプリによるweb-basedで認知課題を実施するものは無料登録が可能なものも多く、汎用性も高い。アプリの詳細は文献を参照されたい。また、認知課題を実施する際には、課題自体を嫌う患者も少なからず存在するため、患者に十分説明し同意を得ることが必要である。

　わが国では治療後に外来でがんのリハビリテーション医療を行うことは診療報酬制度上困難であるため、本CQで得られた在宅を基盤とした介入方法は実現可能性が高く有用であると考えらえる。CQ全体としての研究数が少ないが、ポジティブな結果が出ている報告が多いため、今後は質の高い研究の蓄積を期待したい。

文献

1) Deprez S, Amant F, Smeets A, et al. Longitudinal assessment of chemotherapy-induced structural changes in cerebral white matter and its correlation with impaired cognitive functioning. J Clin Oncol. 2012;30:274-81.
2) Hislop JO. Yes, Virginia, chemo brain is real. Clin Breast Cancer. 2015;15:87-9.
3) Bray VJ, Dhillon HM, Bell ML, et al. Evaluation of a web-based cognitive rehabilitation program in cancer survivors reporting cognitive symptoms after chemotherapy. J Clin Oncol. 2017;35:217-25.
4) Ferguson RJ, McDonald BC, Rocque MA, et al. Development of CBT for chemotherapy-related cognitive change: results of a waitlist control trial. Psychooncology. 2012;21:176-86.
5) Kesler S, Hadi Hosseini SM, Heckler C, et al. Cognitive training for improving executive function in chemotherapy-treated breast cancer survivors. Clin Breast Cancer. 2013;13:299-306.
6) Von Ah D, Carpenter JS, Saykin A, et al. Advanced cognitive training for breast cancer survivors: a randomized controlled trial. Breast Cancer Res Treat. 2012;135:799-809.

CQ 05 化学療法・放射線療法施行予定の高齢患者に対して，治療前の高齢者総合的機能評価を行うことは，行わない場合に比べて推奨されるか？

> **推奨** 化学療法・放射線療法施行予定の高齢患者に対して，治療前の高齢者総合的機能評価を行うことを提案する。
>
> グレード **2C** 推奨の強さ **弱い推奨** エビデンスの確実性 **弱**

重要臨床課題の確認

　高齢がん患者は世界的に著しく増加しており，治療強度に関する検討がなされている。積極的治療に対する vulnerability つまり脆弱性を評価する尺度として着目されているのが，高齢者総合的機能評価（comprehensive geriatric assessment；CGA）である[1]。高齢者医療の現場で開発された概念であるが，近年ではがん医療の分野でも適応されつつある。本ガイドライン初版では，高齢がん患者に対する治療前の CGA 評価の有用性を CQ として採用していなかったが，新たに検証すべき臨床重要課題として捉え，その有用性について検討した。

エビデンス評価

各アウトカムの結果

①有害事象の予測（重要性 7，エビデンスの強さ：C）

・検索

　系統的文献検索からランダム化比較試験 1 件および観察研究 13 件を採用した。観察研究のうち，サルコペニアに関する研究が 2 件，フレイルに関する研究が 3 件，CGA に関する研究が 8 件あった。

・評価

　ESOGIA-GFPC-GECP 08-02 study[2] は，登録された 494 名の進行期高齢非小細胞肺がん患者をランダムに通常群と CGA 群に割り付けた研究である。通常群は Performance Status（PS）および年齢の 2 要因で治療を決定し，CGA 群は PS，ADL，instrumental ADL（IADL），Mini-Mental State Examination（MMSE），老年症候群，合併症，抑うつ症状などの項目を用い，fit, vulnerable, frail の 3 群に分類して各々の群に対応した治療を行った。その結果，2 群間に overall survival（OS）や treatment failure-free survival（TFFS）の差は認められなかったが，すべてのグレードの有害事象発生率およびグレード 3〜4 の有害事象発生率は CGA 群で有意に低かった。

　観察研究では，CGA に関する研究が 8 件抽出され，そのうち 6 件では化学療法中に何らかの有害事象を予測可能であったが[3-8]，2 件では予測不可能であった[9,10]。有害事象を予測できた研究でも CGA の項目は多岐にわたり，各項目を合わせたスコアで有害事象の予測を検討している論文は 2 件のみである[3,4]。その研究も CGA の項目ごとに検討しており，結果はそれほど一致していない。サルコペニアは腹部 CT による L3 高位での筋量測定を実施しており，2 件の文献ともサルコペニア（筋量低下）を高体重，高 BMI と掛け合わせることで dose limiting toxicity の予測が可能であった[11,12]。また，フレイルの評価に

より3件中2件で有害事象が予測可能という結果となっている[13-15]。なかでも握力がグレード3〜5の化学療法毒性を予測するといった報告や[13]，年齢，合併症，認知機能，身体機能で分類されるfit（健康），intermediate（中間），frail（フレイル）の3群に分けて検討したところ，fit群と比較し，frail群はOSおよびグレード3以上の非血液系有害事象発生率および化学療法非完遂率が有意に高かったとの報告もある[15]。

・統合

　介入研究1件を中心にエビデンスを構成した。ランダム化比較試験であるがopen labelであり，ランダム化の方法も不明瞭であるため，エビデンスレベルは高いとはいえない。観察研究ではCGAやフレイルの項目が統一されていないこと，サルコペニアの評価もBMIを合わせるなど，研究によって評価方法の差異がみられるため，確実性が低い。特にCGAの研究ではスコアなどを使用せず，CGAの構成項目ごとに予測能が検討されており，項目ごとでみれば結果に一貫性が欠けている。以上よりエビデンスの強さはCと判定した。

②有害事象の増加（重要性7，エビデンスの強さ：C）

・検索

　系統的文献検索からランダム化比較試験1件を採用した。

・評価

　ESOGIA-GFPC-GECP 08-02 studyでは，通常群に比べCGA群では詳細な評価を実施しているが，転倒や倦怠感の増悪といった有害事象はない。また，CGA群では治療での有害事象の発生が有意に減少しており，十分に安全な評価方法といえる。

・統合

　介入研究1件を中心にエビデンスを構成した。ランダム化比較試験であるがopen labelであり，ランダム化の方法も不明瞭であるため，エビデンスレベルは高いとはいえず，エビデンスの強さはCと判定した。

CQに対するエビデンスの総括

重大なアウトカムに関する全体的なエビデンスの強さ：C（弱）

益と害のバランス評価

　益（望ましい効果）として，化学療法前にCGAを実施することで，治療中の有害事象の予測が可能であることが示された。またCGAの実施により治療耐久性が評価されることで，積極的治療からベストサポーティブケア（BSC）まで治療選択の幅が拡大し，より適正な治療の実施が期待される。一方，害（望ましくない効果）として重大な有害事象の報告はなかったことから，益と害のバランスは確実であると判断した。

患者の価値観・希望

　CGA評価には40〜60分の時間を要するが，治療方針やケアの選択に有用な評価であるため，CGA評価に対する患者の受け入れについては問題なく，確実性は高く，多様性は低いと考えられる。

コスト評価，臨床適応性

・コスト評価

評価のみの場合は入院・外来にかかわらず「疾患別リハビリテーション料」での算定は困難であるが，治療前のCGA評価に加えてリハビリテーション指導や運動療法などを実施することにより，入院中であれば「がん患者リハビリテーション料」での算定が可能となる。その場合，評価・介入時間は40〜60分であり患者のコスト負担は少ない。

・臨床適応性

治療方針決定やケアの選択のためのCGA評価の必要性は，徐々に認知されはじめている。しかし，CGA評価には40〜60分の時間を要するため，臨床上で評価のための十分な時間や人員を確保できるかどうかは各施設の状況によるところが大きく，臨床適応性が十分であるとはいえない。

総合評価

化学療法・放射線療法施行予定の高齢患者に対して，治療前の高齢者総合的機能評価を行うことを提案する。

重要なアウトカムに対するエビデンスは弱いが，益と害のバランスは確実である（益の確実性が高い）。患者の価値観・希望は確実性が高く，多様性は低い（一致している）。CGA評価に加えてリハビリテーション治療を行う場合には，保険診療で実施されるため患者のコスト負担は少ない。一方，退院後の外来でのCGA評価およびリハビリテーション治療の実施は保険診療の適用外のため，現状では臨床適応性は低い。また，CGA評価を臨床上で実施するための十分な時間や人員を確保できるかどうかは各施設の状況によるところが大きく，臨床適応性が十分であるとはいえない。しかし，近年の高齢がん患者の著しい増加の現状を考慮すると，CGA評価により積極的治療からベストサポーティブケア（BSC）まで治療選択の幅が拡大し，より適正な治療の実施が期待できることから，今回の改訂では提案する（弱い推奨）とした。ただし，研究ごとに評価項目が異なることや有害事象を予測する項目に一貫性がないことから，臨床現場で使用する際には付記を参考にされたい。

推奨決定コンセンサス会議において，委員から出された意見の内容

・CGAは重要な評価であるが，評価に40〜60分の時間を要するため，すべての患者に行うことは困難である。今後，注意を要する高齢患者を簡便に選別できるスクリーニングツールの開発が求められる。

■投票結果

行うことを推奨 （推奨度1：強い推奨）	行うことを提案 （推奨度2：弱い推奨）	推奨度 決定不能	行わないことを提案 （推奨度2：弱い推奨）	行わないことを推奨 （推奨度1：強い推奨）
25% (4/16)	75% (12/16)	0% (0/16)	0% (0/16)	0% (0/16)

付記

● アメリカ臨床腫瘍学会ガイドラインにおけるCGA評価の位置づけ

2018年ASCO（American Society of Clinical Oncology）がgeriatric assessmentに関するガイドラインを刊行している[1]。このなかで推奨されている評価項目としてはIADL，転倒回数，合併症，認知機能，抑うつ，栄養状態，

CARG toxicity tool，CRASH tool，G8，VES-13，SPPB，TUG，歩行速度などがある。その他有益な情報も多く，エキスパートコンセンサスとして参考にしてもらいたい。

文献

1) Caillet P, Canoui-Poitrine F, Vouriot J, et al. Comprehensive geriatric assessment in the decision-making process in elderly patients with cancer : ELCAPA study. J Clin Oncol. 2011 ; 29 : 3636-42.
2) Corre R, Greillier L, Le Caër H, et al. Use of a Comprehensive Geriatric Assessment for the Management of Elderly Patients With Advanced Non-Small-Cell Lung Cancer : The Phase III Randomized ESOGIA-GFPC-GECP 08-02 Study. J Clin Oncol. 2016 ; 34 : 1476-83.
3) Hurria A, Togawa K, Mohile SG, et al. Predicting chemotherapy toxicity in older adults with cancer : a prospective multicenter study. J Clin Oncol. 2011 ; 29 : 3457-65.
4) Hamaker ME, Seynaeve C, Wymenga AN, et al. Baseline comprehensive geriatric assessment is associated with toxicity and survival in elderly metastatic breast cancer patients receiving single-agent chemotherapy : results from the OMEGA study of the Dutch breast cancer trialists' group. Breast. 2014 ; 23 : 81-7.
5) Biesma B, Wymenga AN, Vincent A, et al. Quality of life, geriatric assessment and survival in elderly patients with non-small-cell lung cancer treated with carboplatin-gemcitabine or carboplatin-paclitaxel : NVALT-3 a phase III study. Ann Oncol. 2011 ; 22 : 1520-7.
6) Marinello R, Marenco D, Roglia D, et al. Predictors of treatment failures during chemotherapy : a prospective study on 110 older cancer patients. Arch Gerontol Geriatr. 2009 ; 48 : 222-6.
7) Wildes TM, Ruwe AP, Fournier C, et al. Geriatric assessment is associated with completion of chemotherapy, toxicity, and survival in older adults with cancer. J Geriatr Oncol. 2013 ; 4 : 227-34.
8) Freyer G, Geay JF, Touzet S, et al. Comprehensive geriatric assessment predicts tolerance to chemotherapy and survival in elderly patients with advanced ovarian carcinoma : a GINECO study. Ann Oncol. 2005 ; 16 : 1795-800.
9) Extermann M, Chen H, Cantor AB, et al. Predictors of tolerance to chemotherapy in older cancer patients : a prospective pilot study. Eur J Cancer. 2002 ; 38 : 1466-73.
10) Hurria A, Fleming MT, Baker SD, et al. Pharmacokinetics and toxicity of weekly docetaxel in older patients. Clin Cancer Res. 2006 ; 12 : 6100-5.
11) Anandavadivelan P, Brismar TB, Nilsson M, et al. Sarcopenic obesity : a probable risk factor for dose limiting toxicity during neo-adjuvant chemotherapy in oesophageal cancer patients. Clin Nutr. 2016 ; 35 : 724-30.
12) Antoun S, Baracos VE, Birdsell L, et al. Low body mass index and sarcopenia associated with dose-limiting toxicity of sorafenib in patients with renal cell carcinoma. Ann Oncol. 2010 ; 21 : 1594-8.
13) Puts MT, Monette J, Girre V, et al. Are frailty markers useful for predicting treatment toxicity and mortality in older newly diagnosed cancer patients? Results from a prospective pilot study. Crit Rev Oncol Hematol. 2011 ; 78 : 138-49.
14) Palumbo A, Bringhen S, Mateos MV, et al. Geriatric assessment predicts survival and toxicities in elderly myeloma patients : an International Myeloma Working Group report. Blood. 2015 ; 125 : 2068-74.
15) Massa E, Madeddu C, Astara G, et al. An attempt to correlate a "Multidimensional Geriatric Assessment" (MGA), treatment assignment and clinical outcome in elderly cancer patients : results of a phase II open study. Crit Rev Oncol Hematol. 2008 ; 66 : 75-83.

付記文献

1) Mohile SG, Dale W, Somerfield MR, et al. Practical Assessment and Management of Vulnerabilities in Older Patients Receiving Chemotherapy : ASCO Guideline for Geriatric Oncology. J Clin Oncol. 2018 ; 36 : 2326-47.

CQ 06　化学療法・放射線療法中の患者に対して，運動療法と併せて栄養療法を行うことは，行わない場合に比べて推奨されるか？

> **推奨**　化学療法・放射線療法中の患者に対して，運動療法と併せて栄養療法を行うことを提案する。
>
> グレード **2C**　推奨の強さ **弱い推奨**　エビデンスの確実性 **弱**

重要臨床課題の確認

　化学療法中は，有害事象などにより患者は不活動となり，身体機能低下を招く。不活動は体重増加のリスク因子であり，前立腺がんや乳がん患者では，過体重は死亡率や再発率と密接な関係にあることが示されている[1,2]。また，化学療法による嘔気（吐き気）や食欲不振は，体重減少を惹起して悪液質に至らせ，予後に影響を与える[3]。化学療法中の身体機能の維持や体重管理は予後を考えるうえで解決すべき問題である。本ガイドライン初版では，運動療法と栄養療法の併用の有用性についてCQとして採用していなかったが，新たに検証すべき臨床重要課題として捉え，運動療法と併せて栄養療法を行うことの有用性について検討することとした。

エビデンス評価

各アウトカムの結果

①体組成の改善（重要性 7，エビデンスの強さ：C）

・検索

　系統的文献検索からランダム化比較試験1件を採用した。

・評価

　Djuricら[4]は化学療法中の乳がん患者に，6カ月，管理栄養士の食事指導や運動指導といった患者教育および電話相談介入を行った結果，介入6カ月後の腹囲が95.3 cmから87.7 cmへと減少し，さらに介入群のうち，ベースラインのBMIが30 kg/m²を超えている患者は介入によりBMIが1.5 kg/m²低下したと報告している。

・統合

　Djuricらの研究では脱落例が多く，ややバイアスリスクが高い。また，平均BMIが26.5 kg/m²であり，日本人への適用は注意を要する。エビデンスの強さはCと判定した。

②有害事象の増加（重要性 3，エビデンスの強さ：C）

・検索

　系統的文献検索からfeasibility study 2件を採用した。

・評価

　Demark-Wahnefriedら[6]は術後化学療法を受ける乳がん患者をカルシウム付加のみの対照群とカルシウム付加＋運動群，カルシウム付加＋運動＋果物野菜類中心の低脂肪食群に分けて比較したところ，治療に関連する有害事象は生じておらず，脱落率もすべての群において10％未満であることを報告しており，

他の 1 件の研究も介入に関連した有害事象はなかった[5]。
・統合
　すべての研究で有害事象は報告されていないが，統計学的に介入群，対照群を比較した論文はないためエビデンスの強さは C とした。

> **CQ に対するエビデンスの総括**
> 重大なアウトカムに関する全体的なエビデンスの強さ：C（弱）

益と害のバランス評価

　益（望ましい効果）として，運動療法と栄養療法の併用による体組成への効果が認められた。害（望ましくない効果）として運動療法による出血や倦怠感，疲労の増悪などが予想されるが，今回採用された文献にはこの発生に関する記述はなかった。以上より，益と害のバランスは確実であると判断した。

患者の価値観・希望

　運動療法と併せて栄養療法を実施することは害が少なく益が大きい治療であり，多くの患者が行うことを希望すると考えられ，確実性は高い。

コスト評価，臨床適応性

・コスト評価
　運動療法は「がん患者リハビリテーション料」として入院中の実施であれば算定可能である。入院中のリハビリテーション治療は一般的な治療時間（20〜40 分）で，患者のコスト負担も少なく実施できる。退院後の外来では「がん患者リハビリテーション料」は算定できない。
　栄養療法は，栄養補助食品の利用の場合は，購入費用など患者のコスト負担が大きいが，本 CQ で紹介した文献では，栄養療法は管理栄養士による栄養指導や相談が中心であり，患者のコスト負担は低い。
・臨床適応性
　本 CQ で紹介した運動療法，栄養療法はいずれも特別な器具や補助食品などを使用しておらず，臨床適応性は高い。しかし，管理栄養士の配置が不十分であり，栄養相談の支援が充実していない医療機関では実施が困難である。運動療法は多くのがん専門医療機関で入院中に「がん患者リハビリテーション料」により，専門スタッフ監督下で行うことができる。

総合評価

化学療法・放射線療法中の患者に対して，運動療法と併せて栄養療法を行うことを提案する。
　文献の数が少なく，体重を減らす方向性と増やす方向性の研究の混在，比較群で栄養療法や運動療法が単独で実施され非直接性が存在することなどから，エビデンスの確実性は低い。益と害のバランスは確実であり（益の確実性が高い），患者の価値観は確実性が高く，多様性は低い（一致している）。運動療法は入院中であれば保険診療で実施されるが，外来では保険診療外となることが問題となる。栄養療法は，管

理栄養士による栄養指導が中心であるため保険診療で実施可能である。以上より，提案する（弱い推奨）とした。

なお，ヨーロッパ臨床栄養代謝学会（European Society for Clinical Nutrition and Metabolism；ESPEN）のがん患者の栄養に関するガイドライン[7]では，栄養療法は運動療法と併用して行うことを推奨している。

推奨決定コンセンサス会議において，委員から出された意見の内容

・乳がん患者は，化学療法中の使用薬剤により食欲増進や体重増加を認める患者もいるため，化学療法中から運動療法と併せて栄養療法を行うことを推奨すべきである。

■投票結果

行うことを推奨 （推奨度1：強い推奨）	行うことを提案 （推奨度2：弱い推奨）	推奨度 決定不能	行わないことを提案 （推奨度2：弱い推奨）	行わないことを推奨 （推奨度1：強い推奨）
31% (5/16)	63% (10/16)	6% (1/16)	0% (0/16)	0% (0/16)

文献

1) Su LJ, Arab L, Steck SE, et al. Obesity and prostate cancer aggressiveness among African and Caucasian Americans in a population-based study. Cancer Epidemiol Biomarkers Prev. 2011；20：844-53.
2) Kroenke CH, Chen WY, Rosner B, et al. Weight, weight gain, and survival after breast cancer diagnosis. J Clin Oncol. 2005；23：1370-8.
3) Silver HJ, Dietrich MS, Murphy BA. Changes in body mass, energy balance, physical function, and inflammatory state in patients with locally advanced head and neck cancer treated with concurrent chemoradiation after low-dose induction chemotherapy. Head Neck. 2007；29：893-900.
4) Djuric Z, Ellsworth JS, Weldon AL, et al. A diet and exercise intervention during chemotherapy for breast cancer. Open Obes J. 2011；3：87-97.
5) Moyer-Mileur LJ, Ransdell L, Bruggers CS. Fitness of children with standard-risk acute lymphoblastic leukemia during maintenance therapy：response to a home-based exercise and nutrition program. J Pediatr Hematol Oncol. 2009；31：259-66.
6) Demark-Wahnefried W, Case LD, Blackwell K, et al. Results of a diet/exercise feasibility trial to prevent adverse body composition change in breast cancer patients on adjuvant chemotherapy. Clin Breast Cancer. 2008；8：70-9.
7) Arends J, Bachmann P, Baracos V, et al. ESPEN guidelines on nutrition in cancer patients. Clin Nutr. 2017；36：11-48.

CQ 07 化学療法・放射線療法後の患者に対して，運動療法と併せて栄養療法を行うことは，行わない場合に比べて推奨されるか？

> **推奨** 化学療法・放射線療法後の患者に対して，運動療法と併せて栄養療法を行うことを提案する。
> グレード **2B** 推奨の強さ **弱い推奨** エビデンスの確実性 **中**

重要臨床課題の確認

化学療法によって身体機能は低下する。さらに，治療中の不活動は体重増加のリスク因子であり，前立腺がんや乳がん患者では，過体重は死亡率や再発率と密接な関係にあることが示されている[1,2]。本ガイドライン初版では，化学療法・放射線療法後に運動療法と併せて栄養療法を行うことの有用性についてCQとして採用していなかったが，新たに検証すべき臨床重要課題として捉え，運動療法と併せて栄養療法を行うことの有用性を検討した。

エビデンス評価

各アウトカムの結果

①体組成の改善（重要性7，エビデンスの強さ：B）

・検索

系統的文献検索からランダム化比較試験2件を採用した。

・評価

Ghavamiら[3]は放射線療法もしくは化学療法終了後の乳がん患者に，24週の監督下での運動療法（3〜5回/週，1回50分，HRR 70〜85%程度の有酸素運動中心）および摂取カロリー制限による栄養指導を行ったところ，通常ケアのみの対照群と比較して，介入群で有意にBMIが低下したと報告している。また，Hébertら[4]は放射線療法を受けた前立腺がん患者に，週1回2.5時間程度のグループセッションによる食生活や運動，ストレスコーピングに関する3カ月の患者教育と，その後3カ月の電話によるカウンセリングを実施したところ，通常ケアのみの対照群と比較して介入群で総脂肪率や飽和脂肪率が有意に減少したことを報告している。

・統合

Ghavami，Hébertらの研究の結果は体組成の維持に有効であり一貫性が高い。エビデンスの強さはBと判定した。

②全身倦怠感の改善（重要性8，エビデンスの強さ：B）

・検索

系統的文献検索からランダム化比較試験1件を採用した。

・評価

Ghavamiらの報告では，Cancer Fatigue Scaleで評価した倦怠感が通常ケアのみの対照群と比較して介入群で有意に改善している。

・統合

倦怠感への介入効果は大きく，エビデンスの強さはBと判定した。

③有害事象の増加（害：重要性3，エビデンスの強さ：C）

・検索

系統的文献検索からランダム化比較試験2件を採用した。

・評価

前述のGhavami，Hébertらの研究では治療による有害事象の発生はなく，健康上の問題での脱落も介入群，対照群でほぼ同数であった。

・統合

有害事象は報告されていないが，統計学的に介入群，対照群を比較した論文はないためエビデンスの強さはCとした。

> **CQに対するエビデンスの総括**
>
> 重大なアウトカムに関する全体的なエビデンスの強さ：B（中）

益と害のバランス評価

益（望ましい効果）として，全身倦怠感の改善および体組成への効果は高い。害（望ましくない効果）として運動療法による出血や倦怠感，疲労の増悪などが想定されるが，今回採用された文献には害に関する記述はみられなかった。よって，運動療法および栄養療法による益が大きく，益と害のバランスは確実であると判断した。

患者の価値観・希望

化学療法後の運動療法および栄養療法は確実性が十分ではないため，患者の価値観に多様性は高いと考えられる。

コスト評価，臨床適応性

・コスト評価

運動療法は「がん患者リハビリテーション料」として入院中の実施であれば算定可能である。入院中のリハビリテーション治療は一般的な治療時間（20～40分）で，患者のコスト負担も少なく実施できる。退院後の外来では「がん患者リハビリテーション料」は算定できない。

栄養療法は，栄養補助食品の利用の場合は，購入費用など患者のコスト負担が大きい。

・臨床適応性

本CQで紹介した運動療法は特別な器具を使用しておらず臨床適応性は高い。一方，栄養療法は，サプリメントなどの栄養補助食品の購入が必要となり，患者の負担が大きく臨床適応性は低い。また，体重減少を目標にした介入は，海外の研究対象と日本人の体型に差があるため，その臨床適応には注意が必要である。

総合評価

化学療法・放射線療法後の患者に対して，運動療法と併せて栄養療法を行うことを提案する。

本CQに関連する文献は，数がやや少ないが，重要なアウトカムに対するエビデンスは強い。また，益と害のバランスは確実である（益の確実性が高い）。患者の価値観・希望については，化学療法後の運動療法および栄養療法は確実性が十分ではなく，価値観の多様性は高い。運動療法は入院中であれば保険診療で実施されるため患者のコスト負担は少ない。外来では保険診療の適用外となる。栄養療法は，栄養補助食品の利用の場合は，その購入費用などの患者のコスト負担が大きい。運動療法は実施している医療機関も多く臨床適応性は高い。一方，栄養療法は，栄養補助食品の購入が必要となり，患者の負担が大きく臨床適応性は低い。また，体重減少を目標にした介入は，海外の研究対象と日本人の体型に差があるため臨床適応には注意が必要である。以上より，提案する（弱い推奨）とした。本CQに関してさらなる質の高い研究の蓄積が期待される。

推奨決定コンセンサス会議において，委員から出された意見の内容

- 化学療法や放射線療法は治療が長期にわたるため，治療期間中に体重が増加もしくは減少してしまう患者が多い。食習慣が不安定で乱れてしまうため，運動療法と併せて栄養療法を行えば，食習慣・生活習慣も改善し，QOLの向上につながると考えられる。

■投票結果

行うことを推奨 （推奨度1：強い推奨）	行うことを提案 （推奨度2：弱い推奨）	推奨度 決定不能	行わないことを提案 （推奨度2：弱い推奨）	行わないことを推奨 （推奨度1：強い推奨）
31% (5/16)	69% (11/16)	0% (0/16)	0% (0/16)	0% (0/16)

付記

● European Society for Clinical Nutrition and Metabolism（ESPEN）によるガイドライン

　ESPENのガイドラインにおいても，がん患者における栄養療法と運動療法について言及されており，参考にすることが望ましい。

文献

1) Su LJ, Arab L, Steck SE, et al. Obesity and prostate cancer aggressiveness among African and Caucasian Americans in a population-based study. Cancer Epidemiol Biomarkers Prev. 2011；20：844-53.
2) Kroenke CH, Chen WY, Rosner B, et al. Weight, weight gain, and survival after breast cancer diagnosis. J Clin Oncol. 2005；23：1370-8.
3) Ghavami H, Akyolcu N. The impact of lifestyle interventions in breast cancer women after completion of primary therapy：a randomized study. J Breast Health. 2017；13：94-9.
4) Hébert JR, Hurley TG, Harmon BE, et al. A diet, physical activity, and stress reduction intervention in men with rising prostate-specific antigen after treatment for prostate cancer. Cancer Epidemiol. 2012；36：e128-36.

付記文献

1) Arends J, Bachmann P, Baracos V, et al. ESPEN guidelines on nutrition in cancer patients. Clin Nutr. 2017；36：11-48.

第11章

進行がん・末期がん

CQ 01 根治治療対象外の進行がん患者に対しても，監督下での運動療法を行うことは，行わない場合と比べて推奨されるか？

> **推奨** 根治治療対象外の進行がん患者に対しても，全身状態が安定している場合，監督下での運動療法（supervised exercise）を行うことを提案する。
>
> グレード **2B** 推奨の強さ **弱い推奨** エビデンスの確実性 **中**

重要臨床課題の確認

がん患者に対する運動療法に関しては，本ガイドライン初版にて，がん治療中・後において検証されており，特別なリスク管理が必要であるが運動の実施は安全であり，体力，筋力，QOL，倦怠感に有効であるとされている。しかし，生命予後が限られた根治治療対象外の進行がん患者に対する，身体機能改善を主目的とした運動療法の効果に関してはまだ十分なエビデンスが得られていないのが現状である。そこで，本CQでは，運動療法の内容および負荷量，実施状況の把握が可能な監督下での運動療法に関する文献に限定し，根治治療対象外の進行がん患者を対象とした運動療法の有用性について検討した。

エビデンス評価

各アウトカムの結果

① 身体機能の改善（重要性 8，エビデンスの強さ：A）

・検索
  系統的文献検索を行い，システマティックレビュー 4 件，ランダム化比較試験 2 件を採用した。
・評価
  Oldervoll ら[1]は，生命予後予測 3 カ月以上 2 年以下の根治治療対象外の進行がん患者を対象に，介入群〔監督下での運動療法（ウォームアップ 10〜15 分，6 種の運動を組み合わせたサーキットトレーニング 30 分，ストレッチ/リラクセーション 10〜15 分）60 分×2 回/週 × 8 週間〕と対照群（通常のケア）に無作為に割り付け，shuttle walking test, sit-to-stand test，握力，maximal step length を指標として身体機能を評価したところ，介入群は対照群と比較し有意な改善がみられたと報告している。
  Segal ら[2]は，ホルモン療法中の前立腺がん患者を対象に介入群〔監督下での筋力増強訓練（60〜70% 1RM×9 種×2 セット/回×3 回/週×12 週間）〕と対照群（通常のケア）に無作為に割り付け，standard load test を指標として身体機能を評価した。統計学的検証は，根治抗がん治療中の患者と根治治療対象外の進行がん患者に分けて実施した結果，いずれの治療においても対照群と比較し有意な改善を認めたとしている。
  なお，進行がん患者に対する運動療法に関するシステマティックレビューでは，身体機能の改善に有効であると考えられ勧められるが，さらなるランダム化比較試験などの質の高い研究報告が求められるとしている[3-6]。

・統合

システマティックレビュー4件，ランダム化比較試験2件の報告があり，身体機能に関する複数の評価指標にて改善がみられたことから，エビデンスの強さはAとした。

② QOLの改善（重要性8，エビデンスの強さ：B）

・検索

系統的文献検索を行い，システマティックレビュー1件，ランダム化比較試験1件を採用した。

・評価

Segalら[2]は，ホルモン療法中の前立腺がん患者を対象に介入群と対照群（通常のケア）に無作為に割り付け，Functional Assessment of Cancer Therapy-Prostate（FACT-P）を指標として疾患関連QOLを評価した。統計学的検証は，根治的抗がん治療中の患者と根治治療対象外の進行がん患者に分けて実施した結果，いずれの治療においても対照群と比較し有意な改善を認めたとしている。

進行がん患者に対する運動療法に関するシステマティックレビューでは，QOLの改善に有効であると考えられ勧められるが，さらなるランダム化比較試験などの質の高い研究報告が求められるとしている[6]。

・統合

疾患関連QOLの指標であるFACT-Pで改善がみられたが，ランダム化比較試験は1論文のみの結果であることから，エビデンスの強さはBと判定した。

③ 倦怠感の改善（重要性6，エビデンスの強さ：C）

・検索

系統的文献検索を行い，システマティックレビュー2件，ランダム化比較試験2件を採用した。

・評価

Oldervollら[1]は，生命予後予測3カ月以上2年以下の根治的治療対象外の進行がん患者を対象に，介入群と対照群（通常のケア）に無作為に割り付け，Fatigue Questionnaireを指標として倦怠感を評価したところ，そのスコアは，介入群では前後比較でやや減少したが対照群と比較し有意な改善はみられなかったと報告している。

Segalら[2]は，ホルモン療法中の前立腺がん患者を対象に介入群と対照群（通常のケア）に無作為に割り付け，FACT-Fatigueを指標として倦怠感を評価した。統計学的検証は，根治的抗がん治療中の患者と根治治療対象外の進行がん患者に分けて実施したところ，根治的抗がん治療中の患者では，介入群が対照群と比較し有意な改善を認め，根治治療対象外の進行がん患者においても，有意差は認めなかったが介入群が対照群よりも倦怠感を軽減する傾向にあったとしている。

進行がん患者に対する運動療法に関するシステマティックレビューでは，倦怠感の軽減によい影響を与える，または有効であると考えられ勧められるが，さらなるランダム化比較試験などの質の高い研究報告が求められるとしている[5,6]。

・統合

2件のランダム化比較試験の結果，倦怠感は軽減傾向がみられたが，対照群と比較し有意な改善は認めなかったとしており，システマティックレビュー2件も倦怠感の軽減によい影響を与える，または有効であると考えられ勧められるとの言及にとどめていることから，エビデンスの強さはCとした。

④ 有害事象：骨折の発生や疼痛や呼吸困難など身体症状の増悪（害：重要性6，エビデンスの強さ：C）

・検索

系統的文献検索を行ったが，有害事象を検証した研究はなかった。

・評価
　本 CQ に関して採用した研究[1-6]において，有害事象の報告はされていない。
・統合
　根治治療対象外の進行がん患者に対する監督下での運動療法に関して，有害事象を検証した研究はないことから，エビデンスの強さは D とした。

> **CQ に対するエビデンスの総括**
> 重大なアウトカムに関する全体的なエビデンスの強さ：B（中）

益と害のバランス評価

　益（望ましい効果）として，身体機能と QOL の改善が認められた。一方，害（望ましくない効果）として，有害事象の増加は認められなかった。以上より，益が害を大きく上回っており，その効果の差は大きいと判断した。

患者の価値観・希望

　根治治療対象外の進行がん患者では，病勢の進行や全身状態の急激な変化がみられることがあり，そのような状況にある患者では，監督下の運動療法に対する価値観や希望については，確実性は低く，多様性は高い。

コスト評価，臨床適応性

・コスト評価
　入院中には，全身状態が安定しており「がん患者リハビリテーション料」の診療報酬算定要件を満たせば保険診療で実施できる。一方，外来では「がん患者リハビリテーション料」の算定要件を満たさないため（入院中に限定される），保険診療で実施することはできない。
・臨床適応性
　多くのがん専門医療機関では，入院中には保険診療により，リハビリテーション科医，リハビリテーション専門職（理学療法士等）から構成されるリハビリテーションチームの体制のもとで，監督下での運動療法（supervised exercise）を行うことができるため，臨床適応性は高い。一方，外来では保険診療の適用外になるため，監督下での運動療法および専門スタッフの監督なしで行う，在宅を基盤とした運動療法（home-based exercise）ともに，実施可能な医療機関は少なく現状では臨床適応性は低い。

総合評価

根治治療対象外の進行がん患者に対しても，全身状態が安定している場合，監督下での運動療法を行うことを提案する。

　生命予後が限られた根治治療対象外の進行がん患者においても，全身状態が安定している場合には，根治的治療対象のがん患者と同様に監督下での運動療法は重要なアウトカムに対するエビデンスが強く，益

と害のバランスが確実である（益の確実性が高い）。根治治療対象外のがん患者では，全身状態の変動に伴い患者の価値観や意向の多様性を伴うと考えられるが，全身状態が安定している場合には，入院中には保険診療で実施されるため患者のコスト負担は少なく，多くの医療機関で実施できることから正味の利益はコストや医療資源に十分に見合っている。ただし，外来においては，現在の医療事情では難しい。以上より，提案する（弱い推奨）とした。

推奨決定コンセンサス会議において，委員から出された意見の内容

- 進行がんで予後が限られている患者にとっては，「何かをできる」ということが精神的にプラスとなる。
- 根治治療対象外の患者は多く存在し，それらの患者がリハビリテーション治療を受けることを希望した場合，そのニーズに対しリハビリテーション治療を提供する専門職が不足する懸念がある。

■投票結果

行うことを推奨 （推奨度1：強い推奨）	行うことを提案 （推奨度2：弱い推奨）	推奨度 決定不能	行わないことを提案 （推奨度2：弱い推奨）	行わないことを推奨 （推奨度1：強い推奨）
63% (10/16)	38% (6/16)	0% (0/16)	0% (0/16)	0% (0/16)

付記

● 「在宅を基盤とした運動療法（home-based exercise）の効果」および「より適切な運動療法プログラム」の検証

本CQでは，根治治療対象外の進行がん患者に対する，身体機能改善を主目的とした運動療法の効果を明確にするため，医療機関での監督下の運動療法のみに限定して検証したが，電話による指導のもと実施した在宅を基盤とした運動療法（home-based exercise）の効果に関するランダム化比較試験も1件得られている。Cheville ら[1]は，在宅療養中のStageIVの肺がん・消化器がん患者を対象に，介入群〔1マイル＝約1.6km/20分の速度でのウォーキング×4日/週＋PTによる指導（初回個別指導＋1回/2週の頻度での電話での指導）のもと実施する四肢体幹の筋力訓練（RESTプログラム）×2回以上/週×8週間〕と対照群（通常のケア）に無作為に割り付け，Ambulatory Post Acute Care Basic Mobility Short Form を指標として身体機能を評価し，FACT-Fを指標として倦怠感を評価した結果，介入8週後の評価時には，身体機能および倦怠感のいずれも介入群では対照群と比較し有意な改善を認めた。また，Symptom Numeric Rating Scale を指標として睡眠の質を評価したところ，介入群は前後比較で有意な改善を認め，介入後の対照群との比較でも有意に高かった。しかし，Symptom Numeric Rating Scale を指標として評価した疼痛，FACT-Generalを指標として評価したQOLに関しては，介入群と対照群に有意差は認めなかったとしている。また，Loweらのシステマティックレビューでは，研究の質に問題があるため十分なエビデンスと結論づけられないものの，home-based exerciseを実施した場合，行わない場合と比較し，well-beingの低下速度や倦怠感の増悪速度が緩やかであると報告しており，また，Albrechtらは，疼痛，倦怠感，呼吸困難，便秘，不眠を改善するため，安全で簡単な運動を日常生活に取り入れられないか腫瘍医と検討すべきと結論づけている。以上の報告からは，根治治療対象外の進行がん患者に対するhome-based exerciseは有意義である可能性が高いといえるが，推奨される運動内容やリスクマネジメント方法を含め，今後さらなる検討が必要である。

また，根治治療対象外の進行がん患者に対する"より適切な運動療法プログラム"の検証として，筋力増強訓練と持久力訓練の各効果を比較検討したランダム化比較試験（pilot study）が2件得られたため以下に記す。

Litteriniら[2]は，緩和ケアサービスを受けている進行がん患者を対象に，筋力増強訓練群（14種のサーキット筋力訓練）と持久力訓練群（上肢下肢のエルゴメーターやトレッドミル等の訓練）に無作為に割り付け，監督下にて各30〜60分×2回/週×10週間実施した。Short Physical Performance Battery を指標として身体機能を評価したところ，筋力増強訓練群と比較し，持久力訓練群の方がやや効果が高い結果であったが，いずれの訓練群でも身体機能の有意な改善を認めた。また，Visual Analogue Scale（VAS）を指標として倦怠感と疼痛を評価した結果，倦怠感はいずれの訓練群でも有意に改善したが，疼痛は軽減傾向であったものの有意ではなかったと報告している。

Jensenら[3]は，根治的治療対象外の化学療法中の消化器進行がん患者を対象に，筋力増強訓練群（5分間の軽い持久

力訓練やストレッチなどのウォームアップ＋60〜80％1RM×四肢・背筋など数種の筋力増強訓練×2〜3セット/回）と持久力訓練群〔5分間の軽い持久力訓練やストレッチなどのウォームアップ＋クールダウン＋運動強度60〜80％での自転車エルゴメーター（開始時10分後から，30分まで漸増）〕に無作為に割り付け，pilot studyとして監督下にて各45分×2回/週×12週間実施した。The European Organization for Research and Treatment of Cancer（EORTC）QLQ-C30を指標としてQOLを評価したところ，持久力訓練群ではGlobal Hearth StatusとRole Functioningの有意な改善があり，Fatigueに関しては両群ともに有意に改善した。筋力増強訓練群ではhypothetical 1RMテストによる筋力，持久力訓練群ではphysical working capacity（PWC）130による持久力を指標に身体機能を評価した。筋力増強訓練群は筋力の有意な改善を認めたが，持久力訓練群ではPWC130の評価に有意な変化はみられなかった。また，身体活動への影響を"Sense Wear®" wrist bandを用いて評価した結果，睡眠時間の有意な延長を認め，Freiburger質問紙を指標に活動量を評価したところ持久力訓練群で有意な差を認めたと報告している。

　以上より，筋力増強訓練と持久力訓練のいずれも有効であるため，患者の全身状態や希望に応じて実施することに大きな問題はないと考える。

※本CQのアウトカムとして，監督下の運動療法による睡眠障害の改善，疼痛の軽減に関する効果も挙げていたが，該当する文献は得られなかった。

文献

1) Oldervoll LM, Loge JH, Lydersen S, et al. Physical exercise for cancer patients with advanced disease: a randomized controlled trial. Oncologist. 2011；16：1649-57.
2) Segal RJ, Reid RD, Courneya KS, et al. Resistance exercise in men receiving androgen deprivation therapy for prostate cancer. J Clin Oncol. 2003；21：1653-9.
3) Lowe SS, Watanabe SM, Courneya KS. Physical activity as a supportive care intervention in palliative cancer patients: a systematic review. J Support Oncol. 2009；7：27-34.
4) Beaton R, Pagdin-Friesen W, Robertson C, et al. Effects of exercise intervention on persons with metastatic cancer: a systematic review. Physiother Can. 2009；61：141-53..
5) Albrecht TA, Taylor AG. Physical activity in patients with advanced-stage cancer: a systematic review of the literature. Clin J Oncol Nurs. 2012；16：293-300..
6) Salakari MR, Surakka T, Nurminen R, et al. Effects of rehabilitation among patients with advances cancer: a systematic review. Acta Oncol. 2015；54：618-28.

付記文献

1) Cheville AL, Kollasch J, Vandenberg J, et al. A home-based exercise program to improve function, fatigue, and sleep quality in patients with Stage IV lung and colorectal cancer: a randomized controlled trial. J Pain Symptom Manage. 2013；45：811-21.
2) Litterini AJ, Fieler VK, Cavanaugh JT, et al. Differential effects of cardiovascular and resistance exercise on functional mobility in individuals with advanced cancer: a randomized trial. Arch Phys Med Rehabil. 2013；94：2329-35.
3) Jensen W, Baumann FT, Stein A, et al. Exercise training in patients with advanced gastrointestinal cancer undergoing palliative chemotherapy: a pilot study. Support Care Cancer. 2014；22：1797-806.

CQ 02 緩和ケアを主体とする時期の進行がん患者に対して，病状の進行や苦痛症状に合わせた包括的リハビリテーション治療を行うことは，行わない場合に比べて推奨されるか？

> **推奨** 緩和ケアを主体とする時期の進行がん患者に対して，病状の進行や苦痛症状に合わせた包括的リハビリテーション治療を行うことを提案する。
>
> グレード **2B** 推奨の強さ 弱い推奨 エビデンスの確実性 中

重要臨床課題の確認

　緩和ケアを主体とする時期の進行がん患者において，緩和ケアチームの果たす役割は大きい。そして，その緩和ケアチームにおいてリハビリテーション専門職は不可欠であり，患者の機能や症状マネジメントの改善を目指すとされている[1]。しかし，現時点では，その効果に関しては未だ十分な検証が行われていない。よって本CQでは，身体機能やADL改善を目的とした訓練に加え，苦痛症状に合わせたマッサージやモビライゼーションなどの徒手療法，あるいは，それらに呼吸排痰訓練などを組み合わせて行うリハビリテーション治療を包括的リハビリテーション治療と定義し，その効果を検討した。なお，緩和ケアを主体とする時期は終末期と同義ではなく，患者の全身状態に応じて化学療法や放射線療法などが行われることに注意する。

エビデンス評価

各アウトカムの結果

①身体機能の改善（重要性7，エビデンスの強さ：B）

・検索

　系統的文献検索を行い，ランダム化比較試験1件を採用した。

・評価

　Henkeら[2]は，根治治療対象外で化学療法中の進行肺がん（StageⅢ〜Ⅳ）患者を対象に，介入群〔中等度負荷での6分間歩行+2分間の階段昇降+呼吸・排痰訓練（各5回/週）+筋力訓練（隔日）+徒手療法（マッサージ，ストレッチ，モビライゼーション，マニピュレーション）〕と対照群（通常のケア）に無作為に割り付け，化学療法開始時と化学療法3サイクル終了時の身体機能を6分間歩行，階段昇降，筋力にて評価したところ，介入群では6分間歩行，階段昇降，筋力に有意な改善が得られたのに対し，対照群では有意な減少を認めた。

・統合

　身体機能の指標である6分間歩行，階段昇降，筋力で改善がみられたが，1論文のみの結果であることから，エビデンスの強さはBと判定した。

② ADLの維持（重要性8，エビデンスの強さ：B)

・検索

　系統的文献検索を行い，ランダム化比較試験1件，観察研究1件を採用した。

・評価

Henke ら[2]は，根治治療対象外で化学療法中の進行肺がん（StageⅢ～Ⅳ）患者を対象に，介入群と対照群（通常のケア）に無作為に割り付け，化学療法開始時と化学療法3サイクル終了時のADLをBarthel指数（BI）を用いて評価したところ，介入群ではADLが維持されたが，対照群では有意な低下がみられ，3サイクル終了時のADLは介入群で有意に高値であったとしている。

Yoshioka[4]は，緩和ケア病棟入院中でリハビリテーション治療を受けた終末期がん患者301名を対象に，包括的リハビリテーション治療を行ったところ，ADLの指標であるBIは12.4点から最大19.9点へと有意に改善，平均改善率は27％であった。また，46名の患者はADLが改善したため自宅退院が可能となったと報告している。

・統合

ADLの指標であるBIの評価で，介入群と対照群との比較で介入群のBIが高く維持されたとするランダム化比較試験1論文と，前後比較で介入後に有意な改善を認めたとする観察研究1論文であったため，エビデンスの強さはBと判定した。

③疼痛の改善（重要性8，エビデンスの強さ：B）

・検索

系統的文献検索を行い，ランダム化比較試験2件を採用した。

・評価

Pyszora ら[5]は，緩和ケアサービスを受けており中等度以上（Numerical Pain Rate Scale；NRS≧4/10）の倦怠感を有する進行がん患者を対象に，介入群（四肢の運動＋筋膜リリース，PNFテクニック/30分/回×3回/週×2週）と対照群（薬物療法）に無作為に割り付け，Edmonton Symptom Assessment System（ESAS）を用いて症状の評価を行ったところ，介入群では疼痛の有意な改善を認めたが，対照群では有意な変化はみられなかったと報告している。

López ら[6]は，StageⅢ～Ⅳの進行がんおよび終末期がん患者で，中等度以上（NRS≧4/10）の疼痛を有する患者を対象に，介入群（徒手療法＋局所・全身運動＋PNFテクニック/30～35分間/回×6セッション/2週）と対照群（疼痛部位のhand contact/simple touch/30～35分間/回×6セッション/2週）に無作為に割り付け，Brief Pain Inventory（BPI），Memorial Pain Assessment Card（MPAC）を用いて疼痛の評価を行ったところ，介入群で有意な改善を認めたとしている。

・統合

疼痛の指標であるESASの下位項目とBPI，MPACで改善がみられたが，2論文のみの結果であることから，エビデンスの強さはBと判定した。

④倦怠感の改善（重要性8，エビデンスの強さ：B）

・検索

系統的文献検索を行い，ランダム化比較試験1件を採用した。

・評価

Pyszora ら[5]は，緩和ケアサービスを受けている患者で中等度以上（NRS≧4/10）の倦怠感を有する進行がん患者を対象に，介入群と対照群（薬物療法）に無作為に割り付け，介入前後の倦怠感をBrief Fatigue Inventory（BFI）を用いて評価したところ，介入群では倦怠感の有意な改善を認め，倦怠感による影響として特に，活動度や気分，周囲との関係，人生の楽しみなどが有意に改善したと報告している。

・統合

倦怠感の指標であるBFIの評価にて改善がみられたが，1論文のみの結果であることから，エビデンスの強さはBと判定した。

⑤精神心理面の改善（重要性7，エビデンスの強さ：B）
・検索
　系統的文献検索を行い，ランダム化比較試験2件を採用した。
・評価
　Pyszoraら[5]は，緩和ケアサービスを受けており中等度以上（NRS≧4/10）の倦怠感を有する進行がん患者を対象に，介入群と対照群（薬物療法）に無作為に割り付け，ESASを用いて症状の評価を行ったところ，介入群では，抑うつ・不安に有意な改善を認めたが，対照群では有意な変化はみられなかったと報告している。

　Lópezら[6]は，Stage Ⅲ～Ⅳの進行がん患者で，中等度以上（NRS≧4/10）の疼痛を有する患者を対象に，介入群と対照群に無作為に割り付け，MPACを用いて気分の評価と，Memorial Symptom Assessment Scale（MSAS）を用いて精神的苦痛の評価を行ったところ，介入群で有意な改善を認めたとしている。

・統合
　精神心理面の指標であるESAS下位項目の抑うつと不安，MPAC，MSASの評価にて改善がみられた。2論文のみの結果であることから，エビデンスの強さはBと判定した。

⑥ QOLの改善（重要性8，エビデンスの強さ：B）
・検索
　系統的文献検索を行い，観察研究1件を採用した。
・評価
　Sekineら[3]は，がん治療病院入院中の進行がん患者で2週間の包括的リハビリテーション治療が実施された患者を対象に，介入前後のQOLをShort version of Comprehensive Quality of Life Outcome inventoryおよびEORTC QLQ-C30を用いて評価したところ，介入後にはQOLの改善を認めた。また，観察期間中にADLの維持・改善を認めた群とADLが低下した群の2群に分けてサブ解析を行った結果，両群いずれにおいてもQOLが改善したと報告している。

・統合
　QOLの指標であるShort version of Comprehensive Quality of Life Outcome inventoryおよびEORTC QLQ-C30で改善がみられた。観察研究1論文のみの結果であることから，エビデンスの強さはBと判定した。

⑦満足度（重要性8，エビデンスの強さ：B）
・検索
　系統的文献検索を行い，ランダム化比較試験1件，観察研究2件を採用した。
・評価
　Sekineら[3]は，がん治療病院入院中の進行がん患者で2週間の包括的リハビリテーション治療が実施された患者を対象に，リハビリテーション治療の有効性を7段階の質問紙を用いて調査したところ，79%が有効であると回答したと報告している。

　Yoshiokaら[4]は，緩和ケア病棟にて死亡したがん患者の家族に対し，死後3カ月以内に手紙での質問紙調査を実施（回答率56%）した結果，患者の88%は，入院中に歩行や車椅子での移動に関する希望を有しており，リハビリテーション治療は，63%の患者で有効，78%の患者は満足していたとしている。また，68%の家族はリハビリテーション治療に参加しており，73%の家族からは患者のケアを行う際，リハビリテーション治療のテクニックは有用であったとの回答を得たと報告している。

　Pyszoraら[5]は，緩和ケアサービスを受けている患者で中等度以上（NRS≧4/10）の倦怠感を有する進

行がん患者を対象に介入群と対照群（薬物療法）に無作為に割り付け介入効果を検証したが，この際，介入群に対し質問紙での満足度評価を行い，29名中26名から満足であるとの回答を得たと報告している。

・統合

満足度に関する質問紙での評価にて高い満足度が得られたが，3つの論文のいずれも主のアウトカムの結果でないため，エビデンスの強さはBと判定した。

⑧有害事象：疼痛・呼吸困難・精神心理面の負担の増悪（害：重要性7，エビデンスの強さ：B）

・検索

系統的文献検索を行い，観察研究1件を採用した。

・評価

Yoshiokaらは，緩和ケア病棟にて死亡したがん患者の家族に対し，死後3カ月以内に手紙での質問紙調査を実施（回答率56%）した結果，詳細は不明であるが，リハビリテーション治療が効果的でなく患者の状態に負の影響を及ぼしたとする回答が2%あったと報告している。

・統合

有害事象の報告は少なく，採用論文は観察研究のみであるが，発症頻度が少なく軽微であることから，エビデンスの強さはCと判定した。

> **CQに対するエビデンスの総括**
> 重大なアウトカムに関する全体的なエビデンスの強さ：B（中）

益と害のバランス評価

益（望ましい効果）として，身体機能やADLによい影響，精神心理面や疼痛などの苦痛緩和，QOL改善が認められた。一方，害（望ましくない効果）として，有害事象の報告はなく，脱落例の脱落原因は介入による影響ではなかった（重篤な有害事象の増加は認められなかった）。以上より，益が害を大きく上回っており，その効果の差は大きいと判断した。

患者の価値観・希望

包括的リハビリテーション治療は，害が少なく益が大きい治療であるため，多くの患者が行うことを希望すると考えられ，確実性は高く，多様性は低い。

コスト評価，臨床適応性

・コスト評価

入院中には，「がん患者リハビリテーション料」の診療報酬算定により保険診療で実施でき，在宅療養中の場合は，介護保険を利用した訪問リハビリテーションを活用可能である。一方，外来では「がん患者リハビリテーション料」の算定要件を満たさないため（入院中に限定される），保険診療で実施することはできない。また，緩和ケア病棟の場合は包括医療となるため実施困難なことが多い。

・臨床適応性

緩和ケアを主体とする時期の進行がん患者では，がん患者に対するリハビリテーション治療の中止基準

に合致する全身状態となることがあるが，リハビリテーション治療のすべてが実施困難となることは少なく，訓練内容を調整することで実施可能である。この点では，臨床適応性は高いと考えられる。

　がん治療を行う多くの医療機関では，入院中は保険診療により行うことができ，在宅療養中の場合は，介護保険を利用した訪問リハビリテーションを活用可能である。しかし，緩和ケア病棟では「がん患者リハビリテーション料」の算定不可というコストの問題があり，在宅療養中の訪問リハビリテーションにおいては，本人の介護度，地域におけるリハビリテーション専門職の充足度，ケアプランを立案するケアマネージャーのリハビリテーション医療に関する知識の量により，リハビリテーション医療の提供に大きな差がある。よって，現時点での臨床適応性が高いとはいえない。

総合評価

緩和ケアを主体とする時期の進行がん患者に対して，病状の進行や苦痛症状に合わせた包括的リハビリテーション治療を行うことを提案する。

　重要なアウトカムに対するエビデンスは強くはない。一方，包括的リハビリテーション治療は害が少なく益が大きいアプローチであるため，益と害のバランスは確実である（益の確実性が高い）。多様な問題を抱える多くの進行がん患者が希望すると考えられ，患者の価値観や意向の確実性は高く，多様性は低い（一致している）。しかし，さまざまな療養の場で実施できる専門職者が限られているため実施できるような体制整備が必要であり，臨床適応性が現時点では低いことから，提案する（弱い推奨）とした。

推奨決定コンセンサス会議において，委員から出された意見の内容

- 今後，高齢がん患者，在宅療養が増えることが想定される状況のなか，ケアマネージャーのリハビリテーション医療に関する啓発が必要である。
- 「包括的リハビリテーション治療」が指す幅が広すぎるため推奨は難しい。
- 患者が倦怠感などの苦痛症状を有する場合，患者・家族のリハビリテーション治療に対するニーズが低い場合もあるのではないか。

■投票結果

行うことを推奨 （推奨度1：強い推奨）	行うことを提案 （推奨度2：弱い推奨）	推奨度 決定不能	行わないことを提案 （推奨度2：弱い推奨）	行わないことを推奨 （推奨度1：強い推奨）
44% (7/16)	56% (9/16)	0% (0/16)	0% (0/16)	0% (0/16)

文献

1) Santiago-Palma J, Payne R. Palliative care and rehabilitation. Cancer. 2001 ; 92 (Suppl. 4) : 1049-52.
2) Henke CC, Cabri J, Fricke L, et al. Strength and endurance training in the treatment of lung cancer patients instages IIIA/IIIB/IV. Support Care Cancer. 2014 ; 22 : 95-101.
3) Sekine R, Ogata M, Uchiyama I, et al. Changes in and Associations Among Functional Status and Perceived Quality of Life of Patients With Metastatic/Locally Advanced Cancer Receiving Rehabilitation for General Disability. Am J Hosp Palliat Care. 2015 ; 32 : 695-702.
4) Yoshioka H. Rehabilitation for the terminal cancer patient. Am J Phys Med Rehabil. 1994 ; 73 : 199-206.
5) Pyszora A, Budzyński J, Wójcik A, et al. Physiotherapy programme reduces fatigue in patients with advanced

cancer receiving palliative care: randomized controlled trial. Support Care Cancer. 2017 ; 25 : 2899-908.
6) López-Sendín N, Alburquerque-Sendín F, Cleland JA, et al. Effects of physical therapy on pain and mood in patients with terminal cancer: a pilot randomized clinical trial. J Altern Complement Med. 2012 ; 18 : 480-6.

CQ 03 緩和ケアを主体とする時期の進行がん患者に対して，疼痛や呼吸困難などの症状緩和を目的とした患者教育を行うことは，行わない場合に比べて推奨されるか？

> **推奨** 緩和ケアを主体とする時期の進行がん患者に対して，疼痛や呼吸困難などの症状緩和を目的とした患者教育を行うことを提案する。
>
> グレード **2B** 推奨の強さ **弱い推奨** エビデンスの確実性 **中**

重要臨床課題の確認

　進行・終末期のがん患者の抱える苦痛症状は患者のADLを低下させるため，症状緩和を適切に行うことがQOLの維持向上に必要不可欠である。緩和ケア主体の時期のリハビリテーション診療においては，症状緩和を目的とした患者教育が重要であるが，既存のガイドライン[1,2]では，進行・終末期がん患者を対象としたエビデンスは未だ十分に得られていないのが現状である。

　本ガイドライン初版[3]では，進行・終末期がん患者が有する疼痛や呼吸困難の症状に対する患者教育の効果として，疼痛軽減や疼痛活動制限の改善（推奨グレードB），呼吸困難感，身体活動性，抑うつ，ADL困難度などの改善（推奨グレードA）が示されており，患者教育を行うように勧められている。そこで，本CQでは，新たな知見を追加し，患者教育の有用性について検討した。

エビデンス評価

各アウトカムの結果

①運動機能（重要性 7，エビデンスの強さ B）

・検索

　ハンドサーチによるランダム化比較試験1件を採用した。

・評価

　Cornerら[4]は，化学療法・放射線療法後の呼吸困難を有する進行肺がん患者34名を介入群（ナース・リサーチ・プラクティショナーによる1回1時間，週1回，3～6週間の呼吸困難のマネジメント教育）と対照群（呼吸困難のアセスメントと質問への対応）とに無作為に割り付けて，ベースライン・4・12週目の身体機能をFunctional Capacity Scale（FCS）で評価した。その結果，介入群は対照群と比べて歩行や階段昇降といった身体機能が有意に改善した。主な教育プログラムは，①呼吸困難感に関する評価，②呼吸困難感の管理についての患者・家族教育，③呼吸法の再訓練，④リラクゼーション技法，⑤日常生活や活動での補助呼吸法，⑥対処法の目標設定などであった。

・統合

　運動機能はFCSで評価され，運動機能の改善がみられたが，1論文のみの結果であることからエビデンスの強さはBと判定した。

②活動度（重要性 8，エビデンスの強さ：B）
・検索
　ハンドサーチによるランダム化比較試験 1 件を採用した。
・評価
　Corner ら[4]は，化学療法・放射線療法後の呼吸困難を有する進行肺がん患者 34 名を対象としたランダム化比較試験で，呼吸困難のマネジメント教育に関する介入を行い，介入後の日常生活動作の困難度を Difficulty in Activities of Daily Living（D-ADL）で評価したところ，介入群は対照群と比べて日常生活動作の困難度が有意に改善した。
・統合
　日常生活動作の困難度は D-ADL にて評価され，介入により有意に改善したが，1 件のみの結果であることから，エビデンスの強さは B と判定した。

③疼痛の改善（重要性 7，エビデンスの強さ：B）
・検索
　系統的文献検索やハンドサーチによるランダム化比較試験 5 件，システマティックレビュー 1 件を採用した。
・評価
　Rustøen ら[5]は，外来通院中の骨転移を有するがん患者 179 名（乳がん，前立腺がん，大腸がん，その他）を介入群（PRO-SELF での疼痛マネジメントの訓練を受けた看護師による 6 週間の疼痛マネジメントプログラム：第 1・3・6 週目に自宅訪問，第 2・4・5 週目に電話による疼痛マネジメントの指導）と対照群（看護師によるがん性疼痛マネジメントの冊子提供と第 1・3・6 週目に自宅訪問，第 2・4・5 週目に電話面接）とに無作為に割り付けて研究を行った。介入後の疼痛を週ごとに Pain Experience Scale（PES）にて評価したところ，介入群と対照群の両群において介入 6 週間の疼痛は改善したが，両群間での有意差はみられなかった。

　Kim ら[6]は，外来通院中のがん性疼痛を有する Stage Ⅳ の進行がん患者 108 名（消化器がん，肺がん，頭頸部がん，泌尿器・生殖器系がん，乳がん，その他）を介入群（疼痛マネジメント専門のナース・プラクティショナーによるビデオ・冊子を用いた疼痛教育と電話による症状モニタリング）と対照群（ナース・プラクティショナーによるビデオ・冊子を用いた疼痛教育）とに無作為に割り付けて研究を行った。介入後の疼痛を介入 1 週後と 2 カ月後に Brief Pain Inventory（BPI）で評価したところ，介入 1 週後で，介入群における平均的な疼痛強度（10 のうち 4 以上の占める割合）が，対照群に比べて有意に改善した。全対象者（108 名）ではすべての痛みの評価項目で，ベースラインから介入 1 週後の疼痛の有意な改善がみられた。

　Lovell ら[7]は，外来通院中のがん性疼痛を有する進行がん患者 217 名（乳がん，肺がん，前立腺がん，泌尿器・生殖器系がん，大腸がん，その他）を無作為に 4 群（①通常ケア群，②通常ケア・冊子提供群，③通常ケア・ビデオ提供群，④通常ケア・冊子・ビデオ提供群）に割り付けてがん性疼痛マネジメント教育（患者・介護者用）に関する 4 週間の研究を行った。介入後の疼痛の程度を BPI で評価したところ，通常ケア・冊子・ビデオ提供群は，通常ケア群と比べて，疼痛が有意に改善した。

　Ward ら[8]は，外来通院中のがん性疼痛を有する転移性がん 222 名（消化器がん，乳がん，泌尿器・生殖器系がん，肺がん，造血器腫瘍，その他）を介入群（がん専門看護師によるがん性疼痛軽減のための患者教育）と対照群（標準的な冊子による教育的情報提供と質問への対応）とに無作為に割り付けて研究を行った。がん性疼痛は BPI を用いて評価され，介入群は対照群と比べて，ベースラインから 2 カ月後の疼痛が有意に改善した。

Miaskowski ら[9]は，外来通院中の骨転移を有するがん患者 212 名（乳がん，前立腺がん，肺がん，その他）を介入群（PRO-SELF で特別に訓練されたがん専門看護師による 6 週間のがん性疼痛マネジメント教育：1・3・6 週目に訪問，2・4・5 週目に電話による疼痛マネジメントの指導）と対照群（リサーチ看護師による患者用ガイドラインの配付やがん性疼痛マネジメント教育：1・3・6 週目に訪問，2・4・5 週目に電話面接）とに無作為に割り付けて研究を行った。介入後の疼痛を BPI で評価したところ，介入群のがん性疼痛が有意に改善した。

　Martinez ら[10]は，進行がん患者に対する疼痛マネジメントのための介入に関するシステマティックレビューにおいて，疼痛マネジメントは有効であり，エビデンスは中程度であったことを報告している。19 件の研究のなかで，最も多かった介入は，患者・家族教育 17 件（89％）で，7 件が有意な疼痛改善を示した。

・統合

　疼痛は PES，NRS，BPI（4 件）で評価され，4 件で痛みの有意な改善がみられ，システマティックレビューでは中程度のエビデンスであったため，エビデンスの強さは B と判定した。

④倦怠感の軽減（重要性 7，エビデンスの強さ：B）

・検索

　系統的文献検索を行い，ランダム化比較試験 1 件を採用した。

・評価

　Chan ら[11]は，緩和的放射線療法を受ける Stage Ⅲ・Ⅳの進行肺がん患者 140 名を介入群（看護師による照射開始 1 週前と照射開始 3 週後での症状マネジメント教育や漸進的筋弛緩法を活用するコーチングを含む心理的教育介入）と対照群（通常ケア）とに無作為に割り付けて研究を行った。ベースライン・3・6・12 週目における倦怠感を Piper Fatigue Scale（PFS）で評価したところ，介入群は対照群と比べて 6 週目に倦怠感が有意に改善した。

・統合

　倦怠感は PFS で評価され，倦怠感の改善がみられたが，1 論文のみの結果であることから，エビデンスの強さは B と判定した。

⑤呼吸困難の軽減（重要性 8，エビデンスの強さ：A）

・検索

　系統的文献検索，ハンドサーチによるランダム化比較試験 3 件，システマティックレビュー 2 件を採用した。

・評価

　Chan ら[11]は，緩和的放射線療法を受ける Stage Ⅲ・Ⅳの進行肺がん患者 140 名を対象としたランダム化比較試験で，症状マネジメントに関する心理的教育介入を行い，ベースライン・3・6・12 週目における呼吸困難の程度を VAS で評価したところ，介入群は対照群と比べて呼吸困難の有意な改善がみられた。

　Bredin ら[12]は，治療終了後に外来通院中の呼吸困難を有する肺がん患者 119 名を介入群（専門看護師による週 1 回 3〜8 週間の教育）と対照群（通常ケア）とに無作為に割り付けて研究を行った。8 週後の呼吸困難や呼吸困難による苦痛を VAS で評価したところ，介入群は対照群と比べて呼吸困難（最良値）の程度が有意に改善した。介入内容は，①呼吸困難に対する詳細な評価，②患者・家族に対する呼吸困難のマネジメント方法についてのアドバイスやサポート，③呼吸法訓練，④リラクセーションテクニック，⑤対処法の目標設定などであった。

　Corner ら[4]は，化学療法・放射線療法後の呼吸困難を有する進行肺がん患者 34 名を対象としたランダム化比較試験で，呼吸困難のマネジメント教育に関する介入を行い，介入後の呼吸困難感などを VAS

で評価したところ，介入群は対照群と比べて，呼吸困難や呼吸困難による苦悩が有意に改善した。

Rueda ら[13]は，肺がん患者の well-being や QOL の改善に対する非侵襲的な介入の有効性に関するコクラン・ライブラリーにおいて，進行期がん患者の呼吸困難の改善に教育指導は有用であり，呼吸困難に対する看護師によるフォローアップや介入は効果があると報告している。

Ben-Aharon ら[14]は，終末期がん患者の呼吸困難の緩和に関する有効性のシステマティックレビューにおいて，看護師による教育的介入は呼吸困難の改善に有効であると報告している。

・統合

呼吸困難は VAS で評価され，すべての文献で呼吸困難の改善がみられた。よって，エビデンスの強さは A と判定した。

⑥精神心理面（抑うつ，不安など）の軽減（重要性 6，エビデンスの強さ：C）

・検索

系統的文献検索やハンドサーチによるランダム化比較試験 6 件を採用した。

・評価

Kim ら[6]は，外来通院中のがん性疼痛を有する Stage Ⅳ の進行がん患者 108 名を対象としたランダム化比較試験で，疼痛教育に関する介入を行い，ベースライン・1 週後の不安や抑うつの程度を Hospital Anxiety and Depression Scale（HADS）で評価したところ，介入群と対照群の比較では有意差はみられなかった。全対象者（108 名）ではベースラインから介入 1 週後で不安や抑うつの有意な改善がみられた。

Chan ら[11]は，緩和的放射線療法を受ける Stage Ⅲ・Ⅳ の進行肺がん患者 140 名を対象としたランダム化比較試験で，症状マネジメントなどの心理的教育介入を行い，ベースライン・3・6・12 週目における不安の程度を A-state scale of the State-Trait Anxiety Inventory（STAI）で評価したところ，介入群は対照群と比べて不安が有意に改善した。

Lovell ら[7]は，外来通院中のがん性疼痛を有する進行がん患者 217 名を対象としたランダム化比較試験で，疼痛教育に関する介入を行い，不安と抑うつの程度を HADS で評価したところ，4 群間（①通常ケア群，②通常ケア・冊子提供群，③通常ケア・ビデオ提供群，④通常ケア・冊子・ビデオ提供群）で有意差はみられなかった。

Bakitas ら[15]は，進行がん患者 322 名（消化器がん，肺がん，泌尿器・生殖器系がん，乳がん）を介入群（高度実践看護師による 4 週間の患者と介護者に対する緩和ケアの心理的教育介入）と対照群（通常ケア）とに無作為に割り付けて研究を行った。介入後の抑うつの程度を Center for Epidemiological Study-Depression Scale（CES-D）を用いて介入 1 カ月目および参加者が死亡するまで（または研究が完遂するまで），3 カ月毎に評価したところ，介入群は対照群と比べて抑うつが有意に改善した。

Bredin ら[12]は，治療終了後に外来通院中の呼吸困難を有する肺がん患者 119 名を対象とした呼吸困難のマネジメントに関するランダム化比較試験で，介入後 8 週目の不安や抑うつの程度を HADS で評価したところ，介入群は対照群と比べて，抑うつの程度に有意な改善がみられた。不安の程度は両群間での有意差はみられなかった。

Corner ら[4]は，化学療法・放射線療法後の呼吸困難を有する進行肺がん患者 34 名を対象としたランダム化比較試験で，呼吸困難のマネジメント教育に関する介入を行い，介入後の不安や抑うつを HADS で評価したところ，両群間での有意差はみられなかった。

・統合

不安や抑うつは HADS（4 件），STAI（1 件），CES-D（1 件）で評価され，不安（1 件）や抑うつ（2 件）の有意な改善がみられたが，介入内容や評価方法，評価尺度などの相違により効果が異なる可能性があるため，エビデンスの強さは C と判定した。

⑦ QOL の改善(重要性 8, エビデンスの強さ:B)
・検索
　系統的文献検索やハンドサーチによるランダム化比較試験 3 件を採用した。
・評価
　Kim ら[6]は,外来通院中のがん性疼痛を有する Stage Ⅳ の進行がん患者 108 名を対象とした疼痛教育に関するランダム化比較試験で,ベースライン・1 週後の QOL を EORTC QLQ-C30 で評価したところ,介入群は対照群と比べて,下位尺度である身体機能が有意に改善した。その他の役割機能,感情機能,認知機能,社会機能,Global QOL では群間での有意差はみられなかった。全対象者(108 名)ではすべての機能において有意な改善がみられた。

　Lovell ら[7]は,外来通院中のがん性疼痛を有する進行がん患者 217 名を対象とした疼痛教育に関するランダム化比較試験で,介入前後の QOL(Global QOL)を評価したところ,4 群間(①通常ケア群,②通常ケア・冊子提供群,③通常ケア・ビデオ提供群,④通常ケア・冊子・ビデオ提供群)での有意差はみられなかった。

　Bakitas ら[15]は,進行がん患者 322 名を対象とした緩和ケアの心理的教育介入に関するランダム化比較試験で,介入後の QOL を Functional Assessment of Chronic Illness Therapy- Palliative Care(FACIT-Pal)で評価したところ,介入群は対照群と比べて QOL が有意に改善した。

・統合
　QOL は EORTC QLQ-C30,Global QOL,FACIT-Pal で評価され,QOL の有意な改善(2 件)がみられたが,介入方法や評価尺度が統一されていないため,エビデンスの強さは B と判定した。

⑧ 有害事象:身体症状(疼痛・呼吸困難など)の増悪や精神心理面の負担(害:重要性 6, エビデンスの強さ:C)
・検索
　系統的文献検索とハンドサーチによるランダム化比較試験 6 件を採用した。
・評価
　Bakitas ら[15]の進行がん患者 322 名を対象とした緩和ケアの心理的教育介入に関するランダム化比較試験では,脱落者が介入群 16 名,対照群 27 名であった。脱落理由は死亡(介入群 3 名,対照群 8 名)や研究参加中止(介入群 13 名,対照群 19 名)であった。研究対象者の介入群と対照群のベースラインにおける背景に有意差はみられなかった。

　Ward ら[8]の外来通院中のがん性疼痛を有する転移性がん 222 名を対象とした疼痛マネジメントに関するランダム化比較試験では,全体の脱落者が 46 名(21%)であった(介入群 20 名,対照群 26 名)。主な脱落理由は死亡や病気の進行(19 名),転院(11 名)などであった。

　Miaskowski ら[9]の外来通院中の骨転移を有するがん患者 212 名を対象とした疼痛マネジメントに関するランダム化比較試験では,脱落者が介入群 22 名,対照群 16 名であった。主な脱落理由は,死亡(介入群 6 名,対照群 4 名),病気の悪化や入院を要するがん治療のため(介入群 16 名,対照群 12 名)であったが介入群と対照群での有意差はなかった。

　Chan ら[11]の Stage Ⅲ・Ⅳ の緩和的放射線療法を受ける進行肺がん患者 140 名を対象とした症状マネジメントの心理的教育介入に関するランダム化比較試験では,脱落者が介入群 11%,対照群 42% で,主な脱落理由は死亡であった。考察では,心理的教育介入は進行がん患者であっても,患者に対する害はなく,また患者の負担にもならないことが報告されていた。

　Bredin ら[12]の外来治療終了後の呼吸困難を有する肺がん患者 119 名を対象とした呼吸困難のマネジメント教育に関するランダム化比較試験では,研究中に 16 名が死亡した。脱落者は介入群 10 名,対照群

18名で，主な脱落理由は，病気の悪化による参加困難であった。考察において，介入効果は患者の状態によって変わるため，必ずしもすべての患者に益があるわけではないことが報告されていた。

Cornerら[4]の化学療法・放射線療法後の呼吸困難を有する進行肺がん患者34名を対象とした呼吸困難のマネジメント教育に関するランダム化比較試験では，脱落者が介入群8名，対照群6名であった。研究対象となった介入群と対照群との生存期間に有意差はなかった。主な脱落理由として，大多数は患者の生命予後の限界と病状悪化に起因するものであった。考察において，リハビリテーションアプローチは，呼吸困難を改善し，かつ日常生活の活動度を向上させるため患者に益をもたらすことが報告されていた。

・統合

ランダム化比較試験6件の介入群と対照群の両群に脱落者がみられたが患者教育による有害事象の報告はみられなかった。主な脱落理由は，死亡や病気の悪化が原因で，教育的介入によるものではなかった。患者の状態にもよるが，教育的介入は進行がんの対象者でも益があるとの報告があり，害は少ないと考える。すべての研究は有害事象を比較した研究ではないため，エビデンスの強さはCと判定した。

CQに対するエビデンスの総括
重大なアウトカムに関する全体的なエビデンスの強さ：B（中）

益と害のバランス評価

益（望ましい効果）として，運動機能，活動度，疼痛，倦怠感，呼吸困難，QOLの改善が認められた。一方，害（望ましくない効果）としては，進行がんや終末期がんを対象とするので症状悪化や死亡による脱落がみられたが，教育的介入によるものではなかった。以上より，益が害を大きく上回っており，その効果の差は大きいと判断した。

患者の価値観・希望

緩和ケアを主体とする進行期・終末期のがん患者は，がん性疼痛や呼吸困難などの身体症状や不安，抑うつなどの精神症状を有する患者が多く，事前に症状マネジメントの手法を学習することで，セルフケアによる症状緩和が可能になりADLやQOLの維持・向上につながることが想定される。先行研究[4]でも呼吸法を学んだ患者はADL機能が向上し，呼吸困難感の不安が軽減し自己の自信につながっていることが面接で語られていた。よって，症状緩和を目的とした教育的介入は害が少なく益が大きいため，多くの患者が受けることを希望すると考えられ，確実性は高く，多様性は低い。

コスト評価，臨床適応性

・コスト評価

リハビリテーション診療の一環として，症状緩和を目的とした教育的介入は，主治医やリハビリテーション科医ならびに理学療法士，作業療法士，がん看護専門看護師などを含めた医療チームで実施することは可能であり，入院中や外来，在宅において保険診療や介護保険の範囲内で実施できるため，患者のコスト負担は少ない。教育的介入によって，患者の行動変容が促され，セルフケアが可能になると考える。

・臨床適応性

　教育的介入は病院，在宅下，テレモニタリングや電話の活用等，提供方法や場所の選択は多様であり，臨床での活用は可能である。ただし，入院から外来，在宅において，症状緩和の教育的介入を適切に継続して実施できる医療専門職者の人材確保や体制は十分ではないため，臨床適応性には課題がある。

総合評価

緩和ケアを主体とする時期の進行がん患者に対して，疼痛や呼吸困難などの症状緩和を目的とした患者教育を行うことを提案する。

　重要なアウトカムに対するエビデンスはBであり，益と害のバランスが確実である（益の確実性が高い）。患者の価値観は確実性が高く，多様性は低い（一致している）。保険診療で実施されるため患者のコスト負担は少ない。ただし，さまざまな療養の場で実施できる専門職者が限られているため実施できるような体制整備が必要であり，臨床適応性が現時点では低いことから，提案する（弱い推奨）とした。

推奨決定コンセンサス会議において，委員から出された意見の内容

- 海外での研究が多く，死の観念が日本とは異なる。疼痛，呼吸困難などの知識を含む教育を行うことで患者にネガティブな影響を与える可能性があり，家族に対する教育も必要だと考える。

■投票結果

行うことを推奨 （推奨度1：強い推奨）	行うことを提案 （推奨度2：弱い推奨）	推奨度 決定不能	行わないことを提案 （推奨度2：弱い推奨）	行わないことを推奨 （推奨度1：強い推奨）
63% (10/16)	38% (6/16)	0% (0/16)	0% (0/16)	0% (0/16)

付記

●呼吸困難に対するマネジメント

　呼吸困難は，身体，心理，機能面に影響を与える。呼吸困難を有する患者のQOLを高めるために，薬理学的療法に加えて，その他の療法を含めた包括的アプローチを行うことが重要である。呼吸困難に対するマネジメントとして，呼吸法の訓練やポジショニング，活動計画（エネルギー保存と活動マネジメント），補完療法（マッサージ，鍼灸），顔面へのクーリング（三叉神経第2枝への寒冷刺激），看護師主導のクリニック[1,2]などがある。多様な呼吸困難に対するマネジメントを活用して症状を軽減することは可能であり，患者・家族への教育が苦痛レベルを下げるのに役立つことが報告されている[3]。

　進行期におけるがんと非がん疾患（慢性閉塞性肺疾患，間質性肺炎，慢性心不全，運動ニューロン疾患）の呼吸困難に対する非薬理学的介入に関するコクラン・ライブラリーにおいて，歩行補助具（7件）と呼吸法訓練（3件）は中程度のエビデンスがあることが報告されている[1]。

※本CQのアウトカムとして，睡眠障害の軽減も挙げていたが，該当する文献は得られなかった。

文献

1) 日本緩和医療学会 緩和医療ガイドライン委員会．がん疼痛の薬物療法に関するガイドライン2014年版．金原出版，2016．
2) 日本緩和医療学会 緩和医療ガイドライン委員会．がん患者の呼吸器症状の緩和に関するガイドライン2016年版．金

原出版，2016．

3) 日本リハビリテーション医学会 がんのリハビリテーションガイドライン策定委員会．がんのリハビリテーションガイドライン．金原出版，2013．
4) Corner J, Plant H, A'Hern R, Bailey C. Non-pharmacological intervention for breathlessness in lung cancer. Palliat Med. 1996；10：299-305.
5) Rustøen T, Valeberg BT, Kolstad E, et al. A randomized clinical trial of the efficacy of a self-care intervention to improve cancer pain management. Cancer Nurs. 2014；37：34-43.
6) Kim HS, Shin SJ, Kim SC, et al. Randomized controlled trial of standardized education and telemonitoring for pain in outpatients with advanced solid tumors. Support Care Cancer. 2013；21：1751-9.
7) Lovell MR, Forder PM, Stockler MR, et al. A randomized controlled trial of a standardized educational intervention for patients with cancer pain. J Pain Symptom Manage. 2010；40：49-59.
8) Ward S, Donovan H, Gunnarsdottir S, et al. A randomized trial of a representational intervention to decrease cancer pain (RIDcancerPain). Health Psychol. 2008；27：59-67.
9) Miaskowski C, Dodd M, West C, et al. Randomized clinical trial of the effectiveness of a self-care intervention to improve cancer pain management. J Clin Oncol. 2004；22：1713-20.
10) Martinez KA, Aslakson RA, Wilson RF, et al. A systematic review of health care interventions for pain in patients with advanced cancer. Am J Hosp Palliat Care. 2014；31：79-86.
11) Chan CW, Richardson A, Richardson J. Managing symptoms in patients with advanced lung cancer during radiotherapy: results of a psychoeducational randomized controlled trial. J Pain Symptom Manage. 2011；41：347-57.
12) Bredin M, Corner J, Krishnasamy M, et al. Multicentre randomised controlled trial of nursing intervention for breathlessness in patients with lung cancer. BMJ. 1999；318：901-4.
13) Rueda JR, Solà I, Pascual A, et al. Non-invasive interventions for improving well-being and quality of life in patients with lung cancer. Cochrane Database Syst Rev. 2011：CD004282.
14) Ben-Aharon I, Gafter-Gvili A, Paul M, et al. Interventions for alleviating cancer-related dyspnea: a systematic review. J Clin Oncol. 2008；26：2396-404.
15) Bakitas M, Lyons KD, Hegel MT, et al. Effects of a palliative care intervention on clinical outcomes in patients with advanced cancer: the Project ENABLE II randomized controlled trial. JAMA. 2009；302：741-9.

付記文献

1) Bausewein C, Booth S, Gysels M, et al. Non-pharmacological interventions for breathlessness in advanced stages of malignant and non-malignant diseases. Cochrane Database Syst Rev. 2008：CD005623.
2) Cairns L. Managing breathlessness in patients with lung cancer. Nurs Stand. 2012；27：44-9.
3) 高倉保幸（日本語版監修）．がんリハビリテーション-原則と実践完全ガイド-．ガイアブックス，2018．

CQ 04

疼痛(内臓痛を除く)を有するがん患者に対して,疼痛緩和を目的とした経皮的電気神経刺激(TENS)を行うことは,行わない場合に比べて推奨されるか?

> **推奨** 疼痛(内臓痛を除く)を有するがん患者に対して,疼痛緩和を目的とした経皮的電気神経刺激(TENS)を行うことを提案する。
>
> グレード**2C** 推奨の強さ**弱い推奨** エビデンスの確実性**弱**

重要臨床課題の確認

経皮的電気神経刺激(trancutaneous electrical nerve stimulation;TENS)は物理療法の一つであり,1965年にWallらによって初めて慢性疼痛に対する有効性が報告された[1]。そのメカニズムは,神経反射的効果(触覚などの刺激は太い神経を通って脊髄に至り,そこで疼痛神経線維をブロックする,いわゆるgate control theory)によって説明され,また,刺激部以外の除痛効果や除痛効果の持続に関しては,内因性鎮痛物質エンドルフィンの関与も考えられている。しかし,現在,がん患者における疼痛緩和の効果に関しては,まだ十分な検証が行われていないため,今回の改訂ではCQとして採用し検討した。

エビデンス評価

各アウトカムの結果

①疼痛緩和(重要性9,エビデンスの強さ:C)

・検索

系統的文献検索を行い,システマティックレビュー1件,ランダム化比較試験2件,観察研究1件を採用した。

・評価

Bennettら[2]は,転移性骨腫瘍に伴う疼痛を有する患者を対象に,介入群〔疼痛部位へのTENS(連続刺激,80Hz,200μs,1回60分,2~7日)〕と対照群(プラセボ刺激)に無作為に割り付け,疼痛の強さをNRSを用いて評価したところ,介入群で体動時痛が有意に軽減したと報告している。

また,Robbら[3]は乳がん治療後の二次性疼痛を有する患者を無作為に6群に割り付け,TENS(連続刺激・高強度だが快適な強度),Transcutaneous Spinal Electroanalgesia(TSE),プラセボ,(シャムTSE刺激)の3種の介入を各3週間ずつクロスオーバーにて実施し,疼痛の強さをNRSを用いて評価したところ,いずれの介入も疼痛は有意に軽減したものの各介入比較では有意差は認めなかった。しかし,介入に対する満足度(有効性)に関して質問紙を用いて調査したところ,有効であるとの回答は,プラセボでは36%,TSEは27%であったのに対し,TENSでは72%であった。また,長期フォローアップ調査の結果,評価終了後も介入継続を希望した患者は63.4%いたが,その希望介入内容の内訳は,TENS57.7%,TSE19.2%,プラセボ23.1%であった。また,TENSを希望した患者の66%は1年後も継続して実施していたと報告している。

がん患者の疼痛に対するTENSの効果に関するシステマティックレビューでは,ランダム化比較試験

の報告が少なく，また，サンプルサイズが小さく研究の質に課題があるため，現状では有効性を示すエビデンスが不足しているとしている[4]。

・統合

TENSによる疼痛緩和に関する十分なエビデンスが不足しているため，エビデンスの強さはCと判定した。

②有害事象：疼痛憎悪（害：重要性9，エビデンスの強さ：B）

・検索

系統的文献検索を行い，システマティックレビュー1件，ランダム化比較試験2件を採用した。

・評価

Bennettら[2]は，転移性骨腫瘍に伴う疼痛を有する患者24名を対象に，介入群と対照群（プラセボ刺激）に無作為に割り付け，疼痛の強さを評価したが，そのうち2名に疼痛増強を認め，1名はTENS実施中，1名はプラセボ刺激10日後であったと報告している。また，Robbら[3]は，乳がん治療後の二次性疼痛を有する患者49名を対象に，介入群と対照群に無作為に割り付け，疼痛の強さを評価したが，そのうち2名に疼痛増強を認めたと報告している。がん患者の疼痛に対するTENSの効果に関するシステマティックレビューでは，有害事象はわずかで軽度であるとしている[4]。

・統合

有害事象の報告は少ないが，いずれの報告も発症頻度が少なく軽微であることから，エビデンスの強さはCと判定した。

CQに対するエビデンスの総括

重大なアウトカムに関する全体的なエビデンスの強さ：C（弱）

益と害のバランス評価

益（望ましい効果）として，疼痛緩和が認められた。一方，害として，有害事象の報告はごく少数の軽微な報告のみであった。以上より，益が害を大きく上回っており，その効果の差は大きいと判断した。

患者の価値観・希望

害が少なく益が大きい治療であるため，多くの患者が行うことを希望すると考えられ，確実性は高く，多様性は低い。

コスト評価，臨床適応性

・コスト評価

消炎鎮痛等処置の診療報酬算定対象となるため患者のコスト負担は安価である。なお，手技としては簡便だが，わが国では現在医療用TENSを患者個人で購入できず外来通院が必要である。

・臨床適応性

TENS機器は，軽量で持ち運び可能，治療設定も簡便である。また，医療用機器としては安価であるため，購入・提供可能な施設は多いと考えられるが，TENSを所有していない医療機関も存在しているた

め，現時点で臨床適応性は高いとはいえない。なお，実施に際しては，禁忌に該当しないことを確認する必要がある。

総合評価

疼痛（内臓痛を除く）を有するがん患者に対して，疼痛緩和を目的とした経皮的電気神経刺激（TENS）を行うことを提案する。

重要なアウトカムに対するエビデンスはBであるが，益と害のバランスは確実である（益の確実性が高い）。患者の価値観は確実性が高く，多様性は低い（一致している）。入院中であれば保険診療で実施できるため患者のコスト負担は少ないが，TENSを所有していない医療機関もあるため，現時点で臨床適応性は高いとはいえず，提案する（弱い推奨）にとどめた。骨転移に伴う体動時痛や，その他の疼痛（内臓痛を除く）を有する患者の疼痛緩和策として実施することが望まれる。

推奨決定コンセンサス会議において，委員から出された意見の内容

・現時点で，骨転移に対する標準治療は放射線緩和照射や外科的治療，薬物による症状緩和である。また，現時点では推奨に値するエビデンスに乏しいのではないか。

■投票結果

行うことを推奨 （推奨度1：強い推奨）	行うことを提案 （推奨度2：弱い推奨）	推奨度 決定不能	行わないことを提案 （推奨度2：弱い推奨）	行わないことを推奨 （推奨度1：強い推奨）
0% (0/16)	88% (14/16)	0% (0/16)	6% (1/16)	6% (1/16)

付記

● 経皮的電気神経刺激（TENS）

TENSの刺激頻度としては，高頻度刺激（10～100Hz）と低頻度刺激（0.5～10Hz）がある。高頻度刺激は，主に大径感覚神経を刺激することによる脊髄レベルでの鎮痛効果であり，低頻度刺激は主に内因性鎮痛物質を介した鎮痛効果と考えられている。現在，刺激時間や1日の施行回数の明確な基準はないが，1回あたり20～60分で，1日数回の施行が一般的である。また，TENSの禁忌は，頸動脈洞の上，心ペースメーカー患者，妊婦とされ，実施に際しては注意が必要である[1]。

今回のガイドライン改訂に際しては検索期間対象外となるが，2018年にはLeeら[2]によって，口腔粘膜障害による疼痛を有する放射線療法中の頭頸部癌患者に対するTENSの鎮痛効果を検証したdouble-blind, randomized, controlled, crossover trialが報告されている。放射線療法4～6週の頭頸部がん患者に対して，顎関節と上位頸椎領域にTENS（125Hz，100μs，30分間）を行うと，プラセボTENS群および非治療群と比較し有意な疼痛軽減を認めたとしている。

文献

1) Melzack R, Wall PD. Pain mechanisms: a new theory. Science. 1965；150：971-9.
2) Bennett MI, Johnson MI, Brown SR, et al. Feasibility study of transcutaneous electrical nerve stimulation (TENS) for cancer bone pain. J Pain. 2010；11：351-9.
3) Robb KA, Newham DJ, Williams JE. Transcutaneous electrical nerve stimulation vs. transcutaneous spinal electroanalgesia for chronic pain associated with breast cancer treatments. J Pain Symptom Manage.

2007 ; 33 : 410-9.
4) Hurlow A, Bennett MI, Robb KA, et al. Transcutaneous electric nerve stimulation (TENS) for cancer pain in adults. Cochrane Database Syst Rev. 2012 : CD006276.

|付記文献|
1) 内山侑紀, 道免和久. 電気治療. 千野直一（監), 椿原彰夫, 才藤栄一, 出江紳一, 他（編). 現代リハビリテーション医学 第4版. pp156-7, 金原出版, 2017.
2) Lee JE, Anderson CM, Perkhounkova Y, et al. Transctaneous electrical nerve stimulation reduces resting pain in head and neck cancer patients. Cancer Nursing. 2018. Epub ahead of print.

CQ 05 緩和ケアを主体とする時期の進行がん患者に対して,症状緩和を目的としたマッサージを行うことは,行わない場合に比べて推奨されるか?

> **推奨**
> 緩和ケアを主体とする時期の進行がん患者に対して,症状緩和を目的としたマッサージを行うことを提案する。
>
> グレード **2C** 推奨の強さ 弱い推奨 エビデンスの確実性 弱

重要臨床課題の確認

マッサージは,がん患者の疼痛緩和や不安の軽減などを目的として活用されている。しかし,がん患者の症状緩和に対するマッサージの研究[1]では,研究デザインの限界からエビデンスは十分ではなく,特に進行期・終末期のがん患者を対象とした研究は限られているのが現状である。

本ガイドライン初版[2]では,終末期がん患者の疼痛緩和に対するマッサージの即時効果が示されており,マッサージを行うように勧められている(推奨グレードB)。そこで本CQでは,新たな知見を追加し,マッサージの有用性について検討した。

エビデンス評価

各アウトカムの結果

①疼痛の緩和(重要性7,エビデンスの強さ:C)

・検索
系統的文献検索やハンドサーチを行い,ランダム化比較試験5件を採用した。

・評価
Tothら[3]は,在宅における転移性がん患者39名(乳がん,大腸がん,膵臓がん,卵巣がん)を介入群(マッサージ療法士による1回約15〜45分間,最初の1週間に3回のマッサージ)と対照群(タッチなしおよび通常ケア)とに無作為に割り付けて研究を行った。VASとBPIによる疼痛評価では,マッサージ前,1週目のマッサージ介入後とフォローアップ4週目で,両群間での有意差はみられなかった。

Janeら[4]は,入院中の骨転移による疼痛を有するがん患者72名(肺がん,乳がん,消化器がん,泌尿器がん,その他)を介入群(マッサージの訓練を受けた看護師による1回45分間,3日間のフルボディマッサージ)と対照群(患者の身体に全く触れない会話と関心のみ)とに無作為に割り付けて研究を行った。介入前後のPresent Pain Intensity Visual Analogue Scale(PPI-VAS)による疼痛評価で,介入群は対照群に比べて有意に疼痛が改善した。

Kutnerら[5]は,ホスピスにおける中等度以上のがん性疼痛を有するStage Ⅲ・Ⅳの進行がん患者380名(肺がん,乳がん,膵臓がん,大腸がん,前立腺がん)を介入群(免許を有するマッサージ療法士による1回30分,2週間に6回のマッサージ)と対照群(シンプルタッチ)に無作為に割り付けて,マッサージの短期的効果と長期的効果の研究を行った。介入中に2回,短期的な疼痛をMPACで評価し,加えて介入終了後の長期的な疼痛をBPIで評価した。その結果,介入群は対照群と比べて短期的には有意な疼

痛の改善がみられたが長期的には両群間での有意差はみられなかった。

Soden ら[6]は，緩和ケア病棟に入院中のがん患者42名（乳がん，肺がん，消化器がん，頭頸部がん，前立腺がん，その他）を介入群（背中への週1回約30分，4週間の①マッサージ，②アロマテラピーのみ，③アロマテラピー・マッサージ）と対照群（マッサージなし）とに無作為に割り付けて VAS による疼痛評価を行った。ベースラインから介入終了後までの長期的変化では，対照群を含むすべての群で有意な改善はみられなかった。

Wilkie ら[7]は，在宅にて緩和ケアを受けるがん性疼痛を有するがん患者56名（肺がん，乳がん，前立腺がん，大腸がん，その他）を介入群（通常の緩和ケアに加え，免許を有するマッサージ療法士による1回30～45分，週2回・2週間，合計4回のマッサージ）と対照群（通常ホスピスケアのみ）とに無作為に割り付けて研究を行った。マッサージ前後の Pain Assessment Tool（PAT），Skilled Nursing Visit Report form（SNVR）による疼痛評価では，1回目と3回目の介入前後で疼痛が有意に改善したが，長期的変化では，介入群は対照群と比較して有意差はみられなかった。

・統合

疼痛は VAS，BPI（2件），PPI-VAS，MPAC，PAT，SNVR で評価され，疼痛の有意な改善（3件）がみられたが主に短期的効果であった。マッサージの部位，手技方法，評価時期などによって効果が異なる可能性が考えられるため，エビデンスの強さはCと判定した。

②精神心理面（抑うつ，不安，気分など）の改善（重要性7，エビデンスの強さ：C）

・検索

系統的文献検索やハンドサーチを行い，ランダム化比較試験4件を採用した。

・評価

Toth ら[3]は，在宅における転移性がん患者39名を対象にランダム化比較試験を実施し，マッサージ介入後1週目とフォローアップ4週目の不安を VAS で評価したところ，両群間の有意差はみられなかった。

Jane ら[4]は，入院中の骨転移による疼痛を有するがん患者72名を対象にランダム化比較試験を実施し，マッサージ介入前後の気分を Visual Analogue Mood Scales（VAMS）で評価したところ，介入群は対照群に比べて，有意な気分の改善がみられた。

Kutner ら[5]は，ホスピスにおける中等度以上のがん性疼痛を有する Stage Ⅲ・Ⅳの進行がん患者380名を対象にランダム化比較試験を実施し，マッサージ後の気分を MPAC で評価したところ，介入群は対照群と比べて短期的評価で有意な気分の改善がみられた。

Soden ら[6]は，緩和ケア病棟に入院中のがん患者42名を対象にランダム化比較試験を実施し，マッサージ介入後の不安と抑うつを HADS で評価したところ，マッサージ群は2週目と4週目において抑うつが有意に改善した。しかし，ベースラインから介入終了後までの長期的変化については，不安・抑うつの有意な変化はみられなかった。

・統合

精神心理面は，VAS，VAMS，MPAC，HADS で評価され，気分・抑うつの有意な改善（3件）がみられたが主に短期的効果であり，不安については有意な改善ではなかったため，エビデンスの強さはCと判定した。

③有害事象：疼痛増悪（害：重要性6，エビデンスの強さ：C）

・検索

系統的文献検索とハンドサーチによるランダム化比較試験3件を採用した。

・評価

Tothら[3]は在宅での転移性がん患者39名を対象に，Janeら[2]は骨転移による疼痛を有する入院中のがん患者72名を対象にランダム化比較試験を行ったが，マッサージの介入による有害事象は認められなかった。

Kutnerら[5]のホスピスにおける中等度以上のがん性疼痛を有するStage Ⅲ・Ⅳの進行がん患者380名を対象にしたランダム化比較試験では，死亡が介入群26名（13.8%），対照群33名（17.2%）にみられたが，両群間での有意差はみられなかった。有害事象として，介入群が2名（1.1%），対照群が6名（3.1%）にみられたが，介入による影響ではなかった。

Wilkieら[7]の在宅で緩和ケアを受けるがん性疼痛を有するがん患者56名を対象にしたランダム化比較試験では，漸減率は48%（介入群11名，対照群16名）であったが，その主な理由は死亡（15名），精神や体力の急激な低下（6名）であった。

・統合

進行・終末期のがん患者を対象としているため，死亡や体力の低下による脱落者やわずかな有害事象がみられたがマッサージの介入によるものではないため，害は少ないと考える。すべての研究で有害事象を比較した研究ではないため，エビデンスの強さはCとした。

> **CQに対するエビデンスの総括**
> 重大なアウトカムに関する全体的なエビデンスの強さ：C（弱）

益と害のバランス評価

益（望ましい効果）として，疼痛・精神心理面への改善がみられた。一方，害（望ましくない効果）として，マッサージによる有害事象の報告はなかった。以上より，益が害を大きく上回っており，その効果の差は大きいと判断した。

患者の価値観・希望

緩和ケアを主体とする時期のがん患者は，全人的痛みを伴うことが多く，薬理学的療法に加えてマッサージを活用することで，苦痛症状が緩和しQOLの維持・向上につながることが期待できる。よって，症状緩和を目的とした徒手療法としてのマッサージを希望する患者が多いと考えられ，確実性は高く，多様性は低い。

コスト評価，臨床適応性

・コスト評価

入院中・外来とも，マッサージは保険診療での算定が可能であるため，患者の負担は小さく実施することができる。

・臨床適応性

入院中・外来とも，マッサージはリハビリテーション専門職だけでなく，訓練を受けた看護師も看護ケアとして実施できる。しかし，緩和ケア病棟以外の施設では，専門スタッフの配置や時間的制限などの課

題があるため，現時点では，臨床適応性が高いとはいえない。また，家族に対し，自宅で実施可能な簡便なマッサージ手技を指導することは可能であるが，その効果についてのエビデンスは確かではない。

総合評価

緩和ケアを主体とする時期の進行がん患者に対して，症状緩和を目的としたマッサージを行うことを提案する。

　重要なアウトカムに対するエビデンスはCであるが，益と害のバランスは確実である（益の確実性が高い）。また，患者の価値観は確実性が高く，多様性は低い（一致している）。施設によって実施できる専門スタッフの配置などの課題があり，現時点で臨床適応性は高いとはいえないことから，提案する（弱い推奨）とした。家族への手技の指導などを含め実施できる工夫や体制が望まれる。

推奨決定コンセンサス会議において，委員から出された意見の内容

- マッサージが包括する手技や目的が広く臨床での活用にあたっては判断に迷うため推奨は難しい。
- 国内の医療施設で，30分以上のマッサージの時間を取ることは人的資源や時間的に限界があるため実施可能性としては課題がある。
- 進行がんや終末期のがん患者は看護師や家族からであっても，マッサージを受けることで短期的でもよい効果が得られる。よって，推奨されれば，家族も安心してマッサージを行うことができる。
- 実際に，理学療法士によるマッサージを行った際，即時的な効果ではあるが患者にとっては大きな意味をもつことがある。
- 臨床研究としては，対象者が終末期がん患者の場合，脱落者の存在や施術後の評価が困難になる場合があるため，今後の研究デザインも含めさらなる研究の蓄積が必要である。

■投票結果

行うことを推奨 （推奨度1：強い推奨）	行うことを提案 （推奨度2：弱い推奨）	推奨度 決定不能	行わないことを提案 （推奨度2：弱い推奨）	行わないことを推奨 （推奨度1：強い推奨）
6% (1/16)	75% (12/16)	0% (0/16)	19% (3/16)	0% (0/16)

付記

● がん患者に対するマッサージの効果

　終末期・進行がん患者だけでなく，治療期を含んだがん患者の苦痛症状の緩和に対する，マッサージを活用した研究やシステマティックレビューの研究報告[1-3]がある。その報告では，がん患者にマッサージを行うことは，通常ケアと比べて，疼痛緩和，倦怠感や不安の軽減に効果があることが示されている[2]。特に術後や化学療法後の痛みの軽減に有意な効果があり，足のリフレクソロジーはボディマッサージやアロマテラピー・マッサージより効果があるとしている。しかし，マッサージの効果として主に短期的な効果や小規模デザインの研究が多く研究の質には課題があるとしている[3]。

　入院中の小児がん患者52名（10～18歳）を対象としたランダム化比較試験[4]によるマッサージの介入では，1週間に3回の20～30分のマッサージを行うことで，がん性疼痛が軽減していたことが報告されている。しかし，研究の限界としてサンプルサイズや統計的な課題があり，子どものQOLやwell-beingの向上に活用することは可能ではないかと結論づけている。

　先行研究において，アロマテラピー・マッサージを行うことで，がん患者の疼痛緩和や気分，身体症状，QOLが改善したとしているが，対照群との有意差はみられなかった[5-6]。しかし，アロマテラピー・マッサージを受けたすべてのが

ん患者は，研究終了後の満足度が高く，アロマテラピー・マッサージを継続してほしいという要望があり[6]，今後大規模な質の高い研究を行い，エビデンスを構築し実践での活用につなげていくことが必要である。

※本 CQ のアウトカムとして，倦怠感の改善も挙げていたが，該当する文献は得られなかった。

文献

1) 日本緩和医療学会 緩和医療ガイドライン委員会．がんの補完代替療法クリニカル・エビデンス 2016 年版．金原出版，2016．
2) 日本リハビリテーション医学会 がんのリハビリテーションガイドライン策定委員会．がんのリハビリテーションガイドライン．金原出版，2013．
3) Toth M, Marcantonio ER, Davis RB, et al. Massage therapy for patients with metastatic cancer: a pilot randomized controlled trial. J Altern Complement Med. 2013；19：650-6.
4) Jane SW, Chen SL, Wilkie DJ, et al. Effects of massage on pain, mood status, relaxation, and sleep in Taiwanese patients with metastatic bone pain: a randomized clinical trial. Pain. 2011；152：2432-42.
5) Kutner JS, Smith MC, Corbin L, et al. Massage therapy versus simple touch to improve pain and mood in patients with advanced cancer: a randomized trial. Ann Intern Med. 2008；149：369-79.
6) Soden K, Vincent K, Craske S, et al. A randomized controlled trial of aromatherapy massage in a hospice setting. Palliat Med. 2004；18：87-92.
7) Wilkie DJ, Kampbell J, Cutshall S, et al. Effects of massage on pain intensity, analgesics and quality of life in patients with cancer pain: a pilot study of a randomized clinical trial conducted within hospice care delivery. Hosp J. 2000；15：31-53.

付記文献

1) Lee SH, Kim JY, Yeo S, et al. Meta-analysis of massage therapy on cancer pain. Integr Cancer Ther. 2015；14：297-304.
2) Boyd C, Crawford C, Paat CF, et al. The impact of massage therapy on function in pain populations-a systematic review and meta-analysis of randomized controlled trials: part II, cancer pain populations. Pain Med. 2016；17：1553-68.
3) Shin ES, Seo KH, Lee SH, et al. Massage with or without aromatherapy for symptom relief in people with cancer. Cochrane Database Syst Rev. 2016：CD009873.
4) Batalha LM, Mota AA. Massage in children with cancer: effectiveness of a protocol. J Pediatr（Rio J）. 2013；89：595-600.
5) Chen TH, Tung TH, Chen PS, et al. The clinical effects of aromatherapy massage on reducing pain for the cancer patients: meta-analysis of randomized controlled trials. Evid Based Complement Alternat Med. 2016：9147974.
6) Wilcock A, Manderson C, Weller R, et al. Does aromatherapy massage benefit patients with cancer attending a specialist palliative care day centre? Palliat Med. 2004；18：287-90.

CQ 06 進行がん患者に対して，リハビリテーション専門職を含む多職種チーム医療・アプローチを行うことは，行わない場合に比べて推奨されるか？

> **推奨**
> 進行がん患者に対して，リハビリテーション専門職を含む多職種チーム医療・アプローチを行うことを提案する。
>
> グレード **2C** 推奨の強さ **弱い推奨** エビデンスの確実性 **弱**

重要臨床課題の確認

がん患者は，多様で複雑な問題を抱えていることが多く，それらの問題を多角的に評価し解決するために多職種による対応が推奨されている。しかし，現在，進行がん患者に対するリハビリテーション専門職を含む多職種チーム医療・アプローチによる効果に関しては未だ十分な検証が行われていないため，今回の改訂ではCQとして採用し検討した。

エビデンス評価

各アウトカムの結果

①呼吸困難の軽減（重要性7，エビデンスの強さ：B）

・検索
　系統的文献検索を行い，ランダム化比較試験1件，観察研究1件を採用した。

・評価
　Farquharら[1]は，進行がん患者を対象に，介入群〔薬物療法と理学療法士や作業療法士らによる非薬物療法（呼吸のコントロール，動作のペーシング，不安のマネジメント，心理的サポート，緊急時の対応，ポジショニングや環境調整，排痰訓練やリラクセーションなど）を組み合わせたBreathlessness Intervention Service；BIS〕と対照群（通常のケア）に無作為に割り付け2週間毎のmixed methodにて行い，呼吸困難の程度をNRSを用いて評価したところ，介入後2週後・4週後の評価時には呼吸困難が有意に軽減。また，費用対効果も高いと報告している。
　Strasserら[2]は，15カ月間の後ろ向き観察研究を行い，古典的な疼痛と症状マネジメント（PSM）外来を受診した進行がん患者と，医師，看護師，薬剤師，理学療法士，作業療法士，言語聴覚士，ソーシャルワーカー，チャプレン*，管理栄養士，精神科看護師からなる多職種緩和ケア（MD）外来を受診した進行がん患者を比較した。フォローアップ可能であった患者は，PSM外来42%，MD外来58%であり，また，フォローアップ期間の中央値もPSM外来28日，MD外来9日と異なっていたため両群の統計学的比較検証は実施しなかったが，ESASを用いて評価した身体症状の強さは，PSM外来では初診時49.5点，フォローアップ後46点であったのに対し，MD外来では初診時50点，フォローアップ後36点との結果が得られ，MD外来での前後比較では，呼吸困難の有意な改善がみられた。質問紙で評価したMD外来の満足度も高かったと報告している。

* チャプレン：軍隊，学校，病院，刑務所といった施設や組織で働く聖職者

・統合

進行がん患者に対するリハビリテーション専門職を含む多職種チーム医療・アプローチによる呼吸困難緩和に関する報告は少ないが，Farquhar らの研究は質が高く，また，費用対効果・満足度が高いなどの効果も考慮し，エビデンスの強さはBとした。

② well-being の改善（重要性 8，エビデンスの強さ：C）

・検索

系統的文献検索を行い，ランダム化比較試験 1 件，観察研究 1 件を採用した。

・評価

Cheville ら[3]は，外来通院放射線療法中の進行がん患者を対象に，介入群（体幹・上肢のストレッチ，下肢筋力訓練，立位・座位訓練，ゴムバンドを用いた抵抗運動などの 30 分間の理学療法と，精神科医，心理士，看護師，ソーシャルワーカー，チャプレンによる計 8 セッション 90 分×3 回/週）と対照群（通常のケア）に無作為に割り付け，Linear Analog Self Assessments of physical well-being を評価したところ，介入群の理学療法セッションへの参加率は 89.3% であり，4 週後の physical well-being は介入群で有意に高かったと報告している。

Strasser ら[2]は，15 カ月間の後ろ向き観察研究を行い，古典的な疼痛と症状マネジメント（PSM）外来を受診した進行がん患者 77 名と，多職種緩和ケア（MD）外来を受診した進行がん患者 138 名を比較した。フォローアップ可能であった患者は，PSM 外来 42%，MD 外来 58% であり，また，フォローアップ期間の中央値も PSM 外来 28 日，MD 外来 9 日と異なっていたため両群の統計学的比較検証は実施しなかったが，ESAS を用いて評価した身体症状の強さは，PSM 外来では初診時 49.5 点，フォローアップ後 46 点であったのに対し，MD 外来では初診時 50 点，フォローアップ後 36 点との結果を得られ，MD 外来での前後比較では，well-being の有意な改善がみられた。質問紙で評価した MD 外来の満足度も高かったと報告している。

・統合

進行がん患者に対する，リハビリテーション専門職を含む多職種チーム医療・アプローチによる well-being に対する効果の報告は少ない。また，報告されている研究においても，サンプルサイズが少ないことに加えて限定された治療設定であるなどの問題を有する研究もあるため，本 CQ に関して十分なエビデンスが不足していると考えられる。よって，エビデンスの強さは C と判定した。

③ QOL の改善（重要性 8，エビデンスの強さ：C）

・検索

系統的文献検索を行い，ランダム化比較試験 3 件，観察研究 1 件を採用した。

・評価

Farquhar ら[1]は，進行がん患者を対象に，介入群と対照群（通常のケア）に無作為に割り付け 2 週間ごとの mixed method にて行い，Chronic Respiratory Questionnaire を指標として QOL を評価した。介入後 2 週後の評価時には対照群では変化がなかったが，介入群では軽度の改善を認めた。しかし，有意差はなかったと報告している。

Cheville ら[3]は，外来通院放射線療法中の進行がん患者を対象に，介入群と対照群（通常のケア）に無作為に割り付け，Spitzer Uniscale を指標として overall QOL を評価したところ，4 週後の評価時には介入群の QOL が有意に高かったと報告している。

Rummans ら[4]は，外来通院放射線療法（計 30Gy/10 回〜計 72Gy/42 回分割照射）中の進行がん患者を対象に，介入群（体幹・上肢のストレッチ，下肢筋力訓練，立位・座位訓練，ゴムバンドを用いた抵抗運動などの 30 分間の理学療法と，精神科医，心理士，看護師，ソーシャルワーカー，チャプレンによる

計8セッション 90分×3回/週）と対照群（通常のケア）に無作為に割り付け QOL を評価した。Overall QOL の評価は Spitzer QOL Uniscale を用い，QOL の下位構成要素の評価は Linear Analog Self Assessments of QOL を用いた。4週後，介入群では overall QOL が維持されたのに対し，対照群では著しく低下。また，QOL 下位構成要素の評価の結果，介入群は対照群と比較して spiritual well-being が有意に高く，また，対照群では身体症状，emotional well-being, social well-being, legal concerns, spiritual well-being に有意な低下を認めた。その後27週までの評価では，介入群では overall QOL は維持され，対照群では徐々に改善したと報告している。

Gagnon ら[5]は，10～12週間の『栄養—リハビリテーションプログラム（医師や看護師による症状マネジメントに加え，理学療法士による2回/週の筋力・持久力などの訓練＋ホームプログラム，作業療法士によるセルフケアに関するエネルギー温存法指導やレジャー対応，栄養カウンセリング，看護師によるスクリーニング・ケアプラン作成，必要に応じた心理士，ソーシャルワーカーによる対応等）』に関する前向き観察研究を実施。遂行率は70％であり，Modified Edmonton Symptom Assessment System (modified ESAS) により評価した QOL に中等度の改善（effet size：0.5-0.7）がみられたと報告している。

・統合

進行がん患者に対するリハビリテーション専門職を含む多職種チーム医療・アプローチによる QOL に対する効果の報告は少ない。また，報告されている研究も，サンプルサイズが少ないことに加えて限定された治療設定であるなどの問題を有する研究もあるため，本 CQ に関して十分なエビデンスが不足していると考えられる。よって，エビデンスの強さは C と判定した。

④精神心理面の改善（重要性7，エビデンスの強さ：C）

・検索

系統的文献検索を行い，ランダム化比較試験2件，観察研究2件を採用した。

・評価

Farquhar ら[1]は，進行がん患者を対象に，介入群と対照群（通常のケア）に無作為に割り付け2週間ごとの mixed method にて行い，HADS を指標に不安と抑うつの評価を行ったところ，介入2週後の評価では，不安スコアは，対照群では変化がなかったのに対し介入群ではやや改善がみられた。しかし，有意差はなかった。また，抑うつスコアは両群ともに変化がなかったと報告している。

Jones ら[6]は，進行がん患者を対象に，介入群（ホスピスにおける多職種チームによる包括的リハビリテーション治療）と対照群（通常のケア）に無作為に割り付け精神的サポートの必要度を評価したところ，介入群で精神的サポートの必要度が有意に減少。また，身体機能，日常生活，ケアサポートの必要度も有意に減少し，費用対効果も高いと報告している。

Strasser ら[2]は，15ヵ月間の後ろ向き観察研究を行い，古典的な疼痛と症状マネジメント（PSM）外来を受診した進行がん患者と，多職種緩和ケア（MD）外来を受診した進行がん患者を比較した。フォローアップ可能であった患者は，PSM 外来42％，MD 外来58％であり，また，フォローアップ期間の中央値も PSM 外来28日，MD 外来9日と異なっていたため両群の統計学的比較検証は実施しなかったが，ESAS を用いて評価した身体症状の強さは，PSM 外来では初診時49.5点，フォローアップ後46点であったのに対し，MD 外来では初診時50点，フォローアップ後36点との結果が得られ，また，MD 外来での前後比較では，不安，抑うつ，睡眠が有意に改善した。質問紙で評価した MD 外来の満足度も高かったと報告している。

Gagnon ら[5]は，10～12週間の『栄養—リハビリテーションプログラム』に関する前向き観察研究を実施。遂行率は70％であり，modified ESAS により評価した抑うつ，神経過敏と，心の寒暖計により評価した悲嘆の重症度に中等度の軽減（effet size：0.5-0.7）がみられたと報告している。

・統合

　進行がん患者に対するリハビリテーション専門職を含む多職種チーム医療・アプローチによる精神心理面への効果に関する報告数は少ない。また，報告されている研究も，サンプル数が少ない，間接的指標による評価であるなど，研究の質に課題があるため，エビデンスの強さはCとした。

⑤有害事象：QOL・精神心理面の増悪（害：重要性6，エビデンスの強さ：D）

・検索

　系統的文献検索を行ったが，リハビリテーション専門職を含むチーム医療・アプローチによる有害事象を検証した研究はなかった。

・評価

　本CQに関して採用した研究[1-6]において，有害事象の報告はされていない。

・統合

　進行がん患者に対する多職種チーム医療・アプローチによる有害事象を検証した研究はなく，エビデンスの強さはDとした。

CQに対するエビデンスの総括

重大なアウトカムに関する全体的なエビデンスの強さ：C（弱）

益と害のバランス評価

　益（望ましい効果）として，呼吸困難，physical well-being，精神心理面，QOLの改善が認められた。一方，害として，チーム医療・有害事象の報告はなく，脱落症例の脱落した原因は介入による影響ではなかった（重篤な有害反応はなかった）。以上より，益が害を大きく上回っており，その効果の差は大きいと判断した。

患者の価値観・希望

　多職種チーム・アプローチは害が少なく益が大きい治療であり，多様な問題の解決のため多くの進行がん患者が希望すると考えられ，確実性は高く，多様性は低い。

コスト評価，臨床適応性

・コスト評価

　Farquharら[1]やJonesら[6]は，通常のケアの場合，患者個人の負担で治療・ケアを追加することが多く結果として患者のコスト負担が大きくなるため，チーム医療を受けることは，患者にとって費用対効果が高いと報告している。また，チーム医療は医療の提供体制の問題であるため，患者のコスト負担はない。

・臨床適応性

　進行がん患者を取り巻く環境（医療機関，在宅のいずれも）には，社会資源として利用可能な多職種の存在がある。それらが連携して対応することは可能であると考えられるため，臨床適応性は高いと考えられる。

　ただし，現時点で医療従事者において，リハビリテーション専門職を含む多職種チーム医療に関する意識が均てん化しているとはいえず，さらなる啓発が必要である。

総合評価

進行がん患者に対して，リハビリテーション専門職を含む多職種チーム医療・アプローチを行うことを提案する。

　重要なアウトカムに対するエビデンスはCで確実性は高くはない。一方，リハビリテーション専門職を含む多職種チーム医療・アプローチは害が少なく，益が大きいアプローチであるため，益と害のバランスは確実である（益の確実性が高い）。多様な問題を抱える多くの進行がん患者が希望すると考えられ，患者の価値観や希望の確実性は高く，多様性は低い（一致している）。また，患者のコスト負担は少なく，多くの医療機関で実施できることから，正味の利益はコストや医療資源に十分に見合っている。以上より，提案する（弱い推奨）とした。

推奨決定コンセンサス会議において，委員から出された意見の内容

・患者が安心して療養するためにチーム医療は重要。できる限り自分のことは自分でしたいと考えている患者は多いため，チーム医療に「リハビリテーション専門職を含む」ということが重要。推奨されることを強く望む。

■投票結果

行うことを推奨 （推奨度1：強い推奨）	行うことを提案 （推奨度2：弱い推奨）	推奨度 決定不能	行わないことを提案 （推奨度2：弱い推奨）	行わないことを推奨 （推奨度1：強い推奨）
38% (6/16)	63% (10/16)	0% (0/16)	0% (0/16)	0% (0/16)

文献

1) Farquhar MC, Prevost AT, McCrone P, et al. Is a specialist breathlessness service more effective and cost-effective for patients with advanced cancer and their carers than standard care? Findings of a mixed-method randomised controlled trial. BMC Med. 2014；12：194.
2) Strasser F, Sweeney C, Willey J, et al. Impact of a half-day multidisciplinary symptom control and palliative care outpatient clinic in a comprehensive cancer center on recommendations, symptom intensity, and patient satisfaction: a retrospective descriptive study. J Pain Symptom Manage. 2004；27：481-91.
3) Cheville AL, Girardi J, Clark MM, et al. Therapeutic exercise during outpatient radiation therapy for advanced cancer: feasibility and impact on physical well-being. Am J Phys Med Rehabil. 2010；89：611-9.
4) Rummans TA, Clark MM, Sloan JA, et al. Impacting quality of life for patients with advanced cancer with a structured multidisciplinary intervention: a randomized controlled trial. J Clin Oncol. 2006；24：635-42.
5) Gagnon B, Murphy J, Eades M, et al. A prospective evaluation of an interdisciplinary nutrition-rehabilitation program for patients with advanced cancer. Curr Oncol. 2013；20：310-8.
6) Jones L, Fitzgerald G, Leurent B, et al. Rehabilitation in advanced, progressive, recurrent cancer: a randomized controlled trial. J Pain Symptom Manage. 2013；46：315-25. e3.

文献検索結果一覧

第1章　総論・評価

CQ1

MEDLINE（PubMed）
1）メタアナリシス，システマティックレビュー，診療ガイドライン：201件
2）ランダム化比較試験：0件　　3）その他の臨床研究や疫学研究：0件
医学中央雑誌
1）メタアナリシス，システマティックレビュー，診療ガイドライン：107件
2）ランダム化比較試験：0件　　3）その他の臨床研究や疫学研究：0件
Cochrane Library
1）コクランレビュー：1件　　2）比較対照試験：42件

CQ2

MEDLINE（PubMed）
1）メタアナリシス，システマティックレビュー，診療ガイドライン：300件
2）ランダム化比較試験：571件　　3）その他の臨床研究や疫学研究：925件
医学中央雑誌
1）メタアナリシス，システマティックレビュー，診療ガイドライン：42件
2）ランダム化比較試験：90件　　3）その他の臨床研究や疫学研究：637件
Cochrane Library
1）コクランレビュー：59件　　2）比較対照試験：523件

第2章　肺がん

CQ1

MEDLINE（PubMed）
1）メタアナリシス，システマティックレビュー，診療ガイドライン：32件
2）ランダム化比較試験：85件　　3）その他の臨床研究や疫学研究：223件
医学中央雑誌
1）メタアナリシス，システマティックレビュー，診療ガイドライン：8件
2）ランダム化比較試験：27件　　3）その他の臨床研究や疫学研究：152件
Cochrane Library
1）コクランレビュー：2件　　2）比較対照試験：27件

※文献検索は，開胸開腹術を受ける患者を対象として実施した。

CQ2

MEDLINE（PubMed）
1）メタアナリシス，システマティックレビュー，診療ガイドライン：35件
2）ランダム化比較試験：97件　　3）その他の臨床研究や疫学研究：337件
医学中央雑誌
1）メタアナリシス，システマティックレビュー，診療ガイドライン：4件
2）ランダム化比較試験：14件　　3）その他の臨床研究や疫学研究：168件
Cochrane Library
1）コクランレビュー：2件　　2）比較対照試験：68件

※文献検索は，開胸開腹術を受ける患者を対象として実施した。

第3章　消化器がん

CQ1　第2章CQ1参照

CQ2　第2章CQ2参照

第4章　前立腺がん

CQ1

MEDLINE（PubMed）
1）メタアナリシス，システマティックレビュー，診療ガイドライン：70件
2）ランダム化比較試験：178件　3）その他の臨床研究や疫学研究：246件
医学中央雑誌
1）メタアナリシス，システマティックレビュー，診療ガイドライン：3件
2）ランダム化比較試験：2件　3）その他の臨床研究や疫学研究：11件
Cochrane Library
1）コクランレビュー：29件　2）比較対照試験：98件

CQ2

MEDLINE（PubMed）
1）メタアナリシス，システマティックレビュー，診療ガイドライン：7件
2）ランダム化比較試験：23件　3）その他の臨床研究や疫学研究：17件
医学中央雑誌
1）メタアナリシス，システマティックレビュー，診療ガイドライン：0件
2）ランダム化比較試験：2件　3）その他の臨床研究や疫学研究：3件
Cochrane Library
1）コクランレビュー：1件　2）比較対照試験：8件

第5章　頭頸部がん

CQ1

MEDLINE（PubMed）
1）メタアナリシス，システマティックレビュー，診療ガイドライン：40件
2）ランダム化比較試験：135件　3）その他の臨床研究や疫学研究：615件
医学中央雑誌
1）メタアナリシス，システマティックレビュー，診療ガイドライン：2件
2）ランダム化比較試験：2件　3）その他の臨床研究や疫学研究：32件
Cochrane Library
1）コクランレビュー：24件　2）比較対照試験：91件

CQ2

MEDLINE（PubMed）
1）メタアナリシス，システマティックレビュー，診療ガイドライン：0件
2）ランダム化比較試験：4件　3）その他の臨床研究や疫学研究：26件
医学中央雑誌
1）メタアナリシス，システマティックレビュー，診療ガイドライン：0件

2）ランダム化比較試験：0件　　3）その他の臨床研究や疫学研究：5件

Cochrane Library

1）コクランレビュー：1件　　2）比較対照試験：64件

CQ3

MEDLINE（PubMed）

1）メタアナリシス，システマティックレビュー，診療ガイドライン：7件

2）ランダム化比較試験：42件　　3）その他の臨床研究や疫学研究：305件

医学中央雑誌

1）メタアナリシス，システマティックレビュー，診療ガイドライン：3件

2）ランダム化比較試験：2件　　3）その他の臨床研究や疫学研究：30件

Cochrane Library

1）コクランレビュー：1件　　2）比較対照試験：72件

CQ4

MEDLINE（PubMed）

1）メタアナリシス，システマティックレビュー，診療ガイドライン：8件

2）ランダム化比較試験：21件　　3）その他の臨床研究や疫学研究：66件

医学中央雑誌

1）メタアナリシス，システマティックレビュー，診療ガイドライン：1件

2）ランダム化比較試験：3件　　3）その他の臨床研究や疫学研究：7件

Cochrane Library

1）コクランレビュー：1件　　2）比較対照試験：41件

CQ5

MEDLINE（PubMed）

1）メタアナリシス，システマティックレビュー，診療ガイドライン：0件

2）ランダム化比較試験：2件　　3）その他の臨床研究や疫学研究：9件

医学中央雑誌

1）メタアナリシス，システマティックレビュー，診療ガイドライン：0件

2）ランダム化比較試験：0件　　3）その他の臨床研究や疫学研究：6件

Cochrane Library

1）コクランレビュー：0件　　2）比較対照試験：0件

CQ6

MEDLINE（PubMed）

1）メタアナリシス，システマティックレビュー，診療ガイドライン：3件

2）ランダム化比較試験：6件　　3）その他の臨床研究や疫学研究：46件

医学中央雑誌

1）メタアナリシス，システマティックレビュー，診療ガイドライン：0件

2）ランダム化比較試験：0件　　3）その他の臨床研究や疫学研究：6件

Cochrane Library

1）コクランレビュー：0件　　2）比較対照試験：0件

CQ7

MEDLINE（PubMed）
1）メタアナリシス，システマティックレビュー，診療ガイドライン：5件
2）ランダム化比較試験：19件　　3）その他の臨床研究や疫学研究：88件
医学中央雑誌
1）メタアナリシス，システマティックレビュー，診療ガイドライン：12件
2）ランダム化比較試験：12件　　3）その他の臨床研究や疫学研究：108件
Cochrane Library
1）コクランレビュー：10件　　2）比較対照試験：18件

CQ8

MEDLINE（PubMed）
1）メタアナリシス，システマティックレビュー，診療ガイドライン：0件
2）ランダム化比較試験：2件　　3）その他の臨床研究や疫学研究：5件
医学中央雑誌
1）メタアナリシス，システマティックレビュー，診療ガイドライン：1件
2）ランダム化比較試験：0件　　3）その他の臨床研究や疫学研究：24件
Cochrane Library
1）コクランレビュー：0件　　2）比較対照試験：1件

CQ9

MEDLINE（PubMed）
1）メタアナリシス，システマティックレビュー，診療ガイドライン：34件
2）ランダム化比較試験：80件　　3）その他の臨床研究や疫学研究：403件
医学中央雑誌
1）メタアナリシス，システマティックレビュー，診療ガイドライン：7件
2）ランダム化比較試験：4件　　3）その他の臨床研究や疫学研究：104件
Cochrane Library
1）コクランレビュー：51件　　2）比較対照試験：91件

第6章　乳がん・婦人科がん

CQ1

MEDLINE（PubMed）
1）メタアナリシス，システマティックレビュー，診療ガイドライン：9件
2）ランダム化比較試験：27件　　3）その他の臨床研究や疫学研究：38件
医学中央雑誌
1）メタアナリシス，システマティックレビュー，診療ガイドライン：0件
2）ランダム化比較試験：0件　　3）その他の臨床研究や疫学研究：19件
Cochrane Library
1）コクランレビュー：1件　　2）比較対照試験：8件

CQ2

MEDLINE（PubMed）
1）メタアナリシス，システマティックレビュー，診療ガイドライン：9件
2）ランダム化比較試験：32件　　3）その他の臨床研究や疫学研究：49件
医学中央雑誌
1）メタアナリシス，システマティックレビュー，診療ガイドライン：0件
2）ランダム化比較試験：0件　　3）その他の臨床研究や疫学研究：25件
Cochrane Library
1）コクランレビュー：1件　　2）比較対照試験：18件

CQ3

MEDLINE（PubMed）
1）メタアナリシス，システマティックレビュー，診療ガイドライン：4件
2）ランダム化比較試験：15件　　3）その他の臨床研究や疫学研究：178件
医学中央雑誌
1）メタアナリシス，システマティックレビュー，診療ガイドライン：0件
2）ランダム化比較試験：0件　　3）その他の臨床研究や疫学研究：3件
Cochrane Library
1）コクランレビュー：1件　　2）比較対照試験：9件

CQ4

MEDLINE（PubMed）
1）メタアナリシス，システマティックレビュー，診療ガイドライン：28件
2）ランダム化比較試験：111件　　3）その他の臨床研究や疫学研究：75件
医学中央雑誌
1）メタアナリシス，システマティックレビュー，診療ガイドライン：0件
2）ランダム化比較試験：1件　　3）その他の臨床研究や疫学研究：12件
Cochrane Library
1）コクランレビュー：4件　　2）比較対照試験：93件

CQ5

MEDLINE（PubMed）
1）メタアナリシス，システマティックレビュー，診療ガイドライン：28件
2）ランダム化比較試験：111件　　3）その他の臨床研究や疫学研究：75件
医学中央雑誌
1）メタアナリシス，システマティックレビュー，診療ガイドライン：0件
2）ランダム化比較試験：1件　　3）その他の臨床研究や疫学研究：12件
Cochrane Library
1）コクランレビュー：4件　　2）比較対照試験：93件

CQ6

MEDLINE（PubMed）
1）メタアナリシス，システマティックレビュー，診療ガイドライン：17件

2）ランダム化比較試験：42件　　3）その他の臨床研究や疫学研究：73件
医学中央雑誌
1）メタアナリシス，システマティックレビュー，診療ガイドライン：0件
2）ランダム化比較試験：4件　　3）その他の臨床研究や疫学研究：6件
Cochrane Library
1）コクランレビュー：2件　　2）比較対照試験：8件

CQ7

MEDLINE（PubMed）
1）メタアナリシス，システマティックレビュー，診療ガイドライン：4件
2）ランダム化比較試験：10件　　3）その他の臨床研究や疫学研究：3件
医学中央雑誌
1）メタアナリシス，システマティックレビュー，診療ガイドライン：0件
2）ランダム化比較試験：0件　　3）その他の臨床研究や疫学研究：1件
Cochrane Library
1）コクランレビュー：5件　　2）比較対照試験：46件

CQ8

MEDLINE（PubMed）
1）メタアナリシス，システマティックレビュー，診療ガイドライン：26件
2）ランダム化比較試験：91件　　3）その他の臨床研究や疫学研究：180件
医学中央雑誌
1）メタアナリシス，システマティックレビュー，診療ガイドライン：1件
2）ランダム化比較試験：5件　　3）その他の臨床研究や疫学研究：59件
Cochrane Library
1）コクランレビュー：5件　　2）比較対照試験：27件

※文献検索には，婦人科がん患者も含む。

CQ9

MEDLINE（PubMed）
1）メタアナリシス，システマティックレビュー，診療ガイドライン：4件
2）ランダム化比較試験：12件　　3）その他の臨床研究や疫学研究：67件
医学中央雑誌
1）メタアナリシス，システマティックレビュー，診療ガイドライン：0件
2）ランダム化比較試験：0件　　3）その他の臨床研究や疫学研究：5件
Cochrane Library
1）コクランレビュー：3件　　2）比較対照試験：26件

CQ10

MEDLINE（PubMed）
1）メタアナリシス，システマティックレビュー，診療ガイドライン：4件
2）ランダム化比較試験：12件　　3）その他の臨床研究や疫学研究：67件

医学中央雑誌
1）メタアナリシス，システマティックレビュー，診療ガイドライン：0件
2）ランダム化比較試験：0件　　3）その他の臨床研究や疫学研究：5件
Cochrane Library
1）コクランレビュー：3件　　2）比較対照試験：26件

CQ11

MEDLINE（PubMed）
1）メタアナリシス，システマティックレビュー，診療ガイドライン：87件
2）ランダム化比較試験：110件　　3）その他の臨床研究や疫学研究：138件
医学中央雑誌
1）メタアナリシス，システマティックレビュー，診療ガイドライン：4件
2）ランダム化比較試験：2件　　3）その他の臨床研究や疫学研究：12件
Cochrane Library
1）コクランレビュー：11件　　2）比較対照試験：41件

第7章　骨軟部腫瘍

CQ1

MEDLINE（PubMed）
1）メタアナリシス，システマティックレビュー，診療ガイドライン：27件
2）ランダム化比較試験：15件　　3）その他の臨床研究や疫学研究：201件
医学中央雑誌
1）メタアナリシス，システマティックレビュー，診療ガイドライン：0件
2）ランダム化比較試験：0件　　3）その他の臨床研究や疫学研究：6件
Cochrane Library
1）コクランレビュー：0件　　2）比較対照試験：7件

CQ2

MEDLINE（PubMed）
1）メタアナリシス，システマティックレビュー，診療ガイドライン：14件
2）ランダム化比較試験：8件　　3）その他の臨床研究や疫学研究：228件
医学中央雑誌
1）メタアナリシス，システマティックレビュー，診療ガイドライン：0件
2）ランダム化比較試験：0件　　3）その他の臨床研究や疫学研究：4件
Cochrane Library
1）コクランレビュー：0件　　2）比較対照試験：3件

CQ3

MEDLINE（PubMed）
1）メタアナリシス，システマティックレビュー，診療ガイドライン：0件
2）ランダム化比較試験：0件　　3）その他の臨床研究や疫学研究：172件

医学中央雑誌
1）メタアナリシス，システマティックレビュー，診療ガイドライン：0件
2）ランダム化比較試験：0件　　3）その他の臨床研究や疫学研究：20件
Cochrane Library
1）コクランレビュー：5件　　2）比較対照試験：0件

CQ4

MEDLINE（PubMed）
1）メタアナリシス，システマティックレビュー，診療ガイドライン：21件
2）ランダム化比較試験：15件　　3）その他の臨床研究や疫学研究：402件
医学中央雑誌
1）メタアナリシス，システマティックレビュー，診療ガイドライン：2件
2）ランダム化比較試験：0件　　3）その他の臨床研究や疫学研究：23件
Cochrane Library
1）コクランレビュー：13件　　2）比較対照試験：109件

CQ5

MEDLINE（PubMed）
1）メタアナリシス，システマティックレビュー，診療ガイドライン：21件
2）ランダム化比較試験：15件　　3）その他の臨床研究や疫学研究：402件
医学中央雑誌
1）メタアナリシス，システマティックレビュー，診療ガイドライン：2件
2）ランダム化比較試験：0件　　3）その他の臨床研究や疫学研究：23件
Cochrane Library
1）コクランレビュー：13件　　2）比較対照試験：109件

CQ6

MEDLINE（PubMed）
1）メタアナリシス，システマティックレビュー，診療ガイドライン：21件
2）ランダム化比較試験：15件　　3）その他の臨床研究や疫学研究：402件
医学中央雑誌
1）メタアナリシス，システマティックレビュー，診療ガイドライン：2件
2）ランダム化比較試験：0件　　3）その他の臨床研究や疫学研究：23件
Cochrane Library
1）コクランレビュー：13件　　2）比較対照試験：109件

CQ7

MEDLINE（PubMed）
1）メタアナリシス，システマティックレビュー，診療ガイドライン：0件
2）ランダム化比較試験：0件　　3）その他の臨床研究や疫学研究：110件
医学中央雑誌
1）メタアナリシス，システマティックレビュー，診療ガイドライン：0件
2）ランダム化比較試験：0件　　3）その他の臨床研究や疫学研究：29件

Cochrane Library
1）コクランレビュー：0件　　2）比較対照試験：0件

CQ8

MEDLINE（PubMed）
1）メタアナリシス，システマティックレビュー，診療ガイドライン：0件
2）ランダム化比較試験：0件　　3）その他の臨床研究や疫学研究：319件
医学中央雑誌
1）メタアナリシス，システマティックレビュー，診療ガイドライン：0件
2）ランダム化比較試験：0件　　3）その他の臨床研究や疫学研究：3件
Cochrane Library
1）コクランレビュー：0件　　2）比較対照試験：0件

CQ9

MEDLINE（PubMed）
1）メタアナリシス，システマティックレビュー，診療ガイドライン：0件
2）ランダム化比較試験：1件　　3）その他の臨床研究や疫学研究：423件
医学中央雑誌
1）メタアナリシス，システマティックレビュー，診療ガイドライン：0件
2）ランダム化比較試験：0件　　3）その他の臨床研究や疫学研究：97件
Cochrane Library
1）コクランレビュー：0件　　2）比較対照試験：0件

CQ10

MEDLINE（PubMed）
1）メタアナリシス，システマティックレビュー，診療ガイドライン：0件
2）ランダム化比較試験：0件　　3）その他の臨床研究や疫学研究：344件
医学中央雑誌
1）メタアナリシス，システマティックレビュー，診療ガイドライン：0件
2）ランダム化比較試験：0件　　3）その他の臨床研究や疫学研究：179件
Cochrane Library
1）コクランレビュー：0件　　2）比較対照試験：0件

第8章　脳腫瘍

CQ1

MEDLINE（PubMed）
1）メタアナリシス，システマティックレビュー，診療ガイドライン：7件
2）ランダム化比較試験：25件　　3）その他の臨床研究や疫学研究：155件
医学中央雑誌
1）メタアナリシス，システマティックレビュー，診療ガイドライン：0件
2）ランダム化比較試験：0件　　3）その他の臨床研究や疫学研究：10件

Cochrane Library
1）コクランレビュー：1件　　2）比較対照試験：24件

CQ2

MEDLINE（PubMed）
1）メタアナリシス，システマティックレビュー，診療ガイドライン：17件
2）ランダム化比較試験：43件　　3）その他の臨床研究や疫学研究：288件
医学中央雑誌
1）メタアナリシス，システマティックレビュー，診療ガイドライン：1件
2）ランダム化比較試験：0件　　3）その他の臨床研究や疫学研究：63件
Cochrane Library
1）コクランレビュー：62件　　2）比較対照試験：100件

CQ3

MEDLINE（PubMed）
1）メタアナリシス，システマティックレビュー，診療ガイドライン：2件
2）ランダム化比較試験：20件　　3）その他の臨床研究や疫学研究：69件
医学中央雑誌
1）メタアナリシス，システマティックレビュー，診療ガイドライン：1件
2）ランダム化比較試験：0件　　3）その他の臨床研究や疫学研究：6件
Cochrane Library
1）コクランレビュー：0件　　2）比較対照試験：4件

第9章　血液腫瘍・造血幹細胞移植

CQ1

MEDLINE（PubMed）
1）メタアナリシス，システマティックレビュー，診療ガイドライン：2件
2）ランダム化比較試験：6件　　3）その他の臨床研究や疫学研究：27件
医学中央雑誌
1）メタアナリシス，システマティックレビュー，診療ガイドライン：0件
2）ランダム化比較試験：0件　　3）その他の臨床研究や疫学研究：2件
Cochrane Library
1）コクランレビュー：1件　　2）比較対照試験：16件

CQ2

MEDLINE（PubMed）
1）メタアナリシス，システマティックレビュー，診療ガイドライン：8件
2）ランダム化比較試験：31件　　3）その他の臨床研究や疫学研究：107件
医学中央雑誌
1）メタアナリシス，システマティックレビュー，診療ガイドライン：3件
2）ランダム化比較試験：1件　　3）その他の臨床研究や疫学研究：12件

Cochrane Library
1）コクランレビュー：14件　　2）比較対照試験：29件

CQ3

MEDLINE（PubMed）
1）メタアナリシス，システマティックレビュー，診療ガイドライン：6件
2）ランダム化比較試験：4件　　3）その他の臨床研究や疫学研究：63件
医学中央雑誌
1）メタアナリシス，システマティックレビュー，診療ガイドライン：1件
2）ランダム化比較試験：0件　　3）その他の臨床研究や疫学研究：0件
Cochrane Library
1）コクランレビュー：0件　　2）比較対照試験：26件

第10章　化学療法・放射線療法

CQ1

MEDLINE（PubMed）
1）メタアナリシス，システマティックレビュー，診療ガイドライン：60件
2）ランダム化比較試験：221件　　3）その他の臨床研究や疫学研究：226件
医学中央雑誌
1）メタアナリシス，システマティックレビュー，診療ガイドライン：18件
2）ランダム化比較試験：7件　　3）その他の臨床研究や疫学研究：95件
Cochrane Library
1）コクランレビュー：18件　　2）比較対照試験：360件

CQ2

MEDLINE（PubMed）
1）メタアナリシス，システマティックレビュー，診療ガイドライン：101件
2）ランダム化比較試験：297件　　3）その他の臨床研究や疫学研究：384件
医学中央雑誌
1）メタアナリシス，システマティックレビュー，診療ガイドライン：5件
2）ランダム化比較試験：14件　　3）その他の臨床研究や疫学研究：85件
Cochrane Library
1）コクランレビュー：118件　　2）比較対照試験：884件

CQ3

MEDLINE（PubMed）
1）メタアナリシス，システマティックレビュー，診療ガイドライン：62件
2）ランダム化比較試験：225件　　3）その他の臨床研究や疫学研究：273件
医学中央雑誌
1）メタアナリシス，システマティックレビュー，診療ガイドライン：19件
2）ランダム化比較試験：7件　　3）その他の臨床研究や疫学研究：96件
Cochrane Library
1）コクランレビュー：230件　　2）比較対照試験：437件

CQ4

MEDLINE（PubMed）
1）メタアナリシス，システマティックレビュー，診療ガイドライン：62件
2）ランダム化比較試験：225件　3）その他の臨床研究や疫学研究：273件
医学中央雑誌
1）メタアナリシス，システマティックレビュー，診療ガイドライン：19件
2）ランダム化比較試験：7件　3）その他の臨床研究や疫学研究：96件
Cochrane Library
1）コクランレビュー：230件　2）比較対照試験：437件

CQ5

MEDLINE（PubMed）
1）メタアナリシス，システマティックレビュー，診療ガイドライン：90件
2）ランダム化比較試験：63件　3）その他の臨床研究や疫学研究：44件
医学中央雑誌
1）メタアナリシス，システマティックレビュー，診療ガイドライン：14件
2）ランダム化比較試験：8件　3）その他の臨床研究や疫学研究：35件
Cochrane Library
1）コクランレビュー：2件　2）比較対照試験：144件

CQ6

MEDLINE（PubMed）
1）メタアナリシス，システマティックレビュー，診療ガイドライン：9件
2）ランダム化比較試験：32件　3）その他の臨床研究や疫学研究：19件
医学中央雑誌
1）メタアナリシス，システマティックレビュー，診療ガイドライン：6件
2）ランダム化比較試験：1件　3）その他の臨床研究や疫学研究：4件
Cochrane Library
1）コクランレビュー：23件　2）比較対照試験：82件

CQ7

MEDLINE（PubMed）
1）メタアナリシス，システマティックレビュー，診療ガイドライン：9件
2）ランダム化比較試験：32件　3）その他の臨床研究や疫学研究：19件
医学中央雑誌
1）メタアナリシス，システマティックレビュー，診療ガイドライン：6件
2）ランダム化比較試験：1件　3）その他の臨床研究や疫学研究：4件
Cochrane Library
1）コクランレビュー：23件　2）比較対照試験：82件

第11章　進行がん・末期がん

CQ1

MEDLINE（PubMed）
1）メタアナリシス，システマティックレビュー，診療ガイドライン：22件
2）ランダム化比較試験：47件　　3）その他の臨床研究や疫学研究：113件
医学中央雑誌
1）メタアナリシス，システマティックレビュー，診療ガイドライン：25件
2）ランダム化比較試験：5件　　3）その他の臨床研究や疫学研究：262件
Cochrane Library
1）コクランレビュー：11件　　2）比較対照試験：72件

CQ2

MEDLINE（PubMed）
1）メタアナリシス，システマティックレビュー，診療ガイドライン：51件
2）ランダム化比較試験：120件　　3）その他の臨床研究や疫学研究：293件
医学中央雑誌
1）メタアナリシス，システマティックレビュー，診療ガイドライン：96件
2）ランダム化比較試験：22件　　3）その他の臨床研究や疫学研究：492件
Cochrane Library
1）コクランレビュー：21件　　2）比較対照試験：157件

CQ3

MEDLINE（PubMed）
1）メタアナリシス，システマティックレビュー，診療ガイドライン：75件
2）ランダム化比較試験：139件　　3）その他の臨床研究や疫学研究：259件
医学中央雑誌
1）メタアナリシス，システマティックレビュー，診療ガイドライン：37件
2）ランダム化比較試験：5件　　3）その他の臨床研究や疫学研究：319件
Cochrane Library
1）コクランレビュー：2件　　2）比較対照試験：34件

CQ4

MEDLINE（PubMed）
1）メタアナリシス，システマティックレビュー，診療ガイドライン：79件
2）ランダム化比較試験：151件　　3）その他の臨床研究や疫学研究：169件
医学中央雑誌
1）メタアナリシス，システマティックレビュー，診療ガイドライン：3件
2）ランダム化比較試験：1件　　3）その他の臨床研究や疫学研究：22件
Cochrane Library
1）コクランレビュー：13件　　2）比較対照試験：58件

CQ5

MEDLINE（PubMed）
1）メタアナリシス，システマティックレビュー，診療ガイドライン：24件
2）ランダム化比較試験：66件　　3）その他の臨床研究や疫学研究：197件
医学中央雑誌
1）メタアナリシス，システマティックレビュー，診療ガイドライン：3件
2）ランダム化比較試験：1件　　3）その他の臨床研究や疫学研究：40件
Cochrane Library
1）コクランレビュー：5件　　2）比較対照試験：35件

CQ6

MEDLINE（PubMed）
1）メタアナリシス，システマティックレビュー，診療ガイドライン：51件
2）ランダム化比較試験：120件　　3）その他の臨床研究や疫学研究：293件
医学中央雑誌
1）メタアナリシス，システマティックレビュー，診療ガイドライン：96件
2）ランダム化比較試験：22件　　3）その他の臨床研究や疫学研究：492件
Cochrane Library
1）コクランレビュー：21件　　2）比較対照試験：157件

がんのリハビリテーション診療ガイドライン 第2版
定価(本体3,500円+税)

2013年 4 月30日　第1版発行
2019年 6 月10日　第2版第1刷発行

編　集　公益社団法人 日本リハビリテーション医学会
　　　　がんのリハビリテーション診療ガイドライン改訂委員会

発行者　福村　直樹

発行所　金原出版株式会社
　　　　〒113-0034 東京都文京区湯島2-31-14
　　　　電話　編集 (03) 3811-7162
　　　　　　　営業 (03) 3811-7184
　　　　FAX　　　(03) 3813-0288
　　　　振替口座 00120-4-151494
　　　　http://www.kanehara-shuppan.co.jp/

© 日本リハビリテーション医学会,
2013, 2019
検印省略
Printed in Japan

ISBN 978-4-307-75056-1

印刷・製本／横山印刷

JCOPY ＜出版者著作権管理機構 委託出版物＞
本書の無断複製は著作権法上での例外を除き禁じられています。複製される場合は，そのつど事前に，出版者著作権管理機構(電話 03-5244-5088, FAX 03-5244-5089, e-mail：info@jcopy.or.jp)の許諾を得てください。

小社は捺印または貼付紙をもって定価を変更致しません。
乱丁，落丁のものは小社またはお買い上げ書店にてお取り替え致します。